"十四五"时期国家重点出版物出版专项规划项目

食品药品安全监管研究丛书

总主编 于杨曜

药品安全监管理论与实践

Drug Safety Regulation：Theory and Practice

胡 骏 王广平 霍艳飞 著

华东理工大学出版社
EAST CHINA UNIVERSITY OF SCIENCE AND TECHNOLOGY PRESS

·上海·

图书在版编目（CIP）数据

药品安全监管理论与实践／胡骏，王广平，霍艳飞
著. -- 上海：华东理工大学出版社，2024. 11.
ISBN 978-7-5628-7160-6

Ⅰ. R954

中国国家版本馆 CIP 数据核字第 20247MZ749 号

内 容 提 要

药品监督管理能力和体系现代化，是保障公众用药安全和合法权益的重要支撑条件。本书从药品监督管理的视角出发，围绕药品监管质量管理规范（GRP）的制度框架、行政审评、质量管理体系、企业主体责任、能力建设和远景目标等方面进行阐述。具体内容涵盖药品监管质量管理规范、药品行政审评改革与实践、药品监管科学与技术支撑体系、药品安全质量体系制度与实践、药品安全责任主体与 MAH 制度、药品监管行刑衔接机制与协调关系网络、药品智慧监管与追溯管理体系建设、药品医疗器械广告的市场监管以及药品监管现代化和监管科学规划发展等方面。

本书作者将多年的实践经验和丰富的知识储备与监管国情实际和国际发展趋势相结合，形成适合基层工作的药品监管理论实践体系。本书可供药品监管工作人员、高校药事管理教师和从事行政监管研究的人员学习参考。

项目统筹／马夫娇　韩　婷
责任编辑／陈婉毓
责任校对／王雪飞
装帧设计／靳天宇
出版发行／华东理工大学出版社有限公司
　　　　　地址：上海市梅陇路 130 号,200237
　　　　　电话：021 - 64250306
　　　　　网址：www.ecustpress.cn
　　　　　邮箱：zongbianban@ecustpress.cn
印　　刷／上海中华商务联合印刷有限公司
开　　本／710 mm×1 000 mm　1/16
印　　张／15.25
字　　数／276 千字
版　　次／2024 年 11 月第 1 版
印　　次／2024 年 11 月第 1 次
定　　价／168.00 元

前　言
foreword

药品监督管理能力和体系现代化,是保障公众用药安全和合法权益的重要支撑条件。建立健全药品监督管理制度体系,一方面是对国际药品监督管理先进实践经验的制度移植,另一方面需要扎根于药品安全国情实际,探索具有中国特色的药品监督管理制度安排。近年来,我国药品监管国际化进程加快。2017 年 6 月,我国正式成为人用药品技术要求国际协调理事会(ICH)成员国。自 2018 年以来,国家药品监管部门承担了国际医疗器械监管者论坛(IMDRF)轮值主席国工作,并成功举办了多次 IMDRF 国际会议。我国于 2021 年 9 月启动了药品检查合作计划(PIC/S)的预加入申请工作,并于 2023 年 9 月提交了正式申请材料,这对加速我国药品监管体系标准融入国际组织互认协议进程,具有参与国际医药治理的里程碑意义。2021 年 10 月,国家药品监管部门发布《"十四五"国家药品安全及促进高质量发展规划》,明确"实施中国药品监管科学行动计划""积极参与国际规则制定,形成与国际规范相适应的监测与评价体系"。因此,探索和研究我国药品安全监管理论与实践是大势所趋。

随着 2019 年新修订的《中华人民共和国药品管理法》确立了药品上市许可持有人(MAH)制度、药物警戒制度和药品年度报告制度等,并伴随互联网售药新商业模式的出现,以及传统信访、投诉举报、网络舆情和科普宣传合并为药品安全风险沟通的发展趋势等情形,药品监管组织调整面临着较大的时代挑战。传统的药事管理学和药事法规学科,已不能满足药品监管工作和教育培训的需求。编纂适应网络新商业模式、产业新业态、数字化转型等新形势需要的理论与实践书籍,已成为当务之急。

传统的药事管理理论和相关的制度文件,一般是根据研发、生产、流通和使用等环节,外加药品监管规制等而形成的一套理论体系。而本书从药品监督管理的视角出发,围绕药品监管质量管理规范(GRP)的制度框架、行政审评、质量管理体系、企业主体责任、能力建设和远景目标等方面进行阐述。其中,药物警戒、社会共治、智慧监管等理论方法充分体现新形势下的药品监管理论发展趋势;药品检验检测和药品不良反应监测作为监管有效技术支撑手段,整合传统信访、投诉举报、网络舆情等风险信号,并纳入药物警戒质量管理体系(GVP)、药品生产质量管理体系(GMP)、药品经营质量管理体系(GSP)、药物临床试验质量管理体系(GCP)等药品质量体系检查的风险概率,形成数字化技术条件下的药品安全监管理论与实践,以推进药事管理学的动态发展。

本书中的药品安全监管理论与实践大部分来自近年来的科研成果,包括国家市场监督管理总局、国家药品监督管理局、中国药品监督管理研究会、上海市市场监督管理局和上海市药品监督管理局等出资支持的项目,以及公开发表的学术论文。本书作者具有多年的医药产业和药品监管领域的从业经验,具备生产经营、监管实践、政企数字化发展等知识背景,将多年的实践经验和丰富的知识储备与监管国情实际和国际发展趋势相结合,形成适合基层工作的药品监管理论实践体系,以提高基层监管认知水平。本书可供药品监管工作人员、高校药事管理教师和从事行政监管研究的人员学习参考。

编者

2024 年 8 月

目 录

contents

第1章 绪 论

"政企分开""垂直管理""综合执法""数字政府"等组织结构变化，是近40年来医药产品监督管理的伦理与文化的历史沉淀。从药品监管机构单列，到食品药品监管职能合并，再到市场监管统一权威执法体系构建，药品监管机构改革与职能转变经历了较大的监管工作制度变迁。现今，在平台经济、数字政府、智慧监管和国际互认协议等多维因素影响下，药品监管系统内的药品上市许可持有人（MAH）、药物警戒、网络药品销售、DTP（direct to patient）药房等新业态、新模式，对药品监管工作的数字化转型产生重大推动作用，需要创新药品监管方式方法，以响应国家倡导的数字经济和"包容审慎"监管等政策要求。

1.1 药品监管机构改革与职能转变概况

1.1.1 药品监管制度变迁

在药品监管制度变迁中，最为突出的是由分段监管到集中监管，再由垂直领导到分级管理所引发的体制机制变化。以药品安全监管工作为主线，大致可分为两个阶段，一是药品安全专业性监管体系，二是市场监管综合执法体系。从1998年确立药品安全垂直化管理，到2003年并入餐饮食品监管工作，以及2008年"地方政府负总责"的属地管理，再到2013年的食品安全综合监管模式，从国家层面来看，这是垂直管理到属地管理的演变；从地方政府角度来看，是分段管理到综合执法管理的制度变迁。2003年4月，国家食品药品监督管理局挂牌成立，构建了农村药品供应网、监督网等工作机制，解决了基层监管力量不足等问题。2013年的监管机构改革，更多是脱离卫生服务管理体系，基于原工商监管体系而展开的职能转变。从2013年国务院机构改革方案开始，关于食药监体制，是单独设立食药监机构，还是设置市场监管部门，哪个更有利于食品药品安全监管，存在着两种机构改革路径的争议，地方监管体制改革模式是在中共十八届三中全会之后开始地方性的制度演化和实践探索（表1-1）。2015年8月，国务院印发《关于改革药品医疗器械审评审批制度的意见》，明确"提高药品审批标准""推进仿制药质量一致性评价""加快创新药审评审批"等改革任务。党的十八大以来的"放管服"改革和党的十九大以来的"党政军群"机构改革，实现了政府机构职能的优化、协同与高效，推动了政府和企业的组织结构调整及演化进程。自2015年以来，我国药品监管国际化进程加快，药品上市注册标准逐步与人用药品技术要求国际协调理事会（ICH）标准接轨。2015年6月，国家食品药品监督管理总局加入国际药品监管机构联盟临时阶段管理委员会；2017年6月，我国正式成为ICH成员国，推动了我国药品监管国际化进程；例如自2018年以来，承担国际医疗器械监管者论坛（IMDRF）轮值主席国工作并举办IMDRF国际会议；2023年9月，我国向药品检查合作计划（PIC/S）提交了正式申请材料，以统一的药品GMP认证标准提升企业合规管理和政府监管合规性。

表1-1　药品监管政府机构改革历程（1998—2023年）

年份	改　革　重　点	改　革　成　果	备　注
1998	"改革的原则……按照社会主义市场经济的要求，转变政府职能"——九届全国人大一次会议《关于国务院机构改革方案的决定》（1998年3月10日）	除国务院办公厅外，国务院组成部门由40个减少为29个	垂直管理
2003	"转变职能是深化行政管理体制改革的关键"——十届全国人大一次会议《关于国务院机构改革方案的说明》（2003年3月6日）	改革后，除国务院办公厅外，国务院由28个部门组成。国家食品药品监督管理局挂牌成立，增设食品监管职能，各地成立食品安全委员会	
2008	"改革的主要任务是，围绕转变政府职能……以改善民生为重点加强与整合社会管理……"——十一届全国人大一次会议《关于国务院机构改革方案的说明》（2008年3月11日）	改革后，除国务院办公厅外，国务院组成部门设置为27个。国家食品药品监督管理局改为由卫生部管理，餐饮环节和化妆品质量监管由国家食品药品监督管理局负责	

续　表

年份	改 革 重 点	改 革 成 果	备 注
2013	"按照……行政体制目标的要求……继续简政放权、推进机构改革、完善制度机制"——中共十八届二中全会和十二届全国人大一次会议《国务院机构改革和职能转变方案》（2013 年 3 月 14 日）	组建国家食品药品监督管理总局，对食品生产、流通、消费等环节和药品各环节的安全性、有效性实施统一监督管理等	药品监管属地化
2018	"以推进……机构职能优化协同高效为着力点，改革机构设置，优化职能配置"——中共十九届三中全会《深化党和国家机构改革方案》（2018 年 2 月 28 日）	组建国家市场监督管理总局，单列国家药品监督管理局、国家知识产权局	综合执法管理
2023	"适应构建新发展格局、推动高质量发展的需要"——中共二十届二中全会《党和国家机构改革方案》（2023 年 3 月 10 日）	国家药品监督管理局保持由国家市场监督管理总局管理；国家知识产权局调整为国务院直属机构	综合执法管理

资料来源：《中国药学年鉴》。

在 2018 年国务院机构改革方案中，组建国家市场监督管理总局，单列国家药品监督管理局、国家知识产权局，由此开启了全国统一大市场、市场监管综合执法模式。此次机构改革之后的药品监管部门单列，形成国家药品监管部门负责药品上市注册、省市级药品监管部门负责药品生产和药品批发经营等事项的格局。在 2023 年国务院机构改革方案中，国家药品监督管理局保持为国家市场监督管理总局管理的二级局，国家知识产权局调整为国务院直属机构，仍保持市场监管综合执法模式。2018 年，通过国务院机构改革方案，提出"放管服"和产品备案管理等行政改革要求，但配套的药品监管技术尚未跟进，高水平监管人员随着机构的变动而流失严重，新进入的监管人员缺乏系统的专业知识和管理经验（王芷薇，2020）。董作军等（2017）认为我国药品 GMP 在文本上已经同发达国家相近，但在实施效果上同发达国家还存在较大差距；他们将 GMP 监管体系分为法规体系和检查体系，认为存在的问题包括对监管理念认识不深、法规和指南协调性待加强、各省级检查机构管理不统一、检查员专职化程度不高、内外部监督不足和对违反 GMP 的惩处不够完善等方面。地方药品监管体系经过 5 年多的机构调整和优化，部分地方政府依据《国务院办公厅关于建立职业化专业化药品检查员队伍的意见》（国办发〔2019〕36 号），建立和完善了地方 GMP、GSP、

GVP 职业化专业化药品检查员队伍，并构建了药品安全专业稽查执法体系。

1.1.2 垂直监管和属地监管

我国药品监管体制从 1998 年的垂直管理转变为 2018 年的属地监管，药品监管协调机制包括国际互认协议、部门联席会议、区域一体化、卫生市场监管四个层级。随着药品监管系统内部协调等发生变化，亟须采用监管体系标准和流程建设，以推进药品监管工作的规范化，保证药品监管工作的权威性。当前，在市场监管中，省级市场监督管理局对市县级市场监督管理局采用属地管理模式，市县级市场监督管理局对基层市场监督管理所采用垂直管理方式；药品监管工作归口到市场监管部门，大部分省级药品监管部门组建了稽查局和/或区域性药品核查中心，强化了药品监管模式中"块"状属地管理模式与"条"状垂直管理模式相结合的体系和能力（胡骏，2023）（图 1-1）。

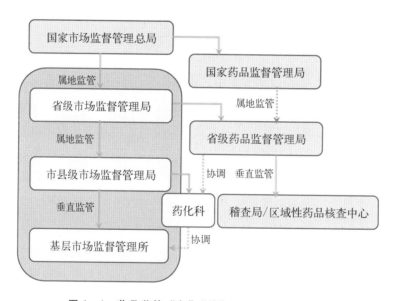

图 1-1 药品监管"条""块"状管理模式示意图

《国务院办公厅关于深入推进跨部门综合监管的指导意见》（国办发〔2023〕1 号）提出"加快推进跨部门综合监管制度建设，明确牵头单位、配合单位、监管规则和标准等"改革目标。药品监管部门间协调机制的制度安排可分为法律制度、规划发展和协调组织的三维框架结构，协调机制建设的政策工具包括政府流程再造、绩效考评、规划实施和国际互认协议等。因此，建立和优化药品管理工作的跨部门、跨领域、跨区域乃至跨国的协调机制，有助于深入推进药品监管GRP 体系建设，推进药品安全治理体系和治理能力现代化进程。

1.2　药品监管技术的制度安排

1.2.1　药品监管科学的制度文件

国家药品监管部门通过发布药品监管科学专项行动计划和"十四五"发展规划，推进药品监管科学和监管科技的健康发展。2019 年 4 月，国家药品监督管理局印发《关于实施中国药品监管科学行动计划的通知》，正式启动中国药品监管科学行动计划；2021 年 6 月，发布《国家药监局关于实施中国药品监管科学行动计划第二批重点项目的通知》（国药监科外〔2021〕37 号）；2023 年 7 月，印发《全面强化药品监管科学体系建设实施方案》（国药监科外〔2023〕27号），构建药品监管科学重点实验室、药品监管科学基地、药品监管科学重点项目"三位一体"支撑体系（赵军宁 等，2024）。《"十四五"国家药品安全及促进高质量发展规划》明确提出"深入实施中国药品监管科学行动计划"。2019 年8 月新修订的《中华人民共和国药品管理法》（以下简称《药品管理法》）确立了 MAH 制度和网络药品销售规制，将 MAH 新业态和网络售药的监管理念融入传统监管方式转变进程。《中共中央　国务院关于开展质量提升行动的指导意见》（中发〔2017〕24 号）明确"实施药品、医疗器械标准提高行动计划，全面提升药物质量水平"。《药监局关于印发〈药品检查管理办法（试行）〉的通知》（国药监药管〔2021〕31 号），旨在"进一步规范药品检查行为，推动药品监管工作尽快适应新形势"。《国家药监局关于发布医疗器械注册质量管理体系核查指南的通告》（2022 年第 50 号），以提高医疗器械注册质量管理体系核查工作质量。

药品安全治理结构复杂性，是指跨部门、跨区域和分环节、分领域的协调复杂性，一是来源于"部门利益严重，相互推卸责任"的问题（李君 等，2019）；二是来源于新技术新业态、社会转型带来的治理复杂性和不确定性问题；三是来源于信息化数字化转型的推进。产品结构、治理结构的复杂性和系统性不足问题，使得监管边界模糊、多头管理、协调性差，易产生出现监管盲区的现象。因此，药品监管工作既要进行有效的顶层设计和制度安排，又要推进政府部门间的

"协同""共享"监管理念转变和协调机制建立，选择有利于促进药品监管高质量发展的监管科技工具。

当前，在药品监管部门与社会风险沟通的组织结构方面，存在着药品安全舆情监测综合部门（办公室）、药品投诉举报归口到市场监管部门或者独立的药品投诉举报部门、药品科普宣传归口到新闻宣传部门、信访工作归口到办公室或者监察室等情形，以及与药品投诉举报制度相关的药品广告审查、监测、监管和稽查业务均归口到市场监管部门。因此，需要基于国家"放管服"行政改革、数字化转型和网络经济发展事实等，对药品监管系统的工作流程进行重构和优化。例如，《国务院办公厅关于印发全国一体化政务服务平台移动端建设指南的通知》（国办函〔2021〕105号）提出"创新服务方式、增强服务能力""不断提升企业和群众的获得感和满意度"，以推进政务工作流程优化和组织结构调整。

1.2.2 药品监管科学与药品监管科技的关系

基于国内药品安全形势和资源配置现状，推进政府监管方式转变的政策要求，迫切需要探索和研究药品监管科学理论与方法。国内学者从不同角度诠释了监管科学的内涵（王芷薇，2020；刘昌孝，2020；杨悦，2020），毛振宾和张雷（2020）提出药品监管科学的学科体系和话语体系，赵军宁（2024）提出中药监管科学的概念。基层药品监管面临着新业态的监管、交叉业态的检查、电子数据平台的监管，以及监管组织结构调整、监管资源配置相对不足等形势，需要加强探索与研究药品监管科学和药品安全大数据决策提升监管绩效的路径。美国食品药品监督管理局（FDA）于2013年发布《推动药品监管科学的战略和实施规划》，提出药品监管科学的相关知识、方法、标准和工具，以提高监管决策的确定性和一致性。2015年，英国药品和健康产品监管局（MHRA）实施《药品监管效能提高计划》，借助第三方资源减轻监管部门的工作负担。2020年，欧洲药品管理局（EMA）发布《监管科学2025：战略思考》，旨在开发药品全生命周期监管标准和工具。

监管科学与监管科技像是一对孪生兄弟，其关系同科学理论与科学技术的关系，监管科技为监管科学提供工具、方法和"试验田"。英国政府科学办公室于2015年提出监管科技的定义，是指"可以应用于监管或被监管使用的科技"。蔚赵春和徐剑刚（2017）认为监管科技本质上是一种数据中介，应用技术手段服务于监管。孙国峰和赵大伟（2018）提出监管科技是以数据为核心驱动力，以人工智能（AI）、区块链（blockchain）、云计算（cloud computing）、大数据（big data）等新技术为依托，以更高效的合规和高效的监管为价值导向的解决方案。监管科技包含"合规"和"监管"两方面，即围绕合规需求和监管需求的关系（孙国峰 等，2018）。药品监管科技工作包括药品监管科学研究、检验检测能力建设、信用体系建设、中药监管科学研究等内容①。

当前的政府监管思路已逐步从准入监管向行为监管转变。监管科技可以弥补传统监管的不足，通过大数据分析建立舆情跟踪机制和风险预警机制。利用大数据发展监管科技，利用海量的数据对碎片化的信息进行归纳总结，提炼出不同监管情况下的不同特征，最终映射到不同的监管产品和应用场景中，更好地构建药品监管 GRP 体系。通过对监管科技理论与实践的探索和研究，助力提升药品监管科学理论与方法的研究层次和水平。

1.3 医药产业数字化转型与高质量发展

1.3.1 数字化转型

"三医"联动改革政策和药品监管制度，对于医药产业数字化转型是激励和约束并存，主要体现在宏观政策、政府监管和企业微观三方面。总体上看，医药产业结构调整存在着产业结构不合理、产能过剩和连续化生产水平总体偏低等问题（罗文华，2016；张宁宁 等，2012；杨媛媛，2020）。

从宏观层面上看，国内医药产业数字化转型的动力不足，医药数字经济效益仍未显现。究其原因，一是医药产业与医疗卫生数字化的耦合效应还没有发挥应有的作用，二是药品追溯管理制度未能与企业产品防伪、渠道管理等需求相协同，数字化转型助力企业产品市场竞争的优势不明显。从药品监管层面上看，医药产业数字化结构水平仍显较低，其根源在于数字化改造成本高、第三方服务市场不成熟和政府监管强度不够等（张景辰 等，2020）。具体来说，一是医药市场进入和退出门槛较高，但 MAH 制度有望降低进入和退出门槛；二是在网络环境

---

① 人民网．国家药监局：强化重点实验室建设 推进药品监管科学协同发展［EB/OL］．（2022－08－26）［2023－06－18］．http：//health．people．com．cn/n1/2022/0826/c14739-32511827．html.

下，网络药品销售平台成熟度不够；三是药品智慧监管体系建设进程缓慢，未能有效引导企业进行数字化改造；四是药品上市后的变更制度仍需纳入注册上市绿色通道；五是药物警戒制度中政府标准的确立和数据公开也是亟待解决的问题。从企业工业化和信息化融合的微观层面上看，一是制造企业数字化转型基础相对薄弱，应用数字化关键技术的能力不足（李君 等，2019）；二是医药企业信息化应用存在问题，包括过度依赖人力进行生产活动、纸质操作延时又昂贵、生产环节很难使用统一编码、缺少实时识别和预警等；三是制造执行系统（MES）在应用方面存在问题，包括 MES 高度定制化并不适合云模式，资源管理计划（ERP）和设备控制系统之间缺乏传递设计，以及 MES 普遍缺少与质量管理系统（QMS）的集成等。

推进医药产业数字化转型的有效方式，一方面是通过仿制药质量一致性评价和上市后变更管理等政策的松绑，另一方面是通过记录数据管理要求和药品追溯管理制度等强制性信息化改造，以及 MAH 药物警戒主体责任落实，从而推进医药产业智能制造和数字化转型进程。多国政府发布了政府转型战略，这是推进产业数字化转型的有效手段。2017 年 2 月，英国政府出台《政府转型战略》（*Government Transformation Strategy*），提出制定整合的数字化路线，以应对转型过程中重大和反复的变化。美国 FDA 于 2019 年 9 月发布《技术现代化行动计划》（*Technology Modernization Action Plan*）；于 2021 年 3 月发布《数据现代化行动计划》（*Data Modernization Action Plan*），通过使用预测模型和适当的趋势分析来支持 FDA 监管转型；于 2022 年 5 月发布《流程现代化行动计划》（*Enterprise Modernization Action Plan*）；于 2022 年 12 月发布《领导现代化行动计划》（*Leadership Modernization Action Plan*），以有效地推动 FDA 业务、技术、数据和网络安全层面的变革。我国药品监管部门以"一网通办""放管服"行政改革、追溯管理体系建设和智慧监管行动为主要方式，加快数字政府和智慧监管体系建设，建立政府与企业信息化沟通渠道，从新产品创新阶段强化智能制造模块的标准化设计、连续性生产和与药物警戒相融合的产业数字化管理生态体系建设。

1.3.2 高质量发展

高质量发展是能够满足人民日益增长的美好生活需要的发展，是体现新发展理念的发展，是创新成为第一动力、协调成为内生特点、绿色成为普遍形态、开放成为必由之路、共享成为根本目的的发展。① 2017 年 10 月，习近平总书记在第十九次全国代表大会上强调，"我国经济已由高速增长阶段转向高质量发展阶段，正处在转变发展方式、优化经济结构、转换增长动力的攻关期"。高质量发展同时注重发展的"量"和"质"。②

医药产业的高质量发展涉及多方面，包括技术创新、产业结构优化、产品质量提升、国际竞争力增强等。《"十四五"医药工业发展规划》对医药产业的高质量发展提出具体要求和发展目标，包括加快产业创新、提升产业链稳定性和竞争力、增强供应保障能力、推动医药制造能力系统升级、创造国际竞争新优势等。《"十四五"国家药品安全及促进高质量发展规划》明确"医药产业高质量发展取得明显进展，产业层次显著提高"规划目标。

1.4　本 章 小 结

药品安全监管理论体系研究，应当建立在具有中国特色的药品监管伦理、药品监管科学和药品监管实践基础之上。药品监管制度变迁，从垂直管理到属地管理，以及从分段管理到综合执法管理，充分体现了保障公众用药安全和合法权益的监管职责。2019 年新修订的《药品管理法》确立了 MAH 制度、药物警戒制度、药品年度报告制度等，对不断加强和创新药品监管方式起到了积极作用。随着网络销售业态、数字化转型、平台经济以及国际互认协议等多重因素的共同推动，探索和研究药品监管科学及其理论与实践变得尤为重要，特别是药品监管组织的合规管理体系。这将有助于全面提升药品监管能力建设，推动药品监管机构改革与职能转变，以及积极参与全球药品安全治理。

药品安全治理结构复杂性，呈现为跨部门、跨区域和分环节、分领域的协调复杂性。监管科学与监管科技如同一对孪生兄弟，它们的关系类似于科学理论与科学技术的关系，监管科技为监管科学提供工具、方法和"试验田"，从而推动药品安全监管体系和监管能力的现代化进程。医疗卫生、医疗保险、医药产业

　① 国家发展和改革委员会．"十四五"规划《纲要》名词解释之 3 | 高质量发展［EB/OL］．（2021 - 12 - 24）［2023 - 06 - 18］．https：//www. ndrc. gov. cn/fggz/fzzlgh/gjfzgh/202112/t20211224_1309252_ ext. html.

　② 人民网．从三个层面理解高质量发展的内涵［EB/OL］．（2019 - 09 - 09）［2023 - 06 - 18］．https：//baijiahao. baidu. com/s?id = 1644155179510559969&wfr = spider&for = pc.

（"三医"）联动改革政策与药品监管制度，对于医药产业数字化转型是激励和约束并存。当前，医药产业数字化结构水平仍相对较低，其根源在于数字化改造成本高、第三方服务市场不成熟以及政府监管力度不够等，因此，需要转变药品监管方式并强化监管合规性，以助力医药产业实现数字化转型和高质量发展。

参 考 文 献

［1］王芷薇．国外药品监管科学发展实践经验对我国的启示［J］．中国药物经济学，2020，15（6）：24－30.

［2］董作军，钟元华，沈黎新，等．我国药品 GMP 监管体系存在问题的研究及思考［J］．中国现代应用药学，2017，34（7）：1049－1052.

［3］胡骏．我国药品监管质量管理规范（GRP）体系标准和流程建设研究［J］．中国食品药品监管，2023（9）：80－89.

［4］赵军宁，王军志，李波，等．中国药品监管的科学化进程与监管科学发展［J］．中国科学（生命科学），2024，54（3）：507－524.

［5］李君，邱君降，成雨．工业企业数字化转型过程中的业务综合集成现状及发展对策［J］．中国科技论坛，2019（7）：113－118.

［6］刘昌孝．药品监管科学发展十年（2010—2020）回顾［J］．药物评价研究，2020，43（7）：1197－1206.

［7］杨悦．美国药品监管科学研究［M］．北京：中国医药科技出版社，2020.

［8］毛振宾，张雷．国外药品监管科学技术支撑体系研究及思考［J］．中国药事，2020，34（9）：993－1000.

［9］赵军宁．我国药品监管科学体系建设与发展前瞻［J］．中药药理与临床，2024，40（2）：3－17.

［10］蔚赵春，徐剑刚．监管科技 RegTech 的理论框架及发展应对［J］．上海金融，2017（10）：63－69.

［11］孙国峰，赵大伟．监管科技的挑战与破局［J］．中国金融，2018（21）：19－20.

［12］罗文华．中国医药产业结构优化路径研究［D］．沈阳：沈阳药科大学，2016.

［13］张宁宁，孙利华，姜春环．我国化学原料药出口存在的问题及对策研究［J］．中国药业，2012，21（16）：19－20.

［14］杨媛媛．国内原料药生产自动化的设计与影响因素［J］．化工设计通讯，2020，46（4）：225，254.

［15］张景辰，陈桂良．基于因素分析的药品监管科学研究体系建设探讨［J］．上海医药，2020，41（13）：6－9，22.

第 2 章　药品监管质量管理规范（GRP）概述

全球药品监管发展新趋势和我国加入 ICH、申请加入 PIC/S，对我国药品监管部门建立健全药品监管质量管理规范、推动医药产业高质量发展提出了更高的要求和标准。因此，结合国内外药品监管质量管理规范的现状和发展趋势，应重点从建设路径、总体目标和本质、输入组成和输出形式、体系设置和规范标准等角度出发，提出当前适合我国药品安全形势和监管资源等基本情况下的 GRP 体系建设框架和流程标准，这将为药品监管机构改革与职能转变以及参与全球药品安全治理等提供重要参考。

2.1　药品监管质量管理规范（GRP）现状

2.1.1　GRP 相关概念

2021 年 4 月，世界卫生组织（WHO）正式发布《医药产品监管质量管理规范》和《医药产品监管互信质量管理规范》，并于 2021 年 5 月发布了《WHO 医疗产品国家监管体系评估全球基准工具（GBT）》。根据 WHO 的界定，"监管体系是用来描述机构、流程、监管框架和资源的结合""药品监管质量管理规范（good regulatory practice，GRP）是对药品监管的进展、实施及维护的一系列方法，其中包括法律、规章和指导原则"。

根据 2014 年 6 月世界医学大会的共识，"有效的监管体系是强化和提供更好的公众健康成果的健康体系的必要组成部分"[①]。WHO 提出 GRP 概念，旨在加

[①]　国家药品监督管理局食品药品审核查验中心，国家疫苗检查中心. WHO 新发布监管质量管理规范指导原则草案［EB/OL］.（2017 - 01 - 25）［2021 - 05 - 07］. https：//www.cfdi.org.cn/resource/news/8326.html.

快全球监管机构能力建设，促进全球监管合作、透明、可靠。2020 年 8 月，WHO 发布《药品监管质量管理规范》（*Good Regulatory Practices for Regulatory Overstght of Medlcal Producis*）草案第 3 版；2021 年 4 月，WHO 第 55 届药物制剂规范专家委员会（ECSPP）技术报告 1033 号（TRS 1033）中以附件 10 和附件 11 的形式，正式发布《医药产品监管质量管理规范》（*Good Regulatory Practice for Medical Products*）和《医药产品监管互信质量管理规范》（*Good Reliance Practice for Medical Products*）（WHO，2020）。我国药品安全"十四五"规划草案曾提出"药品监管能力建设提档升级工程"，要求"各地区对标药品良好监管体系规范（GRP）"。由此可见，药品监管领域的 GRP 建设，即药品监管合规性体系建设，是提升药品监管能力和水平的有效途径。

资料显示，我国药品监管部门在 2010 年提出了 GRP 概念，并计划开始研究起草 GRP，这主要是针对药品注册审评管理体系而言的，并将 GRP 与 GMP、GSP 相并列，作为我国医药产业良性发展的管理规范。毛振宾和张雷（2020）将之前的 GRP 解释为 WHO 的药品审评质量管理规范（good reviewing practice，GRP）。王广平等（2022）和胡骏（2023）对 GRP 的分类与原则、建设内容与制度框架、体系标准与流程建设进行了开拓性研究。近年来，国内学者从药品监管体系、流通领域监管和监管技术工具等多个方面对 GRP 建设进行了一定的研究（谢金平 等，2020；李利，2020；王帅 等，2020；张顺良，2019；杨静 等，2019；任锐利，2020；刘梦雨，2020；李秀梅 等，2018；王广平 等，2019；秦晓岑，2020；袁林，2019；陆悦 等，2020；王广平 等，2020），见表 2 - 1。

表 2 - 1　药品监管质量管理体系相关研究内容

监管质量规范	相 关 内 容	应 用 场 景	专家/学者
药品监管相关制度	审评、核查、检验的"并联"制度；生物等效性试验机构、临床试验机构"双备案"制度；注册核查和 GMP 检查的衔接；追溯管理制度；药物警戒制度	新修订的《药品管理法》宣贯	谢金平和邵蓉（2020）
药品监管体系	风险防控、法治、审评审批、支撑保障、社会共治等体系	"十四五"规划编制	李利（2020）

监管质量规范	相 关 内 容	应 用 场 景	专家/学者
监管合规性	分为生产、经营、餐饮、进出口和物流等环节，以及许可、检查、检验、监测、协调、应急和评价等监管标准或规则	食品安全监管合规性	王广平和王颖（2019）
监管技术/工具	细胞和基因治疗、药械组合等技术；"互联网+"药品监管；追溯管理；全过程监管、信用监管、"双随机、一公开"等工具	技术工具；智慧监管；事中事后监管	秦晓岑（2020）；袁林（2019）；陆悦等（2020）；王广平等（2020）
药品监管质量管理规范	GRP分类与原则、建设内容与制度框架；GRP体系标准与流程建设	国内药品GRP质量体系建设	王广平等（2022）；胡骏（2023）
地方"三网六体系"	安全责任网、电子监管网、社会共治网，以及监管执法体系、风险防控体系、应急处置体系、技术支撑体系、标准法规体系、社会监督体系	浙江省药品监管体系建设	浙江省政府（2016）

2.1.2　我国 GRP 法律政策基础

党的十八大以来的"放管服"改革政策和党的十九大以来的"党政军群"改革政策，实现了政府机构职能的优化、协同与高效，推动了药品监管工作合规性建设的进程。中共十九届三中全会提出"机构编制法定化"政策要求；依据《国家药品监督管理局职能配置、内设机构和人员编制规定》相关机构改革方案（"三定"方案，即定职能、定机构、定编制）①，国家药品监管部门负责标准管理、注册管理、质量管理、上市后风险管理等，即承担药品监管质量管理规范的制度建设职责。2019 年 9 月，《国务院关于加强和规范事中事后监管的指导意见》（国发〔2019〕18 号）进一步明确了"健全监管规则和标准"，包括"分领域制订全国统一、简明易行的监管规则和标准"。2021 年 1 月，《中共中央办公厅　国务院办公厅关于印发〈建设高标准市场体系行动方案〉的通知》（中办发〔2021〕2 号）明确"加强对监管机构的监督"，包括"强化对监管机构依法履行监管职责情况的监督检查，促进监管权力规范透明运行"。2021 年 5 月，《国

---

① 中国机构编制网. 国家药品监督管理局职能配置、内设机构和人员编制规定［EB/OL］.（2018－09－10）［2020－07－16］. http：//www. gov. cn/zhengce/2018-09/10/content_ 5320814. htm.

务院办公厅关于全面加强药品监管能力建设的实施意见》（国办发〔2021〕16号）提出"随着改革不断向纵深推进，药品监管体系和监管能力存在的短板问题日益凸显"，明确"对标国际通行规则""加快建立健全科学、高效、权威的药品监管体系"和"深入参与国际监管协调机制，积极参与国际规则制定"。2016年9月，《国务院关于加快推进"互联网+政务服务"工作的指导意见》（国发〔2016〕55号）明确"优化服务流程，创新服务方式"；2021年9月，《国务院办公厅关于印发全国一体化政务服务平台移动端建设指南的通知》（国办函〔2021〕105号）提出"推动各地区各部门政务服务平台移动端标准化、规范化建设和互联互通"。

2.1.3　国家和地方 GRP 制度文件

2019年8月新修订的《药品管理法》确立了 MAH 制度和网络药品销售规制，将 MAH 新业态和网络售药的监管理念融入传统监管方式转变进程，因而需要将追溯管理、药物警戒制度等融入药品监管科学体系。2017年9月，《中共中央　国务院关于开展质量提升行动的指导意见》（中发〔2017〕24号）明确"实施药品、医疗器械标准提高行动计划，全面提升药物质量水平"。2021年5月，国家药品监管部门发布《药品检查管理办法（试行）》，旨在"进一步规范药品检查行为，推动药品监管工作尽快适应新形势"。2021年5月10—12日，国家药品监管部门核查中心组织开展检查工作质量评估，检查工作质量评估是完善核查中心质量体系的重要工作。2021年4月25日，由陕西省药品和疫苗检查中心编写的《药品生产质量管理规范一般缺陷项标准化手册》正式发放，对近五年来药品生产符合性检查5000余条一般缺陷项归纳总结出现场检查关注点，作为检查员和监管人员的技术指导专业资料。

关于药品监管各部委之间的部际联席制度建设，近年来由我国药品监管部门牵头和主导的药品医疗器械审评审批制度改革、打击生产销售假药和疫苗管理等部际联席会议，在一定程度上推动了我国 GRP 建设进程，但总体上在部门协调机制方面仍显不足。根据 WHO 疫苗国家监管体系（NRA）能力建设要求和国家市场体系行动方案，采用《WHO 医疗产品国家监管体系评估全球基准工具（GBT）》对地方疫苗国家监管体系实施评估。当前，国家和地方药品监管部门已在推进 WHO 疫苗国家监管体系评估工作，进一步提升了我国疫苗监管体系和监管能力建设水平（表2－2）。

表 2 - 2 国家和地方 GRP 相关制度文件

发布时间	文 件 名 称	涉 及 内 容
2017 年 12 月	《合规管理体系　指南》	组织通过建立有效的合规管理体系，来防范合规风险
2019 年 9 月	《国务院关于加强和规范事中事后监管的指导意见》	健全监管规则和标准
2020 年 12 月	《江苏省疫苗国家监管体系评估工作联合实施方案》	推进疫苗 NRA 评估工作，完善疫苗监管体系
2020 年 12 月	《医药行业合规管理规范》	组织管理规范
2021 年 1 月	《建设高标准市场体系行动方案》	加强对监管机构的监督
2021 年 5 月	《国务院办公厅关于全面加强药品监管能力建设的实施意见》	加快建立健全科学、高效、权威的药品监管体系
2021 年 7 月	《中共中央　国务院关于加强基层治理体系和治理能力现代化建设的意见》	构建网格化管理、精细化服务、信息化支撑、开放共享的基层管理服务平台
2022 年 11 月	《国务院办公厅关于市场监督管理综合行政执法有关事项的通知》	统筹配置行政执法职能和执法资源，切实解决多头多层重复执法问题
2023 年 2 月	《国务院办公厅关于深入推进跨部门综合监管的指导意见》	跨部门综合监管；强化条块结合、区域联动，完善协同监管机制

资料来源：中国政府网（www.gov.cn）等。

2.2 药品监管质量管理规范（GRP）国内外实践

2.2.1 我国药品监管体系

管理体系（management system）是组织为确立方针和目标以及实现这些目标的过程所形成的相互关联或相互作用的一组要件。[①] 自 1972 年 5 月恢复了我国

---

① 国家市场监督管理总局，国家标准化管理委员会. 标准编写规则　第 11 部分：管理体系标准：GB/T 20001.11—2022 ［S］. 北京：中国标准出版社，2022：1.

在 WHO 的合法席位之后，尤其自 2015 年以来，我国药品监管国际化进程加快，逐步实现药品监管体系标准与 WHO、ICH、PIC/S 等国际组织的互认协议接轨（图 2-1）。2015 年 6 月正式加入 ICMRA，2017 年 6 月加入 ICH，2021 年 9 月启动 PIC/S 预加入申请工作，2023 年 9 月向 PIC/S 提交正式申请材料，以加速我国药品监管体系标准融入国际组织互认协议进程，将进一步显示我国药品监管体系是合规有效的。因此，我国药品监管部门以加入国际组织的方式实施 GRP 建设并进行制度移植，一方面满足了医药对外贸易快速发展中国际组织互认的需求，另一方面可降低药品监管制度变迁的成本和相应的改革风险。

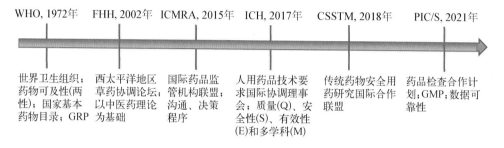

图 2-1 我国药品监管部门加入或申请加入国际组织互认协议

2019 年 4 月，国家药品监督管理局启动中国药品监管科学行动计划，将项目研究设定在细胞和基因治疗、药械组合等前沿性和交叉性技术方面；在监管体系方面，采用了对标国际的策略，已完成新工具、新方法、新标准、新制度等 100 多项（秦晓岑，2020）；另外，省级药品监管部门采用《WHO 医疗产品国家监管体系评估全球基准工具（GBT）》对地方疫苗国家监管体系实施评估。

2.2.2 欧美药品监管体系

当前，我国药品监管部门积极争取加入国际药品认证合作组织，以统一的药品 GMP 认证标准提升企业合规管理和政府监管合规性。与此同时，欧美国家也在积极强化药品监管体系建设和政府监管绩效提升策略。

美国 FDA 于 2013 年发布《推动药品监管科学的战略和实施规划》，提出药品监管科学的相关知识、方法、标准和工具，以提高监管决策的确定性和一致性。2016 年，美国通过《21 世纪治愈法案》，对医药领域的医疗创新、疾病治疗和大健康发展的给予未来 10 年资助。2015 年，英国 MHRA 实施《药品监管效能提高计划》，借助第三方资源减轻监管部门的工作负担。自 2003 年以来，欧盟

《创新药物计划》利用利益相关团体的联合力量，解决新药开发过程中的障碍问题。2020 年 3 月，EMA 发布《监管科学 2025：战略思考》，提出监管科学在药品全生命周期内为管理决策提供信息，包括生物医学和社会科学，旨在开发监管标准和工具；2020 年 12 月，EMA 和药品机构负责人（HMA）发布《EMA 未来五年药品监管网络战略》，确立监管网络，确保满足患者需求的药物供应保障。①

2.2.3　WHO 药品监管体系

2019 年 1 月，WHO 发布《WHO 高效监管体系五年规划（2019—2023）：国家医药产品质量保证》。该计划与 WHO 第 13 项工作总规划（GPW 13）密切相关，其将监管举措放在优先位置，旨在帮助会员国提高全民健康覆盖（universal health coverage，UHC）的可及性，提升公共卫生突发事件应急能力，并增加健康人口的数量。2021 年 4 月，WHO 第 55 届 ECSPP 技术报告 1033 号（TRS 1033）中以附件 10 和附件 11 的形式正式发布《医药产品监管质量管理规范》和《医药产品监管互信质量管理规范》，并提出 GRP 的原则和促成因素以及监管体系的组成部分（图 2 - 2）。GRP 九大原则要求监管体系具有合法性（legality）、一致性（consistency）、独立性（independence）、公正性（impartiality）、相称性（proportionality）、灵活性（flexibility）、清晰性（clarity）、效率性（efficiency）和透明性（transparency）。根据 GRP 适用于所有药品监管的共同监管职能，WHO 将监管活动分成七类，即临床试验监督、注册和上市许可、警戒、市场监督和控制、机构许可、监管检查和实验室检测，此外还包括疫苗和其他生物制剂的官方批号放行等。

监管机构（regulatory authority）是指经法律授权对医疗产品的开发、生产、销售进行独立监督检查的公共机构或政府机关。虽然这个术语意味着一个组织负责所有的监管职能，但这些职能可由向同一个或不同的高级官员报告的一个或多个机构来承担。监管机构在确保医疗产品的质量、安全、功效和性能以及产品信息的相关性和准确性方面发挥着关键作用。

监管框架（regulatory framework）是指法律、法规、指导准则、指导文件和其他监管工具的集合，政府和监管机构利用这些监管工具来控制特定活动。

---

① 中国医药创新促进会. 欧洲药品监管 2025 战略关注药品可及性和供应链挑战［EB/OL］（2020 - 12 - 15）［2020 - 12 - 28］. http：//www.phirda.com/artilce_ 23203.html.

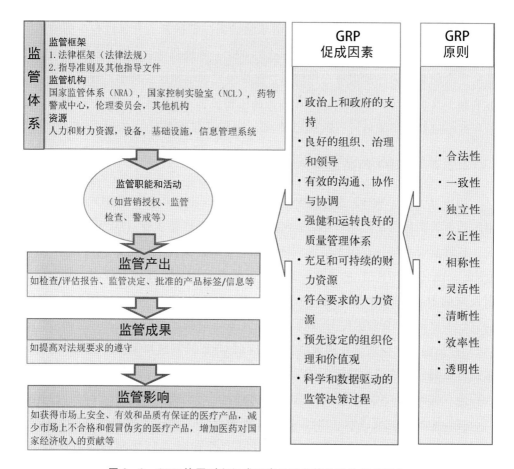

图 2-2　GRP 的原则和促成因素以及监管体系的组成部分

法律框架（legal framework）是监管框架的一部分，其中包含具有约束力的立法，例如法律和法规。

监管产出（regulatory outputs）是监管机构的成果或产品，如检查/评估报告、监管决定、产品标签等。

监管体系（regulatory system）这个术语用于描述监管框架、监管机构、资源、过程的组合。这些要素对于一个或多个国家司法管辖范围内实施医疗产品的有效监管是不可或缺的，因此，应当考虑监管质量管理规范并应用于整个监管体系。

在整个监管体系中，对监管职能和活动的贡献最大的三个组成（输入）部分如下：（1）监管框架，由法律框架（法律法规）、指导准则及其他指导文件组成；（2）监管机构，可由一个或多个实体代表，包括国家监管体系（NRA）、国家控制实验室（NCL）、药物警戒中心、伦理委员会和其他机构；（3）所有类型的资源，包括人力和财力资源、设备、基础设施、信息管理系统。监管产出取决于相关的职能和活动（例如营销授权和监管检查）。如上所述，监管质量管理规范的概念和原则适用于整个监管体系。

对医疗产品的监督检查没有统一的模式，每种方法都反映了国家的卫生政策及其优先事项、社会经济发展、资源的可用性、卫生系统、法律体系、研发能力及地方的生产能力。WHO 认为负责或参与医疗产品监管的所有机构都应采用共同的规范。这些规范的原则同等地适用于监督检查的制定和实施，也适用于日常监管业务，监管质量管理规范是以总体原则为指导的（表 2-3）。

表 2-3　WHO 监管质量管理规范的原则

合法性	监管体系及由此产生的决策必须有健全的法律依据
一致性	对医疗产品的监督检查应当与现行的政府政策和立法相一致，并且以始终如一和可预测的方式进行应用
独立性	实施医疗产品监管的机构应当是独立的
公正性	所有受监管的各方都应受到公平、公正和不带偏见的对待
相称性	监管和监管决策应当与风险以及监管机构实施和执行这些决策的能力相称
灵活性	监督检查不应是指令性的，而应是灵活地对不断变化的环境和不可预见的情况作出反应的。应当在监管系统中建立对具体需求，特别是公共卫生突发事件的及时响应机制
清晰性	使用者应当能够访问并了解法规要求
效率性	监管体系应当在要求的时间内，以合理的努力和成本实现其目标。国际合作通过确保资源的最佳利用来提高效率
透明性	监管体系应当透明；要求和决策应当为公众所了解，并对监管征询意见建议

资料来源：世界卫生组织技术报告系列，2021 年 1033 号。

2.3　药品监管质量管理规范（GRP）建设框架与原则

2.3.1　建设原则

《国务院办公厅关于全面加强药品监管能力建设的实施意见》（国办发

〔2021〕16 号）明确"深入参与国际监管协调机制""推动实现监管互认""推动京津冀、粤港澳大湾区、长三角等区域药品监管能力率先达到国际先进水平"。长期以来，我国认可的药物技术法规在很大程度上是遵照 WHO 的原则和标准的。一般来说，WHO 标准被认为是全球发展中国家遵循的国际标准之一，而 ICH 标准和 PIC/S 标准则是发达国家（例如 G7 国家）遵循的标准；WHO 倡导的 GRP 是国家监管机构在互认信赖合作中遵循的规范标准，ICH 和 PIC/S 的指导文件是欧美发达国家基于其药品监管制度背景下的注册技术要求进行 GMP 检查和互认的准则。为了推动我国从制药大国向制药强国转变和实施"走出去"战略，加入 ICH 和 PIC/S 等国际组织，推进我国 GRP 建设，是实现我国制药工业高质量发展的必由之路。有学者提出了市场监管合规性体系建设的制度和规则，包括法律法规制度、市场监管工具、上下通办原则、数据决策原则、监管考评原则和部门协调机制等（王广平，2021）。WHO 提出 GRP 评估原则，要求国家监管体系具有合法性、一致性、独立性、公正性、相称性、灵活性、清晰性、效率性和透明性；提出 GRP 具体实施措施，包括政策制定程序和监管影响分析、合规性和强制实施、监管审议、前瞻性监管议程、监督与评价、监管法规的管理等六部分。按照当前国内药品监管制度设计思路，结合中国城市治理体系和治理能力的基本国情，对标国际规则进行制度移植，是我国 GRP 建设的制度变迁路径之一。

因此，我国 GRP 建设路径设计不仅需要关注全球药品监管趋势，还需要考虑我国自身监管体系的发展程度。具体就建立和完善我国 GRP 建设框架而言，应当遵循以下路径设计原则：（1）以药品监管现有相关法律，特别是《药品管理法》《中华人民共和国疫苗管理法》（以下简称《疫苗管理法》）、《医疗器械监督管理条例》《化妆品监督管理条例》为基本依据；（2）借鉴国际最佳做法，包括国际组织和发达国家的药品监管体系；（3）基于对目前各省市监管体系发展水平现状和实施有效监管条件约束的考察；（4）基于国际组织和欧美国家对风险高低不同产品的认证、批准情况变化的考察。

具体来说，《药品管理法》《疫苗管理法》《中华人民共和国行政许可法》《中华人民共和国中医药法》等法律制度框架下的我国 GRP 建设原则，包括以下几方面：

（1）遵照 WHO、ICH 和 ISO 等国际组织的互认协议；

（2）构建国际互认、部门协调、区域一体化和职权划分的协调层级；

（3）参考地方性的 GRP 实践和制度创新行动；

（4）基于市场监管部门和卫生健康部门管理活动的制度移植；

（5）基于监管信息电子化、数据化的工作流程再造。

2.3.2　建设目标定位和规则

监管目标，即监管活动的目标定位。监管体系的建立会不可避免地涉及对监管主体各方面权衡的问题，如对监管权力与监管问责的平衡，权力必须维护，但过多的限制会损害监管主体的监管效率。我国设定 GRP 建设目标，旨在规范化和标准化药品监管业务流程，并基于 GRP 规程搭建政府和政府、政府和企业之间的信息沟通和资源交换等制度性桥梁。由此解决药品监管制度文件的碎片化、不系统的问题，从药品监管渐进式制度变迁角度，理顺药品监管机构改革与职能转变进程中的重复性制度安排。因此，面对国内外监管环境变化的未来趋势，我国 GRP 建设目标应当是提高监管机构与人员的能力，提高监管的有效性。

监管规则，即体现监管目标要求的监管法规体系。既要完善规则，加强风险监管，维护体系稳定，又要防止立法偏好和过度问责损害监管效率，关键是要根据监管的目标定位，构建合理的监管法规框架，并确立规范的监管政策制定规程。GRP 就是对药品监管的进展、实施及维护的一系列方法，其中包括法律、规章和指导原则。

2.3.3　输入组成和输出形式

监管体系的输入组成为上述目标的有效实施而赋予监管主体的地位和资源，以及监管主体内部的组织架构、决策与运营机制、支持系统等。三个主要输入部分可被视为监管职能和活动的主要贡献者：（1）监管框架，包括法律法规、指导准则及其他指导文件；（2）监管机构，包括国家监管体系、国家控制实验室、药物警戒中心、伦理委员会和其他机构；（3）监管资源，包括人力和财力资源、设备、基础设施、信息管理系统。

另外，监管体系必须解决的一个重要问题是监管输出的公开化和透明化，确保监管者制定监管规则、运用监管手段、采取监管措施等监管活动均能依法、规范、有效地公布。根据相关的职能和活动，有几种监管输出形式，例如监管和市场授权检查/评估报告、作出法规决定、批准产品信息。如果 GRP 的输入和输出通过推动者得到正确的实施，期望的监管结果和影响就可以实现。

GRP 建设是影响医药产业和人民健康用药的举措，需要进行 GRP 建设的多目标决策研判。GRP 投入变量包括 ICH 通用技术规范、PIC/S 检查互认合作等技术协调、IPRP/ICMRA 政府监管机构的沟通协调，以及国内部委之间、区域之间的协调机制；GRP 产出变量包括优化营商环境、药品质量（安全、有效、质量可控）和消除药品贸易壁垒等；约束条件包括按品种、按环节、按组织层级的GRP 体系设置等。

2.3.4 建设维度和体系内容

根据药品全生命周期不同的理论和划分方式，结合药品监管业务特点、风险分级管理和监管实践经验，可将 GRP 分为研发、生产、流通/物流和使用等监管环节，以及审评、许可、执法、检查检验、监测和评价等监管业务（图 2-3）。需要从药品监管的上市许可、审评审批、检查检验、监测评价等维度设计和编制GRP，并覆盖研发、生产、经营、使用和流通/物流等环节。

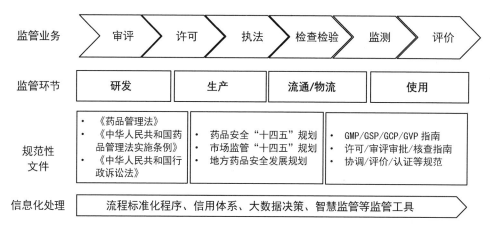

图 2-3　GRP 的监管活动分类示意图

依据 WHO 发布的《医药产品监管质量管理规范》和《医药产品监管互信质量管理规范》，GRP 元素可包括但不限于（WHO，2020；WHO，2011）：

（1）确定组织的使命、愿景和职能；

（2）确保组织对政府、受监管对象和公众负责的机制；

（3）评估目标实现情况的可能性；

（4）确保结果对申请人、专家和公众透明的机制；

（5）承诺公平；

（6）出具使公众能够作出决定的论点；

（7）合理评估期限（不损害质量、安全和可靠性）；

（8）加快审查罕见病治疗药物和具有公共卫生价值的药品；

（9）上诉和投诉的规定；

（10）监管人员合格且有资格、有必要的设备，公平和透明的机制，诚信正直；

（11）存在人力资源发展计划；

（12）获得适当的知识和技术；

（13）向公民提供准确和适当的药品信息；

（14）确保质量的操作程序机制。

2.4 药品监管质量管理规范（GRP）体系流程与标准

2.4.1 GRP 体系标准和流程建设内容

GRP 体系标准和流程建设内容，一是对当前药品监管业务流程的优化，二是针对政府监管行为的合规管理。GRP 体系流程主要包括国家层面的注册上市、省级层面的生产许可、市县层面的经营许可，即围绕研发、生产和经营环节，并实施监督性抽检、质量体系检查和药物警戒监测等（图 2-4）。政府规模的大小通常用两个指标来描述，一是政府控制的财政支出，二是政府的人员规模（周黎安，2017）。

加快 GRP 体系标准和流程建设，以推进药品审评、检验检测、核查、监测、评价等政府监管行为合规，减少监管部门行政执法随意性，用清晰明确的药品监管的体系流程和管理标准构建政府和企业之间的风险沟通渠道。同时，推进 GRP 体系标准和流程建设，体现了药品全生命周期管理。以上市前、上市后为分段的传统监管模式，已越来越不适用于与时俱进的产品发展和人民需求（肇晖，2020）。2022 年 12 月，国家药品监管部门发布《药品上市许可持有人落实药品质量安全主体责任监督管理规定》，提出整合 GLP、GCP、GMP、GSP 和 GVP 的药品质量管理体系，依法对药品研制、生产、经营、使用全过程中药品的安全性、有效性、质量可控性负责。在国家药品监管部门技术支撑机构发布的药品技术指导原则合规管理方面,《国家药监局综合司关于印发药品技术指导原则发布程序的通知》(药监综药管〔2020〕9 号)提出对药品审评审批、药品安全评价、药品检验检测的药品监管质量体系进行系统内合规管理。

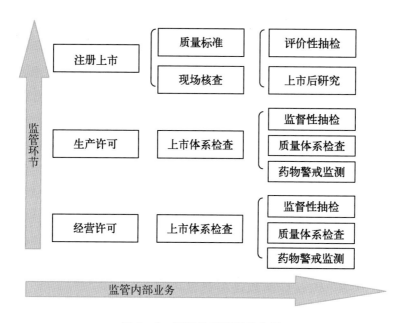

图 2-4 GRP 体系流程的分析

2.4.2 基于风险管理的 GRP 体系流程

2022 年 4 月,《中共中央 国务院关于加快建设全国统一大市场的意见》明确"加强全供应链、全产业链、产品全生命周期管理"。因而,对基于风险管理的 GRP 体系流程的分析需要系统思维方法,一方面是对标国际互认协议,另一方面是扎根于中国实践并贯彻落实国家改革发展的政策目标。药品监管工作程序,包括现场核查、检验检测、药物警戒监测、案件调查取证等,必须严格按照法定流程与要求进行,以药品全生命周期监管、风险管理为基线,确保药品监管工作程序合法合规。从企业端的质量体系规范 GxP(GLP、GCP、GMP)来看,风险管理维度以 GVP 为特征,表现为 MAH 承担主体责任的管理体系维度,而从政府 GRP 来看,药品"安全、有效、质量可控"则是国家监管体系的一个重要维度。因而,可采用多种系统工程方法来认识基于风险管理的 GRP 体系流程(孙东川 等,2019)。一是可采用"硬件、软件、斡件"(WSR)系统工程方法论，认识药品监管流程中的产品、企业、规范和协调等知识。其中，硬件包括产品、人、机构，软件包括产品标准、体系规范等，斡件包括跨区域、跨层级、国际互认协议等。系统优化方法是先对斡件进行规制标准化处理并使其进入软件，再通过数据要素实现硬件和软件的优化重构。二是可采用霍尔（Hall）三维结构系统分析方法，用于基于风险管理的 GRP 体系流程的分析。三个基本维度包括：（1）监管职能/专业维，可视作 GRP；（2）产品全过程/时间维，视作 GxP；（3）药物警戒体系/逻辑维，看成是 GVP（图 2-5）。例如，《药品检查管理办法（试行）》确立"上市药品的生产、经营、使用环节实施的检查、调查、取证、处置等""安全、有效和质量可控"三个维度的监管方式。

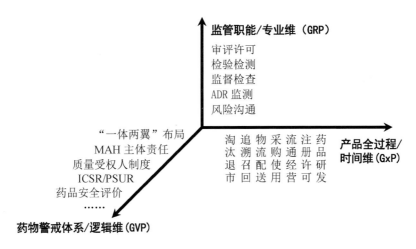

图 2-5　基于风险管理的 GRP 体系流程的霍尔三维结构示意图

2.4.3　GRP 规范/标准编制的要点分析

我国药品监管部门所采用的国际组织（WHO、ICH、PIC/S）互认协议及借鉴国外政府的指南/标准，其逻辑是发起国的制度背景，即欧美国家的药品监管质量体系规范和技术性贸易壁垒。因此，我国药品监管部门在编制 GRP 规范/标准时，不仅要考虑产业高质量发展、治理体系和治理能力现代化、国际互认协议，更要基于监管体制机制和基本国情，同时也要转变当前规范性文件和指南编制的"大跃进"工作方式。我国 GRP 建设是多目标决策体系，包括 GRP 投入变量、产出变量和建设约束条件，以及决策考核机制（表 2-4），基于 GRP 体系指标获取和分析，进行我国 GRP 框架制度设置效果的综合评价。

表 2-4　GRP 规范/标准编制综合评价的相关指标

GRP 投入变量	GRP 产出变量	GRP 建设约束条件	GRP 编制评价指标
● ICH、PIC/S 通用技术规范 ● IPRP/ICMRA 监管机构沟通协调 ● 国内部委之间联席会议制度 ● 区域一体化发展规划	● "放管服"和优化营商环境 ● 药品质量（安全、有效、质量可控） ● 优化监管资源配置 ● 消除药品贸易壁垒	● 按品种、按环节的体系设置 ● 按组织层级的协调机制 ● 追溯管理和药物警戒 ● 技术、数据和流程的现代化	● 对中医药产业的适应性评估 ● 药品监管资源配置评估 ● 产业数字化转型评估 ● 医药产业影响作用

　　GRP 规范/标准编制应对标国际规则，首先是与 ISO、WHO 等国际组织的互认协议相衔接，并根据国情进行相应的实施。对产品、过程或服务等标准化对象进行标准化，典型的做法之一是在标准中规定这些标准化对象需要满足的要求。根据《标准编写规则　第 11 部分：管理体系标准》（GB/T 20001.11—2022）规定的要素进行编写，包括范围、术语和定义、组织环境、领导作用、策划、支持、运行、绩效评价和改进等内容，适用于起草管理体系标准需要遵守的总体原则和相关规则。基于 ISO 9001：2015（GB/T 19001—2016）管理体系标准的主要工作流程，包括质量方针和目标的制定、职责分工、文档管理、风险管理、监测和测量、数据分析、改进等。如果将 ISO 9001：2015 和 GRP、GBT 等知识管理内容融入药品监管体系流程和标准化工作，那么将有效提升我国 GRP 体系标准和流程的科学性、一致性。

　　我国地方监管部门（审评核查中心）在 2021 年之前进行体系认证时，主要采用 ISO 9001：2015（GB/T 19001—2016）质量管理体系。目前，地方监管部门已开展疫苗国家监管体系评估，更加注重药品监管工作的国际互认协议。国家药品监管部门发布了《国家药监局综合司关于印发药品技术指导原则发布程序的通知》（药监综药管〔2020〕9 号）和《药品标准管理办法》（2023 年第 86 号），旨在推动我国 GRP 体系标准建设的进程。因此，结合《质量管理体系 GB/T 19001—2016 应用指南》（GB/T 19002—2018）和《合规管理体系　合规管理体要求及使用指南》（GB/T 35770—2022）等国家标准，以及数字化转型的数据、技术、业务流程和组织结构四个关键要素（王广平 等，2023），并依据监管体系"十四五"规划和 WHO 七类监管活动，可以分别构建和编制 GRP 体系规范的流程与标准。

　　（1）质量体系（ISO）：范围、术语和定义、组织环境、领导作用、策划、支持、运行、绩效评价、改进。

（2）监管体系：风险防控、应急管理、法规标准、技术支撑、智慧监管、社会共治、人才队伍。

（3）数字化转型：数据、技术、业务流程、组织结构。

（4）监管活动（WHO）：临床试验监督、注册和上市许可、警戒、市场监督和控制、机构许可、监管检查、实验室检测。

2.5　本　章　小　结

基于国际 GRP 建设的实践经验和国家法律政策制度框架，将"监管一致性""监管合规性"和"良好监管实践"等议题纳入国际药品治理的制度性要求进一步凸显。因此，建立健全 GRP 是推动国家、地方药品安全监管体系和监管能力现代化的有效制度安排。GRP 的实施将加强对公共权力的自我约束，并与 GCP、GMP、GSP、GVP 等制度框架并行，从而提升我国药品监管业务流程的规范化和标准化水平。

GRP 是 WHO 评估成员国国家监管体系的有效方法和工具。GRP 体系的建设内容包括建设原则、建设维度、建设框架、体系流程和体系标准等多个方面。目前，国内对 GRP 的研究尚处于起步阶段，需要重点从总体目标和本质、输入组成和输出形式、活动分类、体系设置等角度出发，尽快构建适合我国药品安全形势和监管资源等实际情况的 GRP 建设原则、流程和标准，确保药品监管行为依法、规范、有效地执行。

参 考 文 献

［1］WHO. Good regulatory practices for regulatory oversight of medical products ［R］. Geneva：World Health Organization，2020.

［2］毛振宾，张雷. 国外药品监管科学技术支撑体系研究及思考［J］. 中国药事，2020，34（9）：993-1000.

［3］王广平，胡骏，王颖，等. 我国药品监管质量管理规范建设原则和框架探索［J］. 中国食品药品监管，2022（9）：16-27.

［4］胡骏. 我国药品监管质量管理规范（GRP）体系标准和流程建设研究［J］. 中国食

品药品监管，2023（9）：80－89.

［5］谢金平，邵蓉. 新修订《药品生产监督管理办法》解读：明晰各方主体责任，创新监督检查机制［J］. 中国医药工业杂志，2020，51（5）：641－645.

［6］李利. 扎实推进药品监管体系和监管能力现代化［J］. 旗帜，2020（1）：25－27.

［7］王帅，黄哲. 新形势下药品流通领域事中事后监管的对策研究［J］. 现代商业，2020（31）：29－31.

［8］张顺良. 我国药品流通领域的行政监管问题及对策建议研究［J］. 价值工程，2019，38（6）：71－73.

［9］杨静，马运瑞. 加强药品流通监管的对策探讨［J］. 中共山西省委党校学报，2019，42（1）：75－78.

［10］任锐利. 论食品药品监管执法体系中人力资源的意义及作用［J］. 商讯，2020，（35）：193－194.

［11］刘梦雨. 信用监管完善药品安全治理体系［J］. 中国信用，2020（9）：62－66.

［12］李秀梅，罗萍，杨帆，等. 当前食品药品复合质量体系的特点、难点与对策［J］. 中国药业，2018，27（24）：97－99.

［13］王广平，王颖. 我国食品药品安全精准监管实施路径研究［J］. 中国药事，2019，33（4）：355－364.

［14］秦晓岑. 监管科学推进监管体系和监管能力现代化［N］. 中国医药报，2020－11－19（2）.

［15］袁林. 关于推动互联网+药品监管的思考［J］. 中国医药工业杂志，2019，50（11）：1358－1360.

［16］陆悦，落楠，蒋红瑜，等. 数字技术"智"引医药行业创新发展［N］. 中国医药报，2020－12－17（2）.

［17］王广平，胡骏，李香玉. 药品事中事后监管机制研究［J］. 中国医药导刊，2020，22（7）：492－499.

［18］王广平，宋金奇，程婕. 食品安全监管合规性体系信息化建设路径［N］. 中国市场监管报，2021－03－18（7）.

［19］WHO. Good reliance practices in regulatory decision-making：High-level principles and recommendations［R］. Geneva：World Health Organization，2020.

［20］WHO. Marketing authorization of pharmaceutical products with special reference to multisource（generic）products：A manual for National Medicines Regulatory Authorities（NMRAs）［R］. Geneva：World Health Organization，2011.

［21］周黎安. 转型中的地方政府：官员激励与治理［M］. 2版. 上海：格致出版社，2017.

［22］肇晖. 科学监管推动药品全生命周期管理［J］. 上海医药，2020，41（13）：1－2，45.

［23］孙东川，孙凯，钟拥军. 系统工程引论［M］. 4版. 北京：清华大学出版社，2019.

［24］王广平，宋金奇，谭平. 基于工艺变更制度的医药产业数字化转型升级路径分析［J］. 应用技术学报，2023，23（1）：65－72.

第 3 章　药品行政审评改革与实践

在全球经济一体化的趋势下，药物"全球同步开发"已成为企业的重要战略选择，世界各国（地区）药品监管部门都在积极探索与之相适应的药品审评审批制度改革措施。2015 年 8 月，《国务院关于改革药品医疗器械审评审批制度的意见》（国发〔2015〕44 号）提出"提高审评审批质量"和"鼓励研究和创制新药"的政策目标；2017 年 6 月，我国药品监管部门加入人用药品技术要求国际协调理事会，成为全球第 8 个监管机构成员。现阶段，政府机构改革、药品集中采购政策与审评审批制度改革共同作用于企业的组织结构、创新进度和绩效，必将加快政府职能转变和产业组织结构调整优化进程，进一步推动医药产业高质量发展，并加快培育医药新质生产力的业态。

3.1　药品审评审批制度改革进程

3.1.1　审评审批制度变迁概述

药品审评审批制度改革的政策文件，源于中共十八届二中全会、中共十八届三中全会、党的十九大提出的"深化行政审批制度改革"等改革部署。中共十九届三中全会提出"机构编制法定化""理顺中央和地方职责关系"，从政府组织结构调整的角度提出新时代机构改革的方向。因而，药品审评审批制度改革的核心问题包括审批集权化、MAH 制度试点、创新药定义缩减、创新活动全球化等几方面（王广平 等，2019）。原国家食品药品监督管理总局明确了"产品上市审批以国家为主、生产企业监管以省为主、销售企业监管以市县为主"的药品监管顶层设计模式，这一模式影响了医药产业组织结构调整的路径和方式。另外，MAH 制度试点是药品审评审批制度改革的一项重要内容，既有利于药品研发机构和科研人员积极创制新药，又有利于产业组织结构调整和资源优化配置，转变产业组织分类规则，促进专业化分工，提高产业集中度。在药品审评审批制度体系中，药品上市注册的法律法规是整个体系的核心。我国现代药品监管的法规体系始于 1978 年 7 月国家颁布的《药政管理条例》，在经历了多次机构改革之后，药品审评审批制度逐步从地方分散监管转变为集权化的审评审批机制。2015 年 8 月，《国务院关于改革药品医疗器械审评审批制度的意见》明确"提高药品审批标准""推进仿制药质量一致性评价""加快创新药审评审批"等改革任务。新药的定义由"未曾在中国境内上市销售的药品"调整为"未在中国境内外上市销售的药品"，以鼓励新药创制，严格审评审批，提高药品质量，促进产业升级。化学新药外延的缩小，将倒逼企业在新药创制活动中更加注重原创性，促进医药产业组织分类分化，加快医药行业转型升级。2020 年 1 月，《药品注册管理办法》（国家市场监督管理总局令第 27 号）明确"分类注册管理"原则，以及"化学药注册按照化学药创新药、化学药改良型新药、仿制药等进行分类""生物制品注册按照生物制品创新药、生物制品改良型新药、已上市生物制品（含生物类似药）等进行分类""中药注册按照中药创新药、中药改良型新药、古代经典名方中药复方制剂、同名同方药等进行分类"等（表 3 - 1）。

表 3 - 1　药品注册分类

药品类型		备注或分类
化学药品	境内外均未上市的创新药	含有新的结构明确的、具有药理作用的化合物，且具有临床价值的药品
	境内外均未上市的改良型新药	在已知活性成分的基础上，对其结构、剂型、处方工艺、给药途径、适应证等进行优化，且具有明显临床优势的药品
	境内申请人仿制境外上市但境内未上市原研药品的药品	该类药品应与参比制剂的质量和疗效一致
	境内申请人仿制已在境内上市原研药品的药品	该类药品应与参比制剂的质量和疗效一致
	境外上市的药品，申请在境内上市	

续　表

药 品 类 型		备 注 或 分 类
生物制品	预防用生物制品	创新型疫苗：境内外均未上市的疫苗
		改良型疫苗：对境内或境外已上市疫苗产品进行改良，使新产品的安全性、有效性、质量可控性有改进，且具有明显优势的疫苗
		境内或境外已上市的疫苗
	治疗用生物制品	创新型生物制品
		改良型生物制品
		境内或境外已上市的生物制品
	按生物制品管理的体外诊断试剂	创新型体外诊断试剂
		境内外已上市的体外诊断试剂
中药	中药创新药	处方未在国家药品标准、药品注册标准及国家中医药主管部门发布的《古代经典名方目录》中收载，具有临床价值，且未在境外上市的中药新处方制剂
	中药改良型新药	改变已上市中药的给药途径、剂型，且具有临床应用优势和特点，或增加功能主治等的制剂
	古代经典名方中药复方制剂	来源于古代经典名方的中药复方制剂。古代经典名方是指符合《中华人民共和国中医药法》规定的，至今仍广泛应用、疗效确切、具有明显特色与优势的古代中医典籍所记载的方剂
	同名同方药	通用名称、处方、剂型、功能主治、用法及日用饮片量与已上市中药相同，且在安全性、有效性、质量可控性方面不低于该已上市中药的制剂

备注：原研药品是指境内外首个获准上市，且具有完整和充分的安全性、有效性数据作为上市依据的药品。

　　我国药品审评审批制度建设最早来自 2003 年 8 月发布的《药物非临床研究质量管理规范》（国家食品药品监督管理局令第 2 号）、《药物临床试验质量管理规范》（国家食品药品监督管理局令第 3 号）和 2004 年 2 月发布的《药物临床试验机构资格认定办法（试行）》（国食药监安〔2004〕44 号）。从 2015 年 7 月开始，国家药品监管部门针对药品上市许可，开展了近两年的药物临床试验数据核查的专项整治行动（图 3-1），基本肃清了审评审批环节中的企业研发数据不真实和其他申报诚信问题。2015 年以来的我国药品审评审批制度改革进程，直接影响着医药创新环节的研发组织形式、研发资源配置等的结构性转变，尤其是临床试验相关的合同研究组织（CRO）、生产阶段的合同生产组织（CMO）、研发阶段的数据服务组织等，这些组织形式表现得异常活跃。据《中国高技术产业统计年鉴》的数据显示，虽然 2015—2017 年我国药品审评审批制度变革力度较大，但是 2011—2022 年开展科学研究与试验发展（R&D）活动的医药制造企业数量仍保持平稳增长，2018 年医药制造业研发机构数量略有下降（表 3 - 2）。2022 年，在化学药品制造、中成药生产和生物药品制造领域，开展 R&D 活动的企业数量分别为 1 847 家、984 家和 798 家。

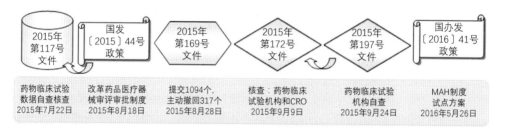

图 3 - 1　2015—2016 年我国药品审评审批制度改革与数据核查专项行动

表 3 - 2　2011—2022 年我国医药制造业研发（R&D）情况

年　份	研发机构数量/个	R&D 人员折合全时当量/人年	R&D 经费内部支出/万元
2011	1 856	93 467	2 112 462
2012	2 591	106 684	2 833 055
2013	2 529	123 200	3 476 553
2014	2 572	133 902	3 903 161
2015	2 781	128 589	4 414 576
2016	3 043	130 570	4 884 712
2017	3 318	121 517	5 341 769
2018	3 183	125 920	5 808 857
2019	3 410	122 720	6 095 605
2020	3 756	134 291	7 845 971
2021	4 059	154 596	9 424 368
2022	4 581	175 288	10 488 868

备注：2017 年的数据缺失，采用算术平均值法计算所得。资料来源：国家统计局，《中国高技术产业统计年鉴》。

在全球经济一体化趋势下，药物"全球同步开发"已经成为一个战略选择，全球各国家、地区药品监管部门都在积极探索与之相适应的药品审评审批制度改革措施。美国《FDA 安全与创新法案》提出"突破性疗法"的新药上市绿色通道，以及《21 世纪治愈法案》提出"真实世界的数据和真实世界的证据"等制度安排，带动了全球药品审评审批制度变迁。我国药品监管部门积极推动药品审评审批制度改革，于 2017 年 6 月成为 ICH 正式成员。EMA、美国 FDA、日本药品和医疗器械管理局（PMDA）等 ICH 成员都对临床试验申请采取渐进式审评审批模式，进行"备案审评"或"快速审批"；中国国家药品监督管理局（NMPA）作为 ICH 成员，调整药品审评审批制度以适应 ICH 国际规则。2017 年 10 月，《关于深化审评审批制度改革鼓励药品医疗器械创新的意见》提出"改革临床试验管理""加强药品医疗器械全生命周期管理"等改革深化目标任务。当前，我国加快药品上市注册程序，包括突破性治疗药物程序、附条件批准程序、优先审评审批程序、特别审批程序等四条"快速通道"，加强与申请人的沟通互动，加速药品研发上市。[①] 2024 年 2 月，国家药品监管部门发布《优化药品补充申请审评审批程序改革试点工作方案》，通过优化药品补充申请审评审批程序，提升药品审评审批效能，支持药品生产技术迭代升级，推动医药产业高质量发展。

3.1.2 真实世界证据（RWE）

真实世界证据（real world evidence，RWE）以其良好的客观性、经济性和创新性，在支撑临床诊疗和药品监管决策方面越来越受到全球各方的关注。真实世界证据是指现实世界的客观数据，反映现实世界的真实状况。真实世界证据的真实性和完整性是开展高质量真实世界研究的基础。在《21 世纪治愈法案》中，美国 FDA 把真实世界证据定义为从随机对照试验以外的其他来源获取的关于用药方式、药物潜在收益或者安全性方面的数据（Schwartz J L，2017）。2021 年 3 月，日本 PMDA 发布基于患者注册表的临床试验指南——《PMDA 的实践：真实世界数据的运用》。国家卫生健康委员会会同相关部门先后印发《"十四五"全民健康信息化规划》《全国医疗卫生机构信息互通共享三年攻坚行动方案

---

① 国家药品监督管理局．2023 年度药品审评报告［EB/OL］．（2024 - 02 - 04）［2024 - 04 - 16］．https：//www.nmpa.gov.cn/xxgk/fgwj/gzwj/gzwjyp/20240204154334141.html．

（2023—2025 年）》等文件，激发数据要素价值，规范数据安全管理，促进数据流通共享，鼓励和推动医疗数据规范应用。

国家药品监督管理局于 2019 年 9 月会同海南省人民政府印发《海南博鳌乐城国际医疗旅游先行区临床真实世界数据应用试点工作实施方案》，探索真实世界数据应用于药品全生命周期质量安全评价。自 2019 年以来，国家药品监督管理局先后印发《真实世界证据支持药物研发与审评的指导原则（试行）》《真实世界数据用于医疗器械临床评价技术指导原则（试行）》等 11 项真实世界相关指导原则（表 3－3），内容涵盖了真实世界数据采集、质量控制、研究设计、证据应用等方面，明确了真实世界数据应用的基本方法、路径和要求，细化了真实世界数据应用的规则。2019 年 10 月，《中共中央　国务院关于促进中医药传承创新发展的意见》提出"构建中医药理论、人用经验和临床试验相结合的中药注册审评证据体系"（"三结合"审评证据体系）的要求。2022 年 4 月，《基于"三结合"注册审评证据体系下的沟通交流指导原则（试行）》（2022 年第 24号）确立在中药产品上市审评审批体系中引入中医药理论、人用经验、临床试验"三结合"审评证据体系。2023 年 2 月，国家药品监管部门发布《中药注册管理专门规定》，明确"古代经典名方中药复方制剂采用以专家意见为主的审评模式""由国医大师、院士、全国名中医为主的古代经典名方中药复方制剂专家审评委员会对该类制剂进行技术审评"。古代经典名方中药复方制剂的上市审评方式注重人用经验证据，充分体现了中药产品上市审评中的 RWE 及其临床价值。

表 3－3　真实世界证据相关政策和规范性文件

时　　间	政策/规范性文件名称	主　要　内　容
2020 年 1 月（NMPA）	《真实世界证据支持药物研发与审评的指导原则（试行）》（2020 年第 1 号）	RWE 支持药物监管决策；真实世界研究的基本设计；RWE 的评价；对真实世界研究支持药品注册规范
2020 年 8 月（CDE）	《真实世界研究支持儿童药物研发与审评的技术指导原则（试行）》（2020 年第 22 号）	真实世界研究支持儿童药物研发的常见情形及关键点
2020 年 11 月（NMPA）	《真实世界数据用于医疗器械临床评价技术指导原则（试行）》（2020 年第 77 号）	真实世界数据用于医疗器械临床评价路径的具体要求

续　表

时　　间	政策/规范性文件名称	主　要　内　容
2021 年 4 月（CDE）	《用于产生真实世界证据的真实世界数据指导原则（试行）》（2021 年第 27 号）	真实世界数据适用性评价；真实世界数据治理；真实世界数据的合规性、安全性与质量管理体系
2022 年 4 月（CDE）	《基于人用经验的中药复方制剂新药临床研发指导原则（试行）》（2022 年第 24 号）	基于人用经验的中药复方制剂新药临床研发策略及临床研究评价。人用经验包含中药处方/制剂在临床用药过程中积累的对其适用人群、用药剂量、疗效特点和临床获益等真实世界数据的认识和总结
2022 年 4 月（CDE）	《基于"三结合"注册审评证据体系下的沟通交流指导原则（试行）》（2022 年第 24 号）	"三结合"审评证据体系下中药新药沟通交流的关注点及需要关注的其他问题。包括适用人群、用药剂量、疗效特点和临床获益等真实世界数据
2023 年 2 月（CDE）	《真实世界证据支持药物注册申请的沟通交流指导原则（试行）》（2023 年第 6 号）	针对申请人与审评机构开展真实世界证据支持注册申请的沟通交流给出具体要求和指导性建议

3.1.3　医药产品质量标准体系

我国药品标准管理模式经历了几次制度变迁。1978 年 7 月，《药政管理条例》将药品标准分为国家标准（《中华人民共和国药典》）、卫生部标准和地方标准；1985 年实施的《药品管理法》将药品标准分为国家药品标准和省级药品标准；2002 年实施的《药品管理法》将药品标准归为一类，即国家药品标准，仅中药材仍保留地方标准；2007 年 7 月，《药品注册管理办法》取消了药品试行标准；2019 年新修订的《药品管理法》明确国家药品监管部门颁布的《中华人民共和国药典》和药品标准为国家药品标准；2023 年 7 月，国家药品监督管理局发布《药品标准管理办法》，明确我国药品标准包括国家药品标准、药品注册标准和省级中药标准，并确立国家药品监管部门、国家药典委员会、药品检验机构、药品审评机构及省级药品标准管理机构的职责。

在国家质量标准规划发展政策方面，2021 年 10 月，中共中央、国务院印发《国家标准化发展纲要》，明确"到 2025 年，实现标准供给由政府主导向政府与市场并重转变"。2023 年 2 月，中共中央、国务院印发《质量强国建设纲要》，提出"积极对接国际先进技术、规则、标准，全方位建设质量强国"总体要求。《"十四五"国家药品安全及促进高质量发展规划》提出"支持产业升级发展"主要任务。2023年7月，国家药品监督管理局印发《药品标准管理办法》，明确"保障药品安全、有效和质量可控"并保证药品质量，实行"政府主导、企业主体、社会参与"工作机制。国家药品监管部门通过开展药品标准的国际交流与合作，加强药品标准的国际协调，致力于建立严谨、科学的药品质量标准体系。

2019年新修订的《药品管理法》第二十八条规定："药品应当符合国家药品标准。经国务院药品监督管理部门核准的药品质量标准高于国家药品标准的，按照经核准的药品质量标准执行；没有国家药品标准的，应当符合经核准的药品质量标准。""国务院药品监督管理部门会同国务院卫生健康主管部门组织药典委员会，负责国家药品标准的制定和修订。"药品标准是指根据药物自身的理化与生物学特性，按照来源、处方、制法和运输、贮藏等条件所制定的、用以评估药品质量在有效期内是否达到药用要求，并衡量其质量是否均一稳定的技术要求。药品标准包括国家药品标准、药品注册标准和省级中药标准。国家药品监管部门颁布的《中华人民共和国药典》和药品标准为国家药品标准；经药品注册申请人提出，由国家药品监管部门药品审评中心核定，国家药品监管部门在批准药品上市许可、补充申请时发给药品上市许可持有人的经核准的质量标准为药品注册标准；省级中药标准包括省级药品监管部门制定的国家药品标准没有规定的中药材标准、中药饮片炮制规范和中药配方颗粒标准。

3.2　药品生产经营行政审批

3.2.1　药品生产行政审批

药品生产许可是药品监督管理部门根据《药品管理法》和《药品生产监督管理办法》等法律法规，对药品生产活动实施监督管理的一种行政手段。依据2018年9月中央机构编制委员会办公室公布的《国家药品监督管理局职能配置、内设机构和人员编制规定》（"三定"方案），国家药品监督管理局负责制定生产质量管理规范并依职责监督实施，以及制定经营、使用质量管理规范并指导实施。省级药品监督管理部门负责本行政区域内的药品生产许可工作，包括受理、审查、批准、颁发《药品生产许可证》；对本行政区域内的药品生产活动进行监督检查，确保药品生产全过程持续符合法定要求；负责对药品上市许可持有人委托生产制剂的监管，包括审查委托协议和质量协议，以及对受托生产企业的现场检查。2021 年 5 月，国家药品监管部门印发《药品检查管理办法（试行）》，原国家食品药品监督管理局于 2011 年 8 月发布的《药品生产质量管理规范认证管理办法》同时废止。

国家药品监管部门负责制定生产质量管理规范并依职责监督实施，省级药品监管部门负责药品生产环节的《药品生产许可证》审查与批准。《药品生产监督管理办法》（2020 年 1 月，国家市场监督管理总局令第 28 号）明确"省、自治区、直辖市药品监督管理部门负责本行政区域内的药品生产监督管理，承担药品生产环节的许可、检查和处罚等工作"，以及国家药品监督管理局食品药品审核查验中心"承担境外检查以及组织疫苗巡查等"。

从事药品生产，应当符合以下条件：

（1）有依法经过资格认定的药学技术人员、工程技术人员及相应的技术工人，法定代表人、企业负责人、生产管理负责人、质量管理负责人、质量受权人及其他相关人员符合《药品管理法》《疫苗管理法》规定的条件；

（2）有与药品生产相适应的厂房、设施、设备和卫生环境；

（3）有能对所生产药品进行质量管理和质量检验的机构、人员；

（4）有能对所生产药品进行质量管理和质量检验的必要的仪器设备；

（5）有保证药品质量的规章制度，并符合药品生产质量管理规范要求。

3.2.2　药品经营行政审批

药品经营环节监督管理的职权划分：国家药品监管部门负责制定经营、使用质量管理规范并指导实施，省级药品监管部门负责药品批发企业、药品零售连锁总部的许可、检查和处罚，市县级药品监管部门负责药品零售企业的许可、检查和处罚。

《药品经营和使用质量监督管理办法》（2023 年 9 月，国家市场监督管理总局令第 84 号）明确国家药品监管部门、省级药品监管部门及地方市场监管部门在药品经营和使用环节的监管事权，做到权责清晰，确保药品经营和使用质量监督管理工作落到实处。主要包括：一是国家药品监督管理局主管全国药品经营和使用质量监督管理工作，并按照有关规定加强对市场监管综合执法队伍的指导；

二是省级药品监督管理部门负责本行政区域内药品经营和使用质量监督管理，包括药品批发企业、药品零售连锁总部的许可、检查和处罚，以及药品上市许可持有人销售行为的检查和处罚；三是市县级药品监督管理部门负责本行政区域内药品经营和使用质量监督管理，包括药品零售企业的许可、检查和处罚，以及药品使用环节质量的检查和处罚。

原国家食品药品监督管理总局于 2016 年 12 月修订并印发了《关于修订印发〈药品经营质量管理规范现场检查指导原则〉有关事宜的通知》（食药监药化监〔2016〕160 号）。

2021 年 5 月，国家药品监管部门印发《药品检查管理办法（试行）》，原国家食品药品监督管理局于 2003 年 4 月发布的《药品经营质量管理规范认证管理办法》同时废止。

2023 年 9 月，《药品经营和使用质量监督管理办法》（国家市场监督管理总局令第 84 号）发布，2004 年 2 月 4 日原国家食品药品监督管理局令第 6 号公布的《药品经营许可证管理办法》和 2007 年 1 月 31 日原国家食品药品监督管理局令第 26 号公布的《药品流通监督管理办法》同时废止。

3.3 药品进口管理

药品进口管理规制不仅是药品监管部门的职责，更是国际互认协议以及跨部门、跨区域、跨品种、跨领域协调合作的体现。首先，2017 年 6 月，我国加入人用药品技术要求国际协调理事会，这加快了境外新药进入中国市场的速度；2021 年 9 月，我国启动药品检查合作计划，并于 2023 年 9 月提交正式申请材料，旨在推动医药产业转型升级，并针对药品进口管理的国际互认协议进行协调合作。其次，药品进口管理职能主要归口于药品监管部门和海关两大部门，省际的报关、检验和通关等，涉及跨部门和跨区域的协调合作。最后，由于进口药品及其原辅料的分类不同，涉及药品监管部门和海关的产品分类编码的问题，需要跨品种和跨领域的部门协调机制。因此，实施药品进口管理规制的制度变迁方案，不仅体现了药品进口管理的国际互认协议，还体现了跨部门、跨区域、跨品种、跨领域的协调合作（尹志文 等，2004；涂敏，1999；罗小萍，2004；张婷 等，2004）。

3.3.1　我国药品进口管理政策的法律背景

为了满足国内用药需求，填补市场空白，以及弥补临床应用的不足，我国已颁布一系列的法律法规来规范进口药品管理。例如，1984 年 9 月颁布的《药品管理法》对进口药品审批检验等作出相应规定；1990 年 11 月，卫生部颁布《进口药品管理办法》，明确国家对进口药品实行注册制度；1999 年 4 月，国家药品监督管理局颁布新的《进口药品管理办法》，以加强进口药品的监督管理；2002 年 10 月，为适应中国加入世界贸易组织后药品出口的新形势和新修订的《药品管理法》，国家药品监督管理局颁布《药品注册管理办法（试行）》；2003 年 8 月，国家食品药品监督管理总局和海关总署联合颁布《药品进口管理办法》，以规范药品进口备案、报关和口岸检验工作；2012 年 8 月，卫生部和海关总署公布对原有的《药品进口管理办法》所作出的修改；2017 年 6 月，我国加入人用药品技术要求国际协调理事会，为推动与国际通行规则接轨，相关部门发布了一系列药品技术指导原则；2019 年新修订的《药品管理法》重新对进口药品审批检验等作出相应规定；2020 年 1 月，国家市场监督管理总局颁布《药品注册管理办法》，对境外生产药品的注册申请作出相应规定。近年来，国家药品监督管理局不断加大对进口药品的管理力度①，我国进口药品管理工作进入新的发展阶段。

自 2015 年以来，国家药品监管部门以转变政府职能为核心，不断深化"放管服"改革，创新监管方式，优化政务环境，提升治理效能，促进医药产业高质量发展，满足人民群众对高质量药品的期待。2019 年新修订的《药品管理法》和 2020 年颁布的《药品注册管理办法》，分别用法律、规章的形式固化了药品治理改革与创新的总体思路和制度框架，对相关制度建设进行了进一步的规范，如追溯管理制度、药品记录与数据管理制度、药品监管质量管理规范和药物警戒制度等。

2020 年 6 月，国家药品监督管理局依照《药品管理法》《疫苗管理法》及相关法律法规，发布《药品记录与数据管理要求（试行）》，对药品研制、生产、经营、使用活动的记录与数据管理提出原则性要求，更好地保证了药品全生命周

---

① 孙凯. 疫情下药品进口法律法规简析 ［EB/OL］.（2020 - 02 - 20）［2021 - 01 - 15］. https://mp. weixin. qq. com/s/X16Az40x9QjYv3V2KyEHFQ.

期全过程信息真实、准确、完整和可追溯。

依据《国家药品监督管理局职能配置、内设机构和人员编制规定》相关机构改革方案（"三定方案"）①，国家药品监管部门承担药品监管质量管理规范的制度建设职责，包括标准管理和注册管理。基于当前我国药品监管体系的组织结构、资源配置和制度建设等现实情况，建立健全药品监管质量管理规范，完善和优化药品进口管理制度，是推进国家和地方药品安全监管体系和监管能力现代化的有效制度安排。

3.3.2 中美药品进口管理办法的对比分析

在我国国情的基础上，有选择性地借鉴国外的制度优势，并完善我国的药品进口管理制度，以确保进口药品的安全、有效和质量可控。

1. 美国进出口相关法规及管理机构

《联邦食品、药品和化妆品法案》（FD&C 法案）第 801 条授权 FDA 对进入美国境内的食品、药品、化妆品、医疗器械和烟草产品进行检查，并规定 FDA 监管产品的进出口要求。FD&C 法案第 536 条授权 FDA 拒绝不符合 FD&C 法案第 534（h）条要求的辐射产品。美国海关和边境保护局（CBP）根据 19 CFR 151.4 的规定，授权 FDA 对立即交货放行的入境货物进行检查或取样（郭晓丹等，2010）。

美国国土安全部下属机构 CBP 负责管理与进出口和关税征收有关的法律，而 FDA 负责确定进口的物品是否符合或违反 FDA 所实施的法案，其中包括确定违规物品是否符合适当的法规和/或条例，并授权修正以使物品符合规定。为了履行各自的责任，CBP 和 FDA 必须密切合作。例如：拒绝进口、随后再出口或销毁被发现违反 FDA 实施的 FD&C 法案或其他法案的商品，通常是在 CBP 的指导下进行的，但需由 FDA 而不是 CBP 实施行政销毁的药物除外，而在一些港口，根据当地 FDA/CBP 协议，FDA 可能会对违规商品的销毁进行实际监督；根据 FDA 的人员安排，由 FDA 或 CBP 对修正计划进行监督，在相当靠近 FDA 办公室的港口，这种监督通常由 FDA 实施，而在偏远港口，这种监督通常由 CBP 实施。

---

① 中国机构编制网. 国家药品监督管理局职能配置、内设机构和人员编制规定［EB/OL］.（2018 – 09 – 10）［2020 – 07 – 16］. http：// www. gov. cn/zhengce/2018-09/10/content_ 5320814. htm.

2. 中美药品进口程序的比较

在我国，进口药品时必须取得经 NMPA 确认后所核发的《进口药品注册证》或《医药产品注册证》。药品必须从允许药品进口的口岸进口，由进口药品的企业向口岸所在地药品监管部门备案，并由口岸所在地药品监管部门出具《进口药品通关单》。进口药品的企业持通关单向海关申报，海关凭通关单放行。同时，口岸所在地药品监管部门应通知药品检验机构对进口药品进行抽样检验，并按规定收取检验费。

FD&C 法案禁止未经 FDA 批准的药品在州际流通和销售。所有在 FDA 管辖范围内的商品，如食品、药品、生物制品、医疗器械、放射性电子产品等，进入美国境内时不但必须接受海关的检查，还必须经过 FDA 的检查。同时，FD&C 法案要求所有进入美国境内的药品必须符合本地药品生产的同等标准。如发现任何违反 FDA 法规、政策的产品，海关将会拒绝其入境，若产品已被 FDA 和海关扣押，则该批物品有可能被运出或销毁，此种拒绝入境的行为纯属行政管理手段，因此不需要美国法院系统的禁令。所以，当产品进入美国境内时，应尽量提供充分的资料证明该批物品遵从 FDA 的法规和政策，以使产品快速入境。

随着 FDA 进口项目的增加，FDA 处理文件的过程变得越来越复杂。因此，FDA 自 1996 年起要求所有进口商申报电子文件。与此同时，为有效处理这些电子申报文件，FDA 建立了一套新的管理系统，即进口支持操作和管理系统（OASIS）。该系统相当于全国范围内的数据库，由 FDA 进口操作部门控制和管理。海关建立了电子入关系统，以对每年超过 2500 万的商业进口物品进行入关处理。该系统为自动商业系统（ACS），所有入关的电子申报文件必须通过此系统。一些电子系统的应用大大提高了产品进口审查的速度，提高了进口报关验放的效率。

所有进入美国境内的药品都必须获得 FDA 的批准，并附有正确的标签。FDA 对药品制剂的批准是针对具体制造商的具体产品的，并附带对该产品的特殊条件或要求，如该产品的固定生产地点、配方、原料药来源、加工方法、生产控制、包装及外观等。因此，所有药品必须按照 FDA 的药品审批和登记法规进行审查。如果进口物品是大容量的原料药，FDA 地区办公室将确定该药品是否在 FDA 批准的原料药来源范围内。如果进口物品是药品制剂，FDA 地区办公室将验证该药品是否为 FDA 批准可以在美国市场上销售的药品，并检查标签是否包含必要的警示信息以及是否满足其他审查要求。

3. 中美对进口药品的有关要求的比较

当药品从我国入境时，应当向 NMPA 申请注册，NMPA 全面审查后将向国外药品生产企业发放《进口药品注册证》，而对于中国香港、澳门和台湾地区的药品生产企业，则发放《医药产品注册证》。同时，药品进口还须满足以下几个条件：（1）申请进口的药品应当是在生产国或地区获得上市许可的产品；（2）申请进口的药品未在生产国或地区获得上市许可的，经 NMPA 确认安全、有效且临床需要的，可按规定批准进口；（3）申请进口的药品应当符合我国及所在国或地区的 GMP；（4）禁止进口疗效不确切、不良反应大或其他原因危害人体健康的药品。

当药品从美国入境时，所有参与进口药品准备、合成、生产、加工、运输的外国公司都必须在 FDA 进行注册。同时，进口药品在样品检验中不得出现以下情况：（1）药品是在不卫生的条件下生产、加工和包装的；（2）除麻醉药品外，药品在其生产国或出口国是被禁止或限制销售的；（3）药品是掺假、冒牌或违反有关法律规定的。若出现上述情况，进口药品将被拒绝入境。

4. 中美对不符合规定的进口药品的处理的比较

在我国，对不符合规定的进口药品可以采取以下措施：（1）对疗效不确切、不良反应大或其他原因危害人体健康的药品，应当禁止进口；（2）NMPA 对已批准的进口药品进行再评价，根据再评价结果可以采取两种措施，一是采取责令修改药品说明书，暂停销售和使用的措施，二是对不良反应大或其他原因危害人体健康的药品，应当撤销该药品的批准证明文件，并禁止这些药品的进口、销售和使用，已经进口的，由当地药品监管部门监督销毁或处理。

在美国，申请进口的药品如果在样品检验中发现违反法律规定的情况，财政部应立即通知药品的货主或受托方拒绝进口该药品。货主或受托方在收到通知之日起 90 天内或在依据有关规定延长的合理期限内将药品从美国撤出，否则该药品将由财政部负责销毁。但是进口方可以申请对药品进行修正，以使其符合规定。货主或受托方则可以向 FDA 提交申请，要求对药品进行重新贴标签或采取其他修正措施。这样的申请应该包含详细的说明，并根据法律要求给出措施实施的时间、地点及合理的完成时间。然后 FDA 对这些申请进行审查，符合规定的，予以批准。如果药品被拒绝接受，进口方应在海关或其他授权组织的监督下将药品撤出或销毁。

FD&C 法案规定，如果药品是掺假、冒牌或违反有关法律规定的，这些药品由 FDA 按相关规定及检查结果进行处理，根据情节轻重所采取的措施有销毁、撤出、重新贴标签等。允许重新贴标签或采取其他修正措施的药品必须满足一定的要求：（1）按照有关规定，这些药品可以采取这种措施，即这种措施符合一定的法律要求；（2）这些药品的货主或受托方及时提交书面申请；（3）货主或受托方具有良好的违约赔偿承受能力；（4）该项措施的实施在 FDA 或财政部授权人（通常是海关或其他授权组织）的监督下进行；（5）由此产生的一切费用都由货主或受托方承担。

5. 美国进口信息管理系统概述

自 1996 年起，FDA 要求所有进口商申报电子文件，并为此建立了一套电子进口系统，FDA 利用它们审查和验证进口数据与信息。FDA 的信息技术系统允许 FDA 使用基于风险的方法集中资源，有助于自动化和加快进口审查过程，它主要包括以下三个系统。（1）进口贸易辅助通信系统（ITACS）。ITACS 允许进口贸易团体上传进口文档和 FDA 进口审核员要求的任何其他信息。可以使用 CBP 的入境号码，通过 ITACS 检查入境状态。此外，ITACS 允许贸易商提供所选检查线路的货物位置，并查看已抽样的线路的实验室预计完成日期。（2）入口筛选系统及其工具，包括进口入口审查系统、OASIS、基于预测风险的动态进口合规性目标评估（PREDICT）工具。进口入口审查系统和 OASIS，结合 PREDICT 工具，通过帮助 FDA 进口审核员评估申报信息，加快进口审查过程。当向 FDA 提交进口条目时，提供准确和完整的信息是至关重要的，这样可以加速作出可采性决定，对 FDA 和进口商都有利。（3）自动化商业环境/国际贸易数据系统（ACE/ITDS）。ACE/ITDS 是 CBP 新的商业数据库系统，所有入关的电子申报文件必须通过此系统。CBP 已经用 ACE/ITDS 取代 ACS。

3.3.3　进口药品监管工作的分类

进口药品监管工作有不同的分类方式，结合进口药品监管业务特点、风险分级管理和监管实践经验，可按照进口单位性质分为对研发单位、生产单位、经营单位、使用单位的监管，也可按照进口物品性质分为对药品、药材、非药用物品的监管，还可按照进口管理模式分为一般药品管理、特殊药品管理。

1. 一般药品进口监管模式

（1）商业用途药品管理

2019 年新修订的《药品管理法》第六十四条规定："药品应当从允许药品进

口的口岸进口，并由进口药品的企业向口岸所在地药品监督管理部门备案。海关凭药品监督管理部门出具的进口药品通关单办理通关手续。无进口药品通关单的，海关不得放行。""口岸所在地药品监督管理部门应当通知药品检验机构按照国务院药品监督管理部门的规定对进口药品进行抽查检验。""允许药品进口的口岸由国务院药品监督管理部门会同海关总署提出，报国务院批准。"但根据《药品进口管理办法》第五条的规定，进口药品必须由国家药品监督管理局依照法定程序，对拟上市销售药品的安全性、有效性、质量可控性等进行审查并取得其核发的《进口药品注册证》（或者《医药产品注册证》）后，方可办理进口备案和口岸检验手续。

目前对于药品进口，尽管在获得相关注册证后仅需完成备案，但这一备案过程的严格程度不亚于对实质条件的审查。根据《药品进口管理办法》第十七条的规定，备案审查内容包括但不限于：① 进口药品的有效期限是否符合相关规定；② 原产地证明所标示的实际生产地与《进口药品注册证》（或者《医药产品注册证》）规定的产地是否相符；③ 进口单位是否已取得《药品经营许可证》（生产企业是否已取得《药品生产许可证》）和《企业法人营业执照》；④ 到岸品种的包装、标签是否与我国的规定一致。

（2）研究用途一次性进口药品管理

根据原国家食品药品监督管理总局发布的《关于研制过程中所需研究用对照药品一次性进口有关事宜的公告》（2016 年第 120 号），药品研发机构或药品生产企业在研究过程中，对已在中国境外上市但境内未上市的药品，拟用于以中国境内药品注册为目的的研究中用于对照药品的制剂或原料药，或者以仿制药质量和疗效一致性评价为目的的研究中用于对照药品的化学药品制剂或原料药，可申请一次性进口。

根据国家药品监督管理局发布的《关于临床试验用生物制品参照药品一次性进口有关事宜的公告》（2018 年第 94 号），对国内已经批准注册，但药品研发机构或者生产企业无法及时从国内市场获得的、用于临床试验参照药的原研生物制品，或者国外已上市、国内尚未批准注册，但已获批开展临床试验的、用于临床试验参照药的原研生物制品，可予以一次性进口。

根据国家药品监督管理局发布的《关于生物类似药临床研究用原研参照药进口有关事宜的公告》（2019 年第 44 号），为满足国内企业对生物类似药研发工作的实际需求，对与在我国获批进口注册或临床试验的原研药品产地不一致的同一企业的原研药品作为生物类似药临床研究用参照药，予以一次性进口。

（3）药材管理

《进口药材管理办法》（2019 年 5 月，国家市场监督管理总局令第 9 号）对首次进口药材和非首次进口药材的概念作出规定：首次进口药材，是指非同一国家（地区）、非同一申请人、非同一药材基原的进口药材；列入目录的品种且从相应产地进口的药材，以及尚未列入目录，但申请人、药材基原及国家（地区）均未发生变更的，均按非首次进口药材管理。首次进口药材和非首次进口药材分类管理，在中药材进口监管中发挥了重要作用。

2. 特殊药品进口监管模式

（1）临床急需药品管理

《中华人民共和国药品管理法实施条例》（以下简称《药品管理法实施条例》）第三十六条规定："医疗机构因临床急需进口少量药品的，应当持《医疗机构执业许可证》向国务院药品监督管理部门提出申请；经批准后，方可进口。"从该规定中可以看出，只有完成相应审批，医疗机构方可进口少量临床急需药品，而这一审批权限集中在国家药品监管部门层面。根据实务操作经验，由于审批部门的级别相对较高，因而获得审批往往需要等待较长的时间，特别在突发公共卫生事件的情况下，可能会对医疗机构的临床救治造成实质性影响。

但在自 2019 年 12 月 1 日起正式施行的新《药品管理法》中，上述医疗机构进口少量临床急需药品审批难的问题得到了解决，其第六十五条明确规定："医疗机构因临床急需进口少量药品的，经国务院药品监督管理部门或者国务院授权的省、自治区、直辖市人民政府批准，可以进口。"从该规定中可以发现，审批流程并未取消，但进行审批的相关部门从国家药品监管部门调整为国家药品监管部门或其授权的下级人民政府。这种改变将大大缩短医疗机构因临床急需进口少量药品的行政流程用时，无疑将有效提高全国各医疗机构因突发公共卫生事件而进口相关境外药品的速度。

（2）柔性入境管理（柔性通关）

进口药品"一次进境、分批清关"的柔性入境管理模式，打破了以往"每发一批，都要抽样"的入境管理模式。采用国家药品监督管理局和海关联合的柔性入境管理，国家药品监督管理局直接按照比例进行抽样，对于一次大批量进口药品，只需一张检测报告，一旦检验合格，可分批出区，这样既能减少抽检次数，又能降低企业成本。药品柔性入境管理模式提高了药品医疗器械通关效率，使医药贸易企业随时随地发货成为可能。

3.3.4 药品口岸监管及检验

药品口岸监管及检验工作是保障进口药品质量的重要环节，评价口岸监管及检验能力现状，并不断改进并加强口岸监管及检验能力就显得十分重要。2021年5月发布的《国务院办公厅关于全面加强药品监管能力建设的实施意见》，强调把"提高检验检测能力"作为一项重点任务，提出"完善科学权威的药品、医疗器械和化妆品检验检测体系"。根据现行法规要求，药品必须经由国务院批准的允许药品进口的口岸进口，并且需要口岸检验的药品经检验合格后方可按批准的用途使用。在此过程中，我国进口药品监管制度呈现出多部门联合监管的特点。国家药品监管部门和海关是最为核心的监管部门，其中口岸药品监督管理局负责对进口药品的备案通关，口岸药品检验机构负责对进口药品的口岸检验。为加强进口药品通关工作的衔接，2003年12月，国家食品药品监督管理总局会同海关总署公布《进口药品目录》，并于2011年12月发布《关于调整〈进口药品目录〉有关商品名称及编号的公告》，调整为现行的《进口药品目录（2012年版）》，核验通关单并按规定办理通关手续。此外，卫生健康委员会、体育局、农业局等其他部门从不同方面承担了对进口药品的协同监管。例如，城乡建设和交通委员会与公安部负责途中监管，卫生健康委员会负责企业的生物安全实验室监管，生态环境部负责入境特殊物品在实验室消耗后的用量和医疗废弃物管理。

药品进口口岸所在地的药品监管部门负责药品进口备案工作，应配备必要的管理人员，具备完善的质量保证体系和管理制度。药品进口口岸所在地的药品检验机构负责药品口岸检验工作，主要职责包括：（1）对到岸货物实施现场核验；（2）核查出厂检验报告书和原产地证明原件；（3）按照规定进行抽样；（4）对进口药品实施口岸检验；（5）对有异议的检验结果进行复验。从1999年开始，进口药品逐批检验（"批批检"）制度已经实施20多年。2018年4月发布的《国家药品监督管理局关于进口化学药品通关检验有关事项的公告》，对非首次进口化学药品改为凭企业检验结果通关，不再逐批强制检验。药品口岸监管及检验能力是由多种因素综合作用而成的，既有人员能力上的因素，也有管理制度和资源保障上的因素，受人员配置、合作意识及积极性等多方面因素的影响，而且要全面地评估口岸监管及检验机构对进口药品进行把关和服务的现状。

随着国际贸易的不断发展，现行的通关程序办理时限和流程难以满足进出口企业的通关需求，需要提高通关效率和降低通关成本，真正发挥国际通道在中国扩大对外开放中的先导作用和基础作用。2015 年 5 月发布的《国务院关于加快培育外贸竞争新优势的若干意见》，明确提出"提高贸易便利化水平"，具体包括"推进大通关建设""加快区域通关一体化改革，建立高效便捷的通关制度，推行通关作业无纸化"等。

申请进口的药品，其生产应当符合所在国家或者地区药品生产质量管理规范及我国《药品生产质量管理规范》的要求。在我国，药品进口需要申请《药品进出口准许证》、递交备案资料、进行首次进口检验、通关等程序（图 3 - 2）。药品进出口准许证是指国家药品监督管理局依法对列入兴奋剂目录的蛋白同化制剂、肽类激素等供医疗使用的兴奋剂实施进出口管理，签发准予进出口的许可证件。药品进口备案分为备案资料验收、注册证明文件查验、受理、办理四个基本步骤。药品口岸检验是指药品生产企业和药品经营企业依据《药品进口管理办法》《进口药材管理办法》《蛋白同化制剂、肽类激素进出口管理办法》及相关文件，提出对抵达口岸的进口药品或药材依法进行检验的申请。首次在我国境内销售的药品、特定生物制品、管制类药品等，须经检验合格后方准进口。药品口岸检验通过后，对于非管制类药品，凭药品监管部门出具的《进口药品通关单》通关；对于管制类药品，凭药品监管部门出具的《进口准许证》通关。

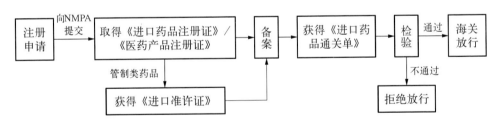

图 3 - 2　我国的药品进口流程

3.4　本 章 小 结

在药品审评审批制度体系中，药品上市注册的法律法规是整个体系的核心。《药品注册管理办法》明确了"分类注册管理"原则，以及化学药注册、生物制品注册和中药注册等分类情形。自 2019 年以来，国家药品监督管理局先后印发了《真实世界证据支持药物研发与审评的指导原则（试行）》《真实世界数据用于医疗器械临床评价技术指导原则（试行）》等 11 项真实世界相关指导原则。

药品生产许可是药品监督管理部门根据《药品管理法》和《药品生产监督管理办法》等法律法规，对药品生产活动实施监督管理的一种行政手段。《药品经营和使用质量监督管理办法》明确了国家药品监管部门、省级药品监管部门及地方市场监管部门在药品经营和使用环节的监管事权。

药品进口管理规制不仅仅是药品监管部门的职责，更是基于国际互认协议的协调合作。进口药品监管工作有不同的分类方式，按照进口单位性质，分为对研发单位、生产单位、经营单位、使用单位的监管；按照进口物品性质，分为对药品、药材、非药用物品的监管；按照进口管理模式，分为一般药品管理、特殊药品管理。申请进口的药品，应当符合所在国家或者地区 GMP 规定及我国 GMP 要求，并需要申请《药品进出口准许证》、递交备案资料、进行首次进口检验、通关等程序。

参 考 文 献

［1］王广平，石晟怡，王颖，等. 审评审批制度改革背景下医药产业组织结构调整路径研究［J］. 中国药事，2019，33（1）：1-11.

［2］Schwartz J L. Real-world evidence, public participation, and the FDA［J］. The Hastings Center Report, 2017, 47（6）: 7-8.

［3］尹志文，张新平. 浅析《进口药品管理办法》［J］. 中国卫生质量管理，2004，11（3）：54-56.

［4］涂敏. 浅谈进口药品市场管理中存在的问题［J］. 中国药事，1999，13（2）：82-83.

［5］罗小萍. 审视新政策下的药品进口现状［J］. 中国药品监管，2004（4）：54-55.

［6］张婷，邵蓉. 我国对进口药品管理的改革［J］. 中国药业，2004，13（9）：18-19.

［7］郭晓丹，杨悦，谈圣采. 美国药品进出口管理制度对我国的启示［J］. 中国药房，2010，21（25）：2326-2329.

第4章　药品监管科学与技术支撑体系

药品检验检测、风险监测和监督检查是药品监督管理的重要技术支撑条件。基于 2018—2019 年对药品抽检买样机制的市场调研，为了严控被抽检药品的质量并进行风险评估，我国实施了药品抽检买样机制，旨在减轻企业负担并提高监管效能。药品不良反应（ADR）监测是我国药品监管技术支撑体系的重要组成部分，上海市药品监管部门已经在涉案药品安全评估应用场景中进行了实践探索。药品监督检查包括许可检查、常规检查、有因检查和其他类型的检查，涵盖药品生产、经营、使用等各个环节。为了确保药品安全质量，需要综合运用药品安全质量体系检查规范，包括 GCP、GMP、GSP 和 GVP 等。在抗击新冠疫情的三年中，药品网络销售得到了快速发展，依据《药品网络销售监督管理办法》和《药品网络交易第三方平台检查指南（试行）》，我国进一步加强互联网医院、互联网药品平台、实体药店、在线医师、执业药师等主体的合规管理。

4.1　药品质量抽样制度的市场调研

4.1.1　药品质量抽检概述

建立药品质量抽检制度，有利于促进社会共治和治理体系现代化。2019 年10 月，《优化营商环境条例》（国务院令第 722 号）明确"持续深化简政放权、放管结合、优化服务改革"。药品质量抽检，是药品安全技术监督和行政监管的重要环节，与日常监管、药品不良反应监测合为药品监督管理的"三驾马车"。药品质量抽检制度的建立，一方面可以转变政府关于公共治理的思想和理念，另一方面可以解决人民群众对生命健康的需求和发展不平衡不充分之间的矛盾。2019 年 8 月，国家药品监督管理局发布《药品质量抽查检验管理办法》。2019 年

12 月施行的《药品管理法》，提出"设置或者指定的药品专业技术机构，承担依法实施药品监督管理所需的审评、检验、核查、监测与评价等工作"，并确立药品抽检买样机制。

药品抽检买样机制的建立，一方面可以加快药品安全社会共治进程，另一方面可以促进药品安全治理体系和治理能力现代化。对药品抽检买样的流程和规则进行设计，在全国范围内实施资源配置和经费使用的协调组织，将有效推动药品检验检测工作信息化进程，可解决原来药品质量抽检中的重复抽检、信息公开慢、信息孤岛等问题。国家建立药品抽检买样机制，将药品价值补偿、抽样费用、检验费用，以及第三方检验的法定责任合并在一个药品检验检测体系中，建立统一、权威的检验检测技术支撑体系，服务于新监管体系下的药品监管检查和监督检验。

建立药品抽检买样机制，助力解决企业负担和监管效能问题。根据国家市场监督管理总局发布的《产品质量监督抽查管理暂行办法》（2019 年第 18 号），药品监督抽查是指由市场监管部门依据《药品管理法实施条例》有关规定组织对生产、销售的药品进行抽样、检验，并进行处理的活动。国家和地方政府对上市后药品实施质量抽检，严控被抽检药品的质量并进行风险评估，这是政府实施技术监管的重要手段。国家药品计划抽检，是对各类药品安全责任主体及其具体药品所进行的普遍性与针对性相结合的抽检方式；一个品种大约需要 500 万元费用[①]，包括药品抽样、运输、检验和质量标准探索性研究等的费用，但不包括药品本身价值。地方政府的监督性抽检，是由省级政府制定年度预算、实施区域性监督抽查的方式，其中也不包括药品本身价值。随着临床用药结构发生变化，尤其是价格高昂的抗癌药逐渐进入国家医疗保险药品目录，如沿用当前的抽检预结算方式，企业的经济负担会逐年加重。因而，在我国药品质量抽检工作方案中推行药品抽检买样机制，将降低企业的经济负担，提高生产经营企业的配合度，提升监管的效率和效能。2019 年 8 月发布的《药品质量抽查检验管理办法》，明确"药品质量抽查检验是对上市后药品监管的技术手段"，并提出"药品监督管理部门设置或者确定的药品检验机构，承担药品质量抽查检验所需的检验任务"，即药品质量抽检机构由药品监督管理部门设置或确定（为第三方机构）。因而，药品抽检买样机制的建立是药品监管制度创新举措，有助于推进国家药品安全治

---

① 据云南省产品质量监督检验研究院的调研结果及专家访谈结果得出。

理体系和治理能力现代化进程。

药品抽检买样，又称药品抽样补偿。建立药品抽检买样机制，尤其是进行监督性抽检的成本补偿，将助力解决政府监管效率和企业抽检成本之间的矛盾（黄英，2017；孙晓芳 等，2010）。一方面，药品质量抽检包括生产、流通和使用等环节，药品在生产环节还没有进入市场，而在流通环节和使用环节，药品属于在销产品，需要严格按照药品追溯召回系统要求实行管理。药品质量抽样策略的实施，其本身会对销售环节和使用环节的成本、储存信息等产生一定影响，经营企业和医疗机构在一定程度上将会对此产生抵触。另一方面，由于药品抽样的成本问题所导致的企业抵触现象，药品质量抽检只能选择低价值的药品，会影响到药品检查、监测、检验等监督管理的效率和效果。因此，改革药品质量抽检制度，调整药品抽检买样方案，对提高监管效能和监管效果具有积极意义。

4.1.2　国内外药品质量抽检政府规制

药品质量抽检是上市后药品监管的重要技术手段，其制度安排和变迁对于确保药品质量至关重要。国际上，药品抽检买样机制已经积累了众多成功的实践经验，例如美国 FDA 采用现场现金结算和监管部门统一结算的方式，欧盟则采用生产商（MAH）补货的方式。

1. 我国药品质量抽检状况

药品质量抽检是药品安全技术监督的主要组成部分，是《药品管理法》赋予药品监管部门的法律职责，是国家对药品质量实施监管的重要手段。对药品进行抽查检验，可以了解药品质量动态，发现药品质量问题，指导并加强国家对药品质量的宏观控制，掌握药品生产、经营、使用的状况，从而督促涉药单位严格按照药品标准生产、经营、使用合格药品，进而实施有效监督。同时，药品质量抽检工作也是发现假冒伪劣药品的重要途径，为药品监管部门打击制售假冒伪劣药品的违法犯罪行为提供主要线索，以防止发生由药品质量问题引发的药害事件，保障与维护公众的用药安全和合法权益。药品抽查检验不收取任何费用，所需费用由财政承担。

药品质量抽检是药品监督管理的重要组成部分和技术支撑措施。被抽检药品的遴选采用普遍性与针对性相结合的原则，抽检分为按照国家标准检验和按照技术标准探索性研究两种。按照国家标准进行检验，出具质量检验报告，对不合格者实施行政处罚；技术标准探索性研究结果以风险提示函的方式给予药品质量风险提示，由省级药品监管部门做进一步调查处理。自 2018 年起，探索性研究结果在国家药品监督管理局网站上进行公示；2024 年 3 月，国家药品监督管理局发布其组织制定的《药品抽检探索性研究原则及程序》，以指导地方药品监管部门及药品检验机构科学开展探索性研究。

我国现有模式下的国家药品计划抽检工作始于 2008 年，原则上采取各省（区、市）对遴选品种全覆盖抽检的方式，为保证其代表性，对不同经营规模、不同行政区划的经营与使用责任主体按合理比例进行随机抽检（朱莹，2011）。2008—2022 年，国家累计完成 2433 个品种 324893 批次药品抽查检验，平均批次合格率为 97.47%（表 4-1）。

表 4-1 2008—2022 年国家药品抽查检验结果表

年　份	品种数	总批次	合格批次	不合格批次	批次合格率/%
2008	36	22 712	21 801	911	95.99
2009	127	28 440	27 370	1 070	96.24
2010	191	26 853	26 052	801	97.02
2011	213	29 233	28 266	967	96.69
2012	150	25 114	24 471	643	97.44
2013	159	19 061	18 564	497	97.39
2014	167	16 460	16 087	373	97.73
2015	247	20 863	20 018	845	95.95
2016	218	17 296	16 567	729	95.79
2017	153	25 710	25 163	547	97.87
2018	152	23 174	22 488	686	97.04
2019	188	16 078	15 842	236	98.53
2020	144	18 237	18 133	104	99.43
2021	147	18 020	17 943	77	99.57
2022	141	17 642	17 530	112	99.37
共计	2 433	324 893	316 295	8 598	—
平均					97.47

资料来源：“国家药品抽检年报”“中国药品监督管理年鉴”。

2022 年，国家药品抽查检验品种共计 141 个，包括 73 个化学药品、47 个中成药、5 个生物制品、1 个药品包装材料、6 个药用辅料、9 组中药饮片；化学药品、中成药、中药材及中药饮片、生物制品、药品包装材料和药用辅料的批次不合格率分别为 0.16%、0.65%、3.22%、0.00%、1.09% 和 0.82%（表 4 - 2）。

表 4 - 2　2013—2022 年国家药品抽查检验情况

项　目	批次不合格率/%									
	2013 年	2014 年	2015 年	2016 年	2017 年	2018 年	2019 年	2020 年	2021 年	2022 年
化学药品	1.8	2.4	2	1.8	1.3	2.51	0.26	0.43	0.19	0.16
中成药	1.8	0.8	2	1.0	1.6	1.26	0.64	0.54	0.31	0.65
中药材及中药饮片	—	—	—	14.3	10.2	12.17	8.41	1.97	1.64	3.22
生物制品	0.6	0.0	0	0.3	2.2	0.00	0.61	0.00	0.00	0.00
药品包装材料	44.9	18.5	5	5.1	3.4	5.21	1.07	—	6.90	1.09
药用辅料	5.6	3.1	1	2.3	0.0	0.79	2.09	0.00	2.83	0.82
基本药物	1.5	1.3	1	8.0	6.3	6.27	1.92	—	—	—
总　体	2.2	2.0	2	3.5	2.1	2.94	1.73	0.57	0.43	0.63

资料来源："国家药品抽检年报""中国药品监督管理年鉴"。

2022 年，各省（区、市）共抽查检验 20.3 万批次药品，其中不合格的有 995 批次，不合格率为 0.49%（表 4 - 3）。从药品类别来看，中药材及中药饮片的批次不合格率高于其他类别，2013—2018 年均超过 10%，2019—2022 年逐渐下降。在市场调研时，专家提出在药品抽查检验中，中药材和中药饮片存在的问题较多，需要实施专项整治。从抽检部门来看，经营环节和使用环节的批次不合格率高于生产环节，2013—2017 年均超过 3%；2018—2022 年，地方药品抽查检验的批次不合格率在整体上呈现下降趋势。

当前，我国药品质量抽检工作包括国家药品计划抽检、地方药品计划抽检。国家药品计划抽检（简称国抽）由国家药品监督管理局制定药品质量抽检实施方案，各省级药品监管部门负责具体实施。地方药品计划抽检（简称省抽），主要针对当地药品监管情况或监管工作来实施抽检计划。我国药品检验工作高度集

表 4－3　2013—2022 年地方药品抽查检验情况

项　目		批次不合格率/%									
		2013 年	2014 年	2015 年	2016 年	2017 年	2018 年	2019 年	2020 年	2021 年	2022 年
按药品类别分	化学药品	2.8	1.7	2.3	1.14	0.54	0.47	0.26	0.10	0.16	0.08
	中成药	4.7	4.1	3.5	2.76	1.15	0.99	0.64	0.25	0.29	0.47
	中药材及中药饮片	29.1	29.9	26.6	21.58	13.59	10.94	8.41	2.58	2.23	1.83
	生物制品	11.9	1.8	0.0	15.76	0.00	5.09	0.61	0.62	0.14	1.04
	药品包装材料	2.6	4.0	1.9	4.29	2.91	1.15	1.07	1.03	0.54	0.65
	药用辅料	3.2	1.4	0.7	1.14	1.03	0.80	2.09	0.98	0.15	0.43
按抽检部门分	生产环节	2.4	3.0	3.4	2.38	1.15	1.17	0.80	0.47	0.36	0.22
	其中：国家基本药物	1.0	1.2	3.6	0.77	0.77	1.06	0.58			
	经营环节	9.7	8.6	7.9	6.31	3.41	2.88	1.79	0.51	0.41	0.52
	其中：国家基本药物	8.1	6.8	9.5	3.55	3.55	2.99	2.33			
	使用环节	8.3	6.7	6.0	4.77	3.69	2.73	1.87	0.71	0.67	0.67
	其中：国家基本药物	5.3	3.5	4.2	2.86	2.86	2.15	1.76			
	合　计	8.3	7.2	6.6	5.25	3.19	2.61	1.67	0.56	0.47	0.49
	其中：国家本基药物	6.1	4.9	6.9	4.77	2.94	2.45	1.92			

资料来源："国家药品抽检年报""中国药品监督管理年鉴"。

中，完全由政府实验室承担。地方政府行政许可项目的审批性检验（与行政许可相关的前置审批性检验），包括医院制剂再注册、品种恢复、品种转移等方面。依据《财政部　发展改革委关于清理规范一批行政事业性收费有关政策的通知》（财税〔2017〕20 号），行政性药品检验收费均已取消，企业委托检验的仍属于政府实验室收费项目（各省市执行方式不一，部分省市不允许对企业委托检验收费）。在 2018 年的市场调研[①]中，有专家提出当前的做法，即用药品检验结果倒推生产过程效果或 GSP 管理效果，是不可靠的；只有在符合 GMP、GSP 管理要求的情况下，药品检验结果才有参考意义（乔善兰，2015；孙美芝，2017；赵军，2012）。因而，改革并推进药品抽检买样机制，将助推国家和地方药品质量抽检工作开展。例如，2018 年，青海、上海等省市主要考虑对被抽检对象的经济承受能力的探索，为此，药品监管部门应加大资金支持，借鉴食品和保健食品抽检买样机制，构建药品抽检买样机制，使得抽检工作不再受限于价格，提高企业的配合度和抽检品种的全面性。对零差率制度下的国家基本药物优先施行抽检买样机制，尤其是在基层医疗机构（包括诊所），将提升基层药品日常检查与药品质量抽检工作的效率和效能。

在 2019 年 8 月通过新修订的《药品管理法》之前，药品质量抽检尚未实施抽检买样机制，要改革当时的药品质量抽检制度，存在着以下几方面问题。

（1）买样机制缺乏法律依据。原国家食品药品监督管理局发布的《药品质量抽查检验管理规定》，以及地方药品质量抽检规范性文件《上海市药品、医疗器械和药用包装材料质量监督抽验管理办法》，均未涉及药品或医疗器械的买样机制。

（2）企业对抽样工作有抵触情绪。对于单价较高的药品，企业往往不备存货，或备存量少于送检量，这使得抽样工作难以进行，在一定程度上限制了药品抽样品种的市场覆盖度，导致以抽检为手段的主动监管多局限于低价值产品。在基层医疗诊所，药品质量抽检的数量通常达不到要求，难以实现广泛的市场覆盖。

（3）抽样件数不足是药品监督与检验工作存在的普遍问题，其原因主要有：一是日常监管力量不足，导致企业地址变更、停产等情况未能及时备案；二是一些企业采用销售量决定产量的方式生产，经营单位则采取批发模式，仅处理订单文件，药品被直接发往使用单位，使得在经营单位进行抽样变得尤其困难；三是影响药品质量的因素较多，责任认定困难，相关法规不健全，导致在使用单位进行抽样也较为困难。

2. 欧盟集中审批药品抽检现况及进展

欧洲药品的抽检方式分为两种：第一种是对集中审批程序批准上市药品

---

① 中国食品药品检定研究院 . 国家药品抽检年报（2018）［EB/OL］.（2019 - 08 - 07）［2023 - 07 - 24］. https：//www. nifdc. org. cn/directory/web/nifdc/bshff/gjchj/gjchjtzgg/20190807102557426. html.

（centrally authorized products，CAPs）进行的年度抽检；第二种是对 MRP/DCP 产品的市场监督抽检，包括互认审批程序（mutual recognition procedure，MRP）批准上市的药品和分散审批程序（decentralized procedure，DCP）批准上市的药品。下文主要介绍欧盟 CAPs 抽检工作情况（孙苓苓 等，2012）。

1997 年，欧盟开始在区域范围内对 CAPs 组织展开抽检工作。经过 1997—1998 年的试运行，欧盟于 1999—2000 年将该项工作正式全面启动，并一直持续至今。目前，年度抽检是欧洲药品管理局（EMA）对上市药品实施监督的重要手段。

（1）欧盟 CAPs 抽检的法律依据

欧盟 CAPs 抽检的主要法律依据是欧洲议会和欧盟理事会（EC）第 726/2004 号法规。此外，还有针对抽检工作本身具体细节要求的一些技术规范和标准操作规程，如《抽样与实验通用程序》《报告传递与后续程序标准操作过程》等。欧盟 CAPs 抽检的目的是监督上市药品的质量，检查上市药品与批准标准的符合程度。另外，它还监督供应链各环节的产品在有效期内的质量状况，确保质量控制措施的有效性，必要时调查 CAPs 的潜在质量缺陷，并可识别出掺假的药品。

（2）欧盟 CAPs 抽检的参与部门及其职责

CAPs 抽检工作需多个机构及人员的共同参与才能顺利进行，其中主要涉及的是 EMA、欧洲药品质量管理局（EDQM）、上市审评官及副审评官、官方药品检验实验室、各成员国官方监管当局、药品上市许可持有人等。

EMA 在 CAPs 抽检工作中占据着极为重要的地位，作为该项工作的发起者，它负责选择年度抽样品种。这主要通过咨询科学委员会和工作组的方式来进行，具体实验项目参数的设定则根据上市审评官和副审评官的推荐来确定。EMA 下属的委员会负责联系被抽样产品的上市许可持有人和协调任何必要的后续措施。

EDQM 主要负责协调抽样和检验工作。其职责包括收集各国家、地区用于检验的样品，报告检验结果，建议后续工作等。

在药品上市之前，必须经过 EMA 下属的人用药品委员会（CHMP）及兽用药品委员会（CVMP）的专家——上市审评官和副审评官的评估，才能获得市场准入许可。上市审评官和副审评官在 CAPs 抽检中扮演着重要的角色，他们负责推荐能够反映被抽检药品质量的分析项目和方法，在抽检工作的后期，还要负责对抽检报告中的内容提出后续工作的相关建议。

官方药品检验实验室是在 20 世纪 90 年代中期组建成的一个网络机构，在 CAPs 抽检中主要负责被抽检药品的检验工作，通过实验发现是否有不符合标准规定的样品，最后会将检验结果报告给 EMA。

各成员国官方监管当局负责提供人员进行抽样工作，其下属的药品检验实验室则依据所具备的检验能力参与样品检验工作。

药品上市许可持有人应 EMA 的请求，负责提供药品的相关信息（如检验方法、市场销售情况等），以及药品检验需要用到的标准物质和化学试剂等。在 CAPs 抽检工作的末期，其会获得一份关于自身产品的检验结果报告书。

（3）欧盟 CAPs 抽检的益处

欧盟采取集中审批药品的抽检方式，具有以下益处。

① 对于患者：CAPs 抽检计划为欧洲经济区市场上的集中审批药品提供了质量和依从性状态两方面的独立保证。

② 对于各成员国官方监管当局及其下属的药品检验实验室：这一计划提供了减轻工作负担和避免重复工作的方式，提供了获取先进技术和分析规程的途径，有效利用了检验资源，并为紧急状况下需要快速检测的事件积累了经验。

③ 对于欧盟/欧洲经济区、EMA 和 EDQM：这一计划充分利用了贯穿于整个欧洲经济区的官方药品检验实验室网络的实验室检验能力和人力资源，达到了节省财政开支的目的；官方药品检验实验室网络的存在使各成员国官方监管当局能够获益，避免了开发另一套系统来进行集中审批药品的检验。

④ 对于药品上市许可持有人：这一计划避免了重复的抽样和检验，降低了成本；限制了药品抽检样品的数量，减少了对相关试剂、材料的需求；提供了一种适用于整个欧洲经济区的明确的监管规程。

⑤ 对于人用/兽用药品委员会：这一计划促进了实验室资源和紧急状况下检验需求的最佳利用；当药品出现质量问题时，可以进行快速检测。

（4）欧盟药品抽检样品的获得方式

国际上，绝大多数发达国家都将药品抽检视为政府行为，并由政府的相关职能部门组织实施。欧盟已经建立完善的药品抽检体系，其中 EMA 负责对 CAPs 组织展开抽检工作，并负责选择年度抽样品种。各成员国官方监管当局负责抽样工作，其下属的药品检验实验室参与样品检验工作，属于政府实验室检验模式，并采用药品快速检测的方式。

药品抽检样品的详细材料和信息、产品的市场情况以及检验程序由企业提供，欧盟官方药品检验实验室网络负责协调和实施检验工作。

3. 美国 FDA 与欧盟药品抽检买样概述

药品抽检买样机制在国际上已经积累了众多成功的实践经验，例如美国 FDA 药品抽检买样结算采用现场现金结算和监管部门统一结算的方式，欧盟采用的是生产商（MAH）补货的方式。美国 FDA 与欧盟在药品抽检买样方面的实践，对我国药品监管部门施行药品抽检买样机制有一定借鉴意义。

（1）美国 FDA 药品抽检买样情况

除进口产品及进口不合格产品之外，美国 FDA 对所有类别的其余样品均实施买样机制。依据美国 FDA《2019 年检查操作手册》（*Investigations Operations Manual 2019*）的要求，样品价格取决于企业与政府的关系，若企业和政府之间存在协议，则样品价格按照协议价计算；若没有协议，则在成本价的基础上增加 10%~15% 的费用，用于覆盖运输、装卸和储存。美国 FDA 不鼓励检查人员与经销商讨价还价，如果在抽样环节无法获得价格合理的样品，那么需要检查人员与主管进一步确认是否减少该样品的抽样数量，并请经销商开具证明，同时对无法抽样的情况做好记录。

美国 FDA 的药品抽检付款（结算）方式主要有两种，一种是由监管部门统一支付，另一种则为现场现金支付。除此以外，在无法提取现金或经过部门审批同意的情况下，可以使用个人信用卡。美国 FDA 认为，通过部门结算是最实用的付款方式，尤其是对于有较多的样品数量、较昂贵的样品价格，以及在运输公司和共享仓库中采集样品的情况。现金支付的方式要求抽检人员拥有政府发放的公务卡，通常需要从公务卡中提取现金来支付样品价格，并且提取的金额必须与样品价格相符。如选择现金支付的方式抽检样品，需要抽检人员在报销时提供电子行程单、详细的样品信息、现金提取与支付的凭证，以及其他证明文件。

（2）欧盟药品抽检买样情况

与美国 FDA 药品抽检买样情况类似，欧洲药品管理局的抽检买样机制主要基于抽样项目展开［详见《集中授权产品的抽样检验：目标与计划描述》（*Sampling and Testing of Centrally Authorised Products: Objectives and description of the Programme*）］。

年度计划中的抽检项目主要由年度财政经费予以保障。欧洲药品质量管理局提供抽检项目所需的产品类型及数量、合作开展抽检项目的经费、抽检人员的经费清单，以及欧盟官方药品检验实验室网络的经费清单。其余的药品抽检费用由欧盟成员国自行负担。此外，从市场上采集的药品抽检样品可以经由 MAH 通过凭证系统补足，即欧盟采取的是生产商（MAH）补货的方式。

4.1.3　药品抽检买样机制的调研分析

2018 年 8—12 月，中国食品药品检定研究院和上海市食品药品安全研究中心联合开展了针对部分省市药品抽检买样机制安排的市场调研。调研通过问卷星的 App 端和微信小程序公开发放问卷，共回收 375 份问卷（其中有效问卷 360 份）。统计结果显示：被调查者普遍认同样品价格为重要因素，更加关注抽检单位的承接能力、监督抽检的财政支持、抽样分布的代表性、不合格案件的查处等。在专家访谈和专题会议中，讨论的问题聚焦于药品抽检买样结算、抽检信息公开、买样补偿机制和基层诊所抽检等方面。药品抽检买样机制的问卷调查结果如下。

（1）药品抽检买样相关费用分析。数据显示：被调查者普遍认同样品价格为重要因素；被调查者对抽样检验费用和后续处置费用的认同度高于对采样费用和买样费用的认同度，尤其是设备的购买费用和使用维护费用得到了一致的认同；被调查者认同抽样组织部门统一支付（谁组织，谁支付）的方式，不太认同基层人员到现场直接支付的方式。

（2）药品抽检买样计划因素分析。数据显示：被调查者相对更加关注抽检单位的承接能力、产品流通渠道和产品种类（规格）等方面。

（3）药品抽检买样机制因素分析。数据显示：被调查者相对更加关注国家和地方监督抽检的财政支持、抽检计划、抽检品种及数量、抽检项目设置、抽检人员能力、抽检人员培训和检查员现场检查的管理等方面。

（4）推行的必要性和改革因素分析。数据显示：在买样机制绩效发挥因素方面，被调查者重点关注抽样分布的代表性和增加问题药品发现率的积极作用；在优化抽检买样机制的改革因素方面，被调查者相对更加关注"过程监控、可视化监控、可追溯和可证据化"。

（5）监督检验报告信息应用分析。数据显示：被调查者关注和认同药品抽检不合格案件的查处；相对而言，对药品招标（提供检验证明）和企业委托生产需要开具证明两方面不太认同。

药品抽检买样的相关问题，具体包括统一向药品监管部门议价和结算的问题、药品抽检信息公开的情况、药品买样的补偿机制问题和基层诊所的抽检问题等。

（1）统一向药品监管部门议价和结算的问题。在药品抽检买样机制确立之前，评价性抽检过程中存在的问题包括：一是生产企业在经过国家评价性抽检之后，面临留样产品报废、零头无法合批，导致资源浪费的问题；二是精神药品的安全性问题，属于特殊药品管理的问题，基层医疗机构抽检存在着一定的风险；三是阴凉处药品储存的问题，例如硝酸甘油需要在阴凉处储存，但它并不在冷链运输管理的范围内，国内药品说明书中的阴凉处是指温度在 20℃ 以下；四是运输环节中温、湿度是最大的影响产品质量的因素，冷链运输过程（涉及温度探头、温度试纸的使用）更是如此，但是生产企业在供应链中处于弱势地位。专家建议，国家药品监管部门统一制定药品抽样单，被抽检单位可向上一级供应商申请补偿，最后所有抽样单汇总到生产企业，由生产企业向药品监管部门进行议价、结算。

（2）药品抽检信息公开的情况。调研时发现，生产企业对有偿抽样或无偿抽样的敏感性不强，生产企业更加关注的是药品抽样检验结果的信息反馈，如上市药品的同品种抽检情况、同品种药品的生产企业的抽检结果、自家企业在同品种药品所处质量层次中的对比情况等。调研时还发现，国内药品抽检信息公开的现状：产品合格报告只提供给被抽检的流通企业，而生产企业在多数情况下得不到与不合格产品和合格产品相关的检验数据。因此，医药企业普遍对药品抽检信息公开有需求。

（3）药品买样的补偿机制问题。在药品抽检买样过程中，存在着补货和走账两种情形：一种是被采样企业以票据方式向上一级供应商要求补货；另一种是地方药品监管部门要求生产企业向商业公司补货，商业公司再向医院补货，由生产企业统一向地方药品监管部门进行结算。至于政府部门在哪个环节进行抽样，一般情况下企业并不了解具体的药品抽样情况。

（4）基层诊所的抽检问题。药品抽检数据分析结果表明，药品抽检买样的问题主要发生在医疗单位，尤其是药品抽样最终端，实际上县级医疗机构很难被抽检到。按照法定检验要求，药品抽检需要三倍量。然而，基层诊所的药品备货量少，通常不足三倍量，因而抽检数量往往是一倍量，导致无法实现复检，一旦出现问题，也没有办法进行处罚。

4.1.4　药品抽检买样机制的相关建议

经过市场调研、专家访谈、文献回顾等多方面的数据和事实论证，在综合药品抽检买样工作中的真实世界证据后，提出药品抽检买样机制建立的意见和建议。

1. 扩大药品监督抽检制度安排范围

药品监督抽检制度安排实行"分散抽样，集中检验"、抽检分离、招标入围、市场买样和过程监控等多项改革举措，有效落实监督抽查改革要求。地方药品监管部门统筹调配本省（区、市）的抽样力量，基层监管人员全程参与抽样；公开、公正、科学地遴选承检机构，落实抽检分离要求；全面实行抽检全过程信息化，提供可追溯性的证据。

2. 设计基于体制改革的药品抽检买样机制

2018 年药品监管机构改革后，省级药品监管部门负责药品生产和批发业务的监管，药品零售监管则下沉到市县级。面对巨大的药品抽检买样工作任务，仅仅依靠原来的抽检人员和抽检计划安排是远远不够的。因此，需要科学制定探索性检验项目和检验方法，建立检查、检验、监测的联动机制，以实现质量抽检与药品注册、日常检查、药物警戒、举报投诉、舆情监测等工作有效衔接，形成更科学有效的抽检机制。

3. 针对昂贵药品及在"两票制"下构建抽检买样机制

对于价格高昂的抗癌药，建议采用成本定价方法，仅对企业生产成本进行核算，再进行药品抽检买样的支付结算。结合国家药品质量抽检计划和省级药品质量抽检计划，实施针对昂贵药品的抽检买样计划。"两票制"政策背景下的药品抽检买样机制设置，一是以票据方式向上一级部门要求补货；二是药品和票据的追溯按照"生产企业—商业公司—医疗机构"的链条进行，这是国家药品监督管理局的要求；三是监管人员实施抽检，出具药品抽样单，企业通过药品抽样单查询药品抽检结果。

4. 精心设计药品抽检买样的专项经费制度

药品抽检买样的经费预算，应结合当地实际情况，依托买样机制固化改革成果，并确定资金流向、支付方式、凭证管理等相关事项。经费制度设计要保证抽检的针对性和公平性。药品抽检买样可采取集中结算和补货方式。根据上一年度药品抽检买样的均价，制定计划测算和事后结算等。结算方式包括现场结算、检验机构结算、组织机构结算、买样抵税结算等，其中用买样费用抵税的结算方法可以减少抽检人员直接接触财物的问题。

4.2　药品检验检测

4.2.1　药品检验检测制度

药品抽查检验是强制性检验，在 2019 年修订《药品管理法》之前，是不收取费用的。《药品管理法》及其实施条例中已经明确药品抽查检验是强制性检验，但是没有对药品质量抽检作出相关规定。1956 年，我国首次提出药品计划抽检的概念；1964 年，卫生部第一次制定国家级年度药品抽检计划并付诸实施；1984 年，颁布《药品管理法》，第一次在法律上明确药品抽检工作的地位；1986 年，实行药品质量公报制度；1990 年，实行药品抽检收费制度，即被抽检药品须由被抽检单位付检验费；1999 年，《国家药品监督管理局关于改革药品抽检机制 取消药品抽检收费有关问题的请示》（国药管办〔1999〕420 号）提出"按市场价格购买样品并免收检验费，其抽检费用分别由中央、省两级财政全额拨款"；2001 年，修订通过《药品管理法》，取消药品抽检收费制度；2002 年，颁布《药品管理法实施条例》，提出"被抽检方应当提供抽检样品，不得拒绝""药品抽查检验，不得收取任何费用""核发证书、进行药品注册、药品认证和实施药品审批检验及其强制性检验，可以收取费用"，即我国药品抽查检验是不收取费用的，而药品委托检验是收取费用的；2019 年，第二次修订的《药品管理法》规定"抽查检验应当按照规定抽样，并不得收取任何费用"。

国家药品监管部门发布的抽检规范性文件对药品抽查检验做了较详细的规定。2006 年 7 月，《药品质量抽查检验管理规定》（国食药监市〔2006〕379号）规定"抽查检验分为评价抽验和监督抽验""国务院药品监督管理部门负责国家药品质量抽查检验工作""各省（区、市）药品监督管理部门负责辖区内的药品质量抽查检验工作"，对国家和地方药品质量抽检工作进行职权划分的制度安排。

2010 年 12 月，《产品质量监督抽查管理办法》（国家质量监督检验检疫总局令第 133 号）规定"监督抽查不得向被抽查企业收取检验费用""国家监督抽查和地方监督抽查所需费用由同级财政部门安排专项经费解决""监督抽查的样品由被抽查企业无偿提供"。2015 年 4 月修订的《中华人民共和国食品安全法》规定"进行抽样检验，应当购买抽取的样品，委托符合本法规定的食品检验机构进行检验，并支付相关费用"，表明在同一市场监管体制下构建药品抽检买样机制有一定的可行性。2019 年 8 月，《食品安全抽样检验管理办法》（国家市场监督管理总局令第 15 号）规定"食品安全抽样检验应当支付样品费用"。

近年来，国家对在药品抽查检验中实施"双随机"抽查、第三方检验的方式和模式做了积极的制度性探索。2015 年 8 月，《国务院办公厅关于推广随机抽查规范事中事后监管的通知》（国办发〔2015〕58 号）提出"建立随机抽取检查对象、随机选派执法检查人员的'双随机'抽查机制，严格限制监管部门自由裁量权"。2018 年 9 月，《〈中华人民共和国药品管理法〉修正案（草案送审稿）》明确提出"鼓励符合资质要求的社会第三方机构为药品研发、生产、流通、进出口活动提供检验、认证、评价等相关技术服务"。2019 年 8 月，第十三届全国人民代表大会常务委员会第十二次会议表决通过新修订的《药品管理法》，明确"抽查检验应当按照规定抽样，并不得收取任何费用；抽样应当购买样品"。2024 年 3 月，国家药品监督管理局发布《药品抽检探索性研究原则及程序》，以指导地方药品监管部门及药品检验机构科学开展探索性研究，更好地发挥药品抽检服务药品监管的实际效能。

4.2.2　药品抽检买样方式

2017 年 3 月，《财政部　发展改革委关于清理规范一批行政事业性收费有关政策的通知》（财税〔2017〕20 号）提出"药品检验费，医疗器械产品检验费"列入 41 项取消或停征的行政事业性收费项目。2018 年 4 月，《国家药品监督管理局关于进口化学药品通关检验有关事项的公告》（2018 年第 12 号）提出"进口化学原料药及制剂（不含首次在中国销售的化学药品）在进口时不再逐批强制检验"。因而，构建药品抽检买样机制势在必行。2018 年 8—12 月，中国食品药品检定研究院和上海市食品药品安全研究中心联合开展针对部分省市药品抽检买样机制安排的市场调研，调研结果显示：我国药品检验工作高度集中，全部由政府实验室承担；推进药品抽检买样机制，将助推国家和地方药品质量抽检工作开展。

2019 年 8 月，国家药品监督管理局发布《药品质量抽查检验管理办法》，提出国家药品监管部门"在全国范围内对生产、经营、使用环节的药品质量开展抽查检验"，省级药品监管部门"对本行政区域内生产环节以及批发、零售连锁总部和互联网销售第三方平台的药品质量开展抽查检验"，仍没有提出有关药品抽检买样的事项，仅规定"药品监督管理部门可自行完成抽样工作，也可委托具有相应工作能力的药品监管技术机构进行抽样""药品监督管理部门设置或者确定的药品检验机构，承担药品质量抽查检验所需的检验任务"。药品抽样检验机构所采取的抽样检验方法，包括抽样检验方案和抽样检验程序，例如 GB/T 2828（"计数抽样检验程序"）或 ISO 2859（*Sampling Procedures for Inspection by*

Attributes），以及 GB/T 8054—2008《计量标准型一次抽样检验程序及表》、GB/T 6378.1—2008《计量抽样检验程序 第 1 部分：按接收质量限（AQL）检索的对单一质量特性和单个 AQL 的逐批检验的一次抽样方案》。2019 年 12 月，国家药品监管部门发布《药品抽样原则及程序》，以及《复验申请表》《复验申请回执》，明确样品购买方式，"制定抽检计划或实施方案时，应明确购买样品的结算方式、结算时限和支付单位"，结算方式包括现场结算、非现场结算、持有人结算和其他结算方式。

4.2.3 药品检验检测体系建设

从资源配置和职能职责的角度分析，药品检验检测是重资产投入环节，药品审核查验需要投入大量人力到生产经营企业做现场检查。药品不良反应监测业务流程的监管成本，是 GVP 质量体系检查和/或将数据录入国家不良反应监测系统所需要的相关监管费用。2019 年 8 月，《国家药监局关于印发药品检验检测机构能力建设指导原则的通知》（国药监科外〔2019〕35 号）明确"药品检验检测体系是药品监管体系的重要组成部分"，并提出药品检验检测机构能力建设层级采用 A 级"全面能力"、B 级"较高能力"和 C 级"常规能力"三个层级。A级、B 级和 C 级药品检验检测机构的功能定位见表 4－4。药品检验检测机构的能力建设指标见表 4－5，为其设置基础指标、技术指标、服务指标和创新指标四个一级指标。

表 4－4 药品检验检测机构的功能定位

层级	功　能　定　位
A 级	（1）能够全面提供药品监管技术支撑服务，具有较好的技术引领和指导能力，具备较强的基础性研究、技术创新、仲裁检验和复检能力； （2）能够开展药品检验检测新技术、新方法、新标准研究； （3）能够在相关领域开展国际交流与合作，在参与国际标准制修订中发挥积极作用，具有较强的国内外公信力和影响力； （4）能够完成相应的国家药品法定检验、监督检验、执法检验、生物制品批签发、风险监测、风险评估、司法检验等任务； （5）能够在药品质量安全重大突发事件应对和应急检验中发挥核心技术支撑作用； （6）能够指导 B 级和 C 级药品相关领域检验检测工作； （7）能够为政府部门发布药品质量公告提供可靠的技术支持

续　表

层级	功　能　定　位
B 级	（1）具备较高的药品检验检测能力，优势领域能够达到国内领先、接轨国际水平； （2）具备一定的科研能力，能够开展相关领域的交流与合作，开展基础性、关键性检验检测技术以及快速和补充检验检测方法研究，开展或参与标准的制修订工作； （3）具备突发事件预警反应能力； （4）能够完成相应的法定检验、监督检验、执法检验、应急检验、风险监测、风险评估等任务； （5）能够指导 C 级药品相关领域检验检测工作； （6）能够为政府部门发布药品质量公告提供可靠的技术支持
C 级	（1）具备药品常规检验检测能力，满足批量、快速检验检测和区域监管的技术保障需求； （2）能够完成相应的药品监督执法常规性检验检测、应急检验任务； （3）能够为政府部门日常监管和执法提供可靠的技术支持； （4）具备一定的科研能力，开展快速和补充检验检测方法研究，参与地方标准的制修订工作

资料来源：《药品检验检测机构能力建设指导原则》。

表 4 - 5　药品检验检测机构的能力建设指标

一　级　指　标	二　级　指　标
基础指标	机构；人员；场地；设备；信息化
技术指标	常规检验项目/参数；能力验证
服务指标	检验质量；检验效率；风险监测；风险评估
创新指标	科技平台；科技项目；论文/论著/专利；标准/方法；国际交流

资料来源：《药品检验检测机构能力建设指导原则》。

4.3　药品不良反应监测

4.3.1　药品不良反应监测制度

药品不良反应监测是我国药品监管技术支撑体系的重要组成部分。近年来，我国药品不良反应监测工作日趋成熟，在药品的科学有效监管、保障公众用药安全方面发挥了重要的技术支撑作用。我国药品不良反应监测评价的制度体系建设、组织体系建设、技术体系建设比较完善，但是，基层药品不良反应监测评价体系建设还存在诸多问题和挑战。

2019 年新修订的《药品管理法》明确"风险管理、全程管控、社会共治"的立法原则，以及明确提出"国家建立药物警戒制度"。与之配套的指导文件《药物警戒质量管理规范》自 2021 年 12 月 1 日起实施，明确 GVP 与 GMP、GSP 等管理规范的定位保持一致，以及明确要求"持有人和申办者应当建立药物警戒体系""规范药品全生命周期药物警戒活动"。2024 年 6 月，国家药品监督管理局药品审评中心发布《药物临床试验不良事件相关性评价技术指导原则（试行）》，以指导我国药物临床试验期间安全性研究与风险评价工作，提供可参考的技术标准。针对我国药物警戒制度的实际情况，《国家药监局关于进一步加强药品不良反应监测评价体系和能力建设的意见》（国药监药管〔2020〕20 号）提出，构建以 ADR 监测机构为专业技术机构、MAH 和医疗机构依法履责的"一体两翼"工作格局。《国家药品不良反应监测年度报告（2023 年）》的数据显示，按照药品不良反应/事件（ADR/ADE）报告来源统计，2023 年来自医疗机构的报告占 90.1%，来自经营企业的报告占 6.3%，来自 MAH 的报告占 3.5%，来自个人及其他报告者的报告占 0.1%。2016—2023 年，医疗机构个例安全报告（ICSR）递交数量占比均在 85% 以上（表 4-6）。因此，鉴于当前医疗机构的国有化公益属性，以及近年来医疗机构报告递交数量占比高的事实，加之国家 ADR 监测哨点医院的建设基础等，都证实了医疗机构在我国 ICSR 递交方面有不可或缺的作用和地位。

表 4-6 2013—2023 年我国药品不良反应监测工作情况表

项　　目		2013年	2014年	2015年	2016年	2017年	2018年	2019年	2020年	2021年	2022年	2023年
ADR/ADE报告	总数/万份	131.7	132.8	139.8	143.0	142.9	149.9	151.4	167.6	196.2	202.3	241.9
	新的和严重的总数/万份	29.1	34.1	39.4	42.3	43.3	49.5	47.7	50.6	59.7	64.2	83.3
	医疗机构占比/%	78.4	82.2	82.2	85.6	88.0	86.8	88.1	85.4	86.3	87.6	90.1
	经营企业占比/%	19.6	16.0	16.0	12.8	9.9	8.0	6.6	10.6	9.4	8.1	6.3
	MAH/生产企业占比/%	1.4	1.4	1.4	1.4	1.8	5.1	5.2*	3.9*	4.1*	4.2*	3.5*

续 表

项　目	2013年	2014年	2015年	2016年	2017年	2018年	2019年	2020年	2021年	2022年	2023年
每百万人口平均报告数量/份	983	991	1 044	1 068	1 068	1 119	1 130	1 251	1 392	1 435	1 716
ADR/ADE 县级报告比例/%	93.8	94.4	96.6	97.7	98.0	97.9	97.4	98.3	98.0	97.8	98.5

备注：* 对应统计 MAH。资料来源："国家药品不良反应监测年度报告"。

4.3.2 省市两级 ADR 监测评价技术体系

药品不良反应监测评价技术体系作为国家和地方药品监管体系的重要组成部分，既是地方药品监管科学决策支撑体系之一，也是省市两级药品安全风险防控体系的技术支撑。基于省级药品监管和市县级市场监管的"条""块"交叉的组织协调要求，需要构建省市两级 ADR 监测评价技术体系框架。省市两级 ADR 监测评价技术体系建设，一方面应具备机构、制度、队伍、系统、新方法工具等基础条件，另一方面是国家和地方的风险防控、安全形势研判、体系检查评价等方面的科学决策支持能力，并将 ADR 监测评价工作纳入市县级药品安全责任和考核评议工作。ADR 监测评价技术体系中的省市两级职责，包括但不限于上市后监测、安全性评价、质量体系检查和监管决策支持等方面（图 4-1）。

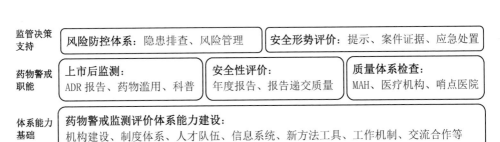

图 4-1　省市两级药物警戒科学决策技术体系框架

省市两级 ADR 监测评价技术体系建设原则，包括：一是市县级药品安全责任考核评议，需要与当地用药安全、医疗机构评级、健康科普宣传等工作相衔接；二是监测评价技术指标的可操作性与医疗医药资源配置相适应，尽量利用统计年鉴和相关可获取数据定性设置指标，并将定性和定量相结合；三是推动地方营商环境优化，将监测评价技术体系建设工作与地方税收、园区建设、产业发展等相协同；四是融入药品监管数字化应用场景，将药物警戒作为风险管理和追溯召回系统制度设计的有效数据，纳入数字化转型应用场景建设，以推进地方数字政府和企业数字化转型进程。

省市两级 ADR 监测评价技术体系建设框架，包括：一是构建基于省市两级职权划分的市县级药品安全责任体系，涵盖日常监管、监督抽检、ADR 监测、风险排查和稽查核查等方面；二是全面考虑市县级 ADR 监测评价技术体系，涉及数据收集、技术处理、数据分析、应急响应等指标。

4.3.3 涉案药品安全评估应用场景

2016 年 9 月，上海市食品药品安全委员会办公室等 5 个部门联合印发《上海市食品药品行政执法与刑事司法衔接工作实施细则》，构建食品药品监管领域行政执法与刑事司法衔接的"上海模式"。2019 年以来，我国药品领域的司法制度形式发生了变化，国家先后对《药品管理法》《中华人民共和国刑法》等相关法律法规进行了修订修正。自 2022 年起，上海市药品不良反应监测机构探索开展"涉案药品危害性风险评估"工作实践。由上海市药品不良反应监测机构出具的评估意见书，作为上海市药品监管部门对涉案药品的认定意见和提起刑事诉讼的关键书证材料，为惩治药品安全领域的违法犯罪行为提供了专业的技术支撑和保障。例如，在上海警方侦办"走私人乳头瘤病毒（HPV）疫苗""劣质一次性防护服""假劣注射用 A 型肉毒毒素"等案件的过程中，上海市药品不良反应监测机构联合市区两级药品监管部门，邀请相关领域专家组成专家组，坚持"一案一评"的原则，全力以赴地组织开展对犯罪嫌疑人的涉案行为"是否足以严重危害人体健康"的风险评估工作。评估意见书的及时出具，确保了刑事案件侦办的时效性，使案件刑事司法衔接工作得以及时、有序、顺利开展。2023 年，上海警方在"昆仑 2023"专项行动和"砺剑 4 号"系列专项打击整治行动中，成功破获了医美领域的一系列案件，其中涉及走私和售卖药品的涉案金额超过了一亿元。上海市药品不良反应监测机构"涉案药品安全评估系列工作"获评 2023 年度上海市"创新社会治理 深化平安建设"十佳示范案例。

4.4　药品监督检查

4.4.1　药品监督检查概述

药品监督检查是药品监管部门对药品生产、经营、使用环节的相关单位遵守法律法规、执行相关质量管理规范和药品标准等情况进行检查的行为。药品监督检查是药品监管部门根据法律法规对药品生产、经营、使用环节进行的一项重要监管活动。依据《药品检查管理办法（试行）》，药品监督检查包括许可检查、常规检查、有因检查和其他检查，涵盖药品生产、经营、使用等环节。我国境内上市药品的生产、经营、使用环节实施的检查、调查、取证、处置等行为适用《药品检查管理办法（试行）》，境外生产现场的检查按照《药品医疗器械境外检查管理规定》执行。各省市药品检查能力和检查体系建设，主要是依据《WHO 医疗产品国家监管体系评估全球基准工具（GBT）》开展疫苗国家监管体系评估，并以国际标准化组织发布的 ISO 9000 系列质量体系标准作为药品检查体系和能力提升的依据。

药品监管是维护公众健康和用药安全的重要举措，而监督检查则是确保药品监管有效执行的手段。一是保障药品质量安全。监督检查可以保证药品从生产到流通的每个环节都符合质量和安全标准。通过严格的抽样监测和检验检测，可以及时发现并处理不合格药品，从而防止假冒伪劣药品进入市场，保障公众的用药安全。二是促进合规经营。监督检查可以督促药品生产和销售企业按照法规规定进行合规经营。监管部门可以对企业的生产设备、生产工艺、质量管理体系等进行全面审核，确保其符合相关法规要求，从而增强企业的自律性和对法律的遵守意识。三是防止不正当竞争。监督检查可以监控市场上的行为，防止产生不正当竞争行为。通过对市场销售、广告宣传等方面的监管，可以遏制虚假宣传、低价倾销等不合法行为，从而维护市场秩序，促进公平竞争。

4.4.2　《药品检查管理办法（试行）》

2021 年 5 月，国家药品监督管理局发布《药品检查管理办法（试行）》，规定："首次申请《药品生产许可证》的，按照 GMP 有关内容开展现场检查。"

"药品监督管理部门或者药品检查机构实施现场检查前，应当制定现场检查工作方案，并组织实施现场检查。制定工作方案及实施现场检查工作时限为 30 个工作日。""现场检查结束后，被检查单位应当在 20 个工作日内针对缺陷项目进行整改；无法按期完成整改的，应当制定切实可行的整改计划，并作为对应缺陷的整改完成情况列入整改报告，整改报告应当提交给派出检查单位。""综合评定应当在收到现场检查报告后 20 个工作日内完成。"《药品检查管理办法（试行）》是依据《药品生产监督管理办法》等制定的。《药品生产监督管理办法》第九条关于生产许可，要求省、自治区、直辖市药品监督管理部门应当自受理之日起 30 日内作出决定；第七十三条明确规定的期限以工作日计算，同时，药品生产许可中技术审查和评定、现场检查、企业整改等所需时间不计入期限。按照《药品检查管理办法（试行）》《药品生产监督管理办法》中的极限期限来推算，从行政受理到拿到生产许可证，需要（70+30）个工作日。

2022 年 4 月，国家药品监督管理局印发《药物警戒检查指导原则》，该文件适用于省级及以上药品监管部门对 MAH 自行开展及其委托开展的药物警戒活动进行的检查工作。《药品检查管理办法（试行）》适用于药品监管部门对我国境内上市药品的生产、经营、使用环节实施的检查、调查、取证、处置等行为，并规定国家、省、市县三级的检查事权划分，"国家药监局主管全国药品检查管理工作，监督指导省、自治区、直辖市药品监督管理部门……开展药品生产、经营现场检查""省级药品监督管理部门负责组织对本行政区域内药品上市许可持有人、药品生产企业、药品批发企业、药品零售连锁总部、药品网络交易第三方平台等相关检查""市县级药品监督管理部门负责开展对本行政区域内药品零售企业、使用单位的检查"。在有关药物警戒检查的规定（第八章"跨区域检查的协作"）中，指出"药品监督管理部门对其跨区域委托生产、委托销售、委托储存、委托运输、药物警戒等质量管理责任落实情况可以开展联合检查或者延伸检查"，即药物警戒检查是跨区域的检查方式。当前，各省级药品不良反应监测机构肩负三方面的职权，即上市后监测、安全性评价和药物警戒体系检查，仍需要将 MAH 药物警戒质量体系检查纳入 MAH、经营企业和使用单位的质量体系检查方案中。

药品安全质量体系检查规范，即医药企业的 GxP（GCP、GAP、GMP、GSP、GVP）和药品监管部门的 GRP，均是保证药物可及性和构建更完善的公众健康体系的必要组成部分。医药企业的 GxP 质量体系由药品监管部门进行监督检查，药品监管部门的 GRP 质量体系由上一级部门进行监管能力和绩效考评，或者采用国际互认协议进行评估，例如世界卫生组织采用《医疗产品国家监管体系评估全球基准工具（GBT）》对我国疫苗国家监管体系进行评估。

4.5 药品网络销售监管

4.5.1 药品网络经营及监管状况

抗击新冠疫情的三年，极大地促进了药品网络销售的快速发展。《2022 年药品流通行业运行统计分析报告》的数据显示，2022 年医药电商销售总额为 2358 亿元，占市场总规模的 8.6%，其中第三方平台交易额为 709 亿元，占医药电商销售总额的 30.1%。当前，国内互联网药品平台一般具有导医和/或导药功能，如平安好医生、京东健康、天猫健康、新特药网等平台。互联网医疗服务已形成新型产业，《2017 年国民经济行业分类注释》中有关医疗医药的互联网生活服务平台包括"互联网挂号就医平台"和"互联网在线问诊平台"两种类型；《健康产业统计分类（2019）》新增"互联网+健康服务平台"分类（编号为 0610），确立互联网药品平台的新零售业态。

互联网医院电子处方流转至零售药店的数量持续上升。例如，上海市的年电子处方量约为 200 万单，包括本地互联网医院电子处方、外配电子处方、"双通道"电子处方等。与此同时，网络处方药销售需要 24 小时在线服务，并且执行执业药师"双审方"制度安排。2022 年 8 月，《药品网络销售监督管理办法》明确规定药品网络零售企业应配备"依法经过资格认定的药师或者其他药学技术人员"，并要求"交易全过程信息真实、准确、完整和可追溯"。因此，执业药师数量和"双审方"制度实施是影响网络处方药销售合规管理质量和水平的核心因素。

B2B（business-to-business）模式是企业和企业之间通过互联网进行产品、服务及信息交换的一种营销模式。在 B2B 模式的互联网药品交易中，经营者只能销售本企业生产或经营的药品，不得提供其他互联网药品交易服务。B2C（business-to-consumer）模式是指企业对消费者的电子商务模式。B2C 模式是互联网药店直接面向消费者销售药品和服务的商业零售模式，是互联网药品交易中与消费者联系最为密切的交易模式。O2O（online-to-offline）模式是指将线下的商务机会与互联网结合，让互联网成为线下交易的平台，实现线上营销和线下服务相结合的商业模式。

随着网络信息技术的不断发展，药品经营新业态也在不断涌现，比如网络售药、微商、网络代购、直播售药等，这些业态呈现出经营行为点对点、隐匿性强、安全隐患大等特点。药品网络经营存在的问题包括以下几方面：一是无证经营药品。一些没有资质的企业和个人利用互联网的隐匿性无证经营药品或经营无批文药品，以及擅自扩大经营范围。二是利用私人社交空间无证售药。部分经营者利用微信朋友圈、微信群、QQ 群等进行宣传和销售，网售药品的产品来源、产品交易、快递配送、销售支付均采用网络形式，形成了一个较为隐蔽的产业闭环。三是跨境电商售药。京东国际、天猫国际等境外药品购买服务平台（含境外药品自营业务）均为境外注册公司，平台在境外设立服务器，通过网站提供境外药品的浏览和下单服务。消费者在购买时需要上传身份信息，境外药品从保税区仓库或中国大陆以外的区域发货，经过海关审核通关后才能由快递公司配送到消费者手中。电商平台中从事境外药品销售的平台和商户均为境外经营者，不在《药品管理法》的管辖范围内。四是虚假产品宣传。新兴媒体社交平台拥有可观的用户流量，不法分子借机通过直播软件、微信小程序、手机 App、微信公众号等渠道非法销售药品，或者用食品、保健食品、化妆品、消毒类产品等非药品冒充药品。药品网络销售的虚假宣传，由市场监管部门依据《中华人民共和国广告法》（以下简称《广告法》）、《中华人民共和国反不正当竞争法》等法律法规进行查处。

4.5.2 药品网络销售市场监管

基于《互联网诊疗管理办法（试行）》规定的互联网医院"不得对首诊患者开展互联网诊疗活动"制度设计，即互联网医院的复诊电子处方流转模式，药品网络销售业态利用新冠疫情防控期间对药物可及性的现实需求，推动"互联网+药品流通"快速发展。互联网医疗服务已形成新型产业，药品网络销售监管成为药品智慧监管应用场景之一。2022 年 8 月，《药品网络销售监督管理办法》明确省级药品监管部门负责监督管理药品网络交易第三方平台的合规性；2024 年 1月，《药品网络交易第三方平台检查指南（试行）》明确对药品网络交易第三方平台开展监督检查工作，其中包括处方来源、处方审核调配、互联网医院等平台内处方药销售行为（表 4－7）。上海市药品监管部门对药品网络销售检查工作做了前期探索，并编制了网络交易平台检查指南。

表 4－7 药品网络销售检查指南

类　别	检 查 内 容 及 方 法
1 平台资质	（1）营业执照
	（2）第三方平台应当将企业名称、法定代表人、统一社会信用代码、网站名称以及域名等信息向平台所在地省级药品监督管理部门备案
	（3）互联网药品信息服务资格证书
	（4）ICP 备案凭证或电信增值业务许可证
	（5）核对资质信息一致情况
	（6）第三方平台应当在其网站首页或者从事药品经营活动的主页面显著位置，持续公示营业执照、相关行政许可和备案、联系方式、投诉举报方式等信息或者上述信息的链接标识
2 制度建立	（1）建立药品质量安全管理机构，配备药学技术人员承担药品质量安全管理工作
	（2）建立药品质量安全、药品信息展示、处方审核、处方药实名购买、药品配送、交易记录保存、不良反应报告、投诉举报处理等管理制度
	（3）对药品网络销售活动建立检查监控制度
3 制度实施	（1）实施药品质量安全、药品信息展示、处方审核、处方药实名购买、药品配送、交易记录保存、不良反应报告、投诉举报处理等管理制度
	（2）对申请入驻的药品网络销售企业资质、质量安全保证能力等进行审核，对药品网络销售企业建立登记档案，至少每六个月核验更新一次，确保入驻的药品网络销售企业符合法定要求
	（3）与药品网络销售企业签订协议，明确双方药品质量安全责任
	（4）展示的药品相关信息应当真实、准确、合法
	（5）加强检查，对入驻平台的药品网络销售企业的药品信息展示、处方审核、药品销售和配送等行为进行管理，督促其严格履行法定义务
	（6）第三方平台发现入驻的药品网络销售企业有违法行为的，应当及时制止并立即向所在地县级药品监督管理部门报告
	（7）发现下列严重违法行为的，应当立即停止提供网络交易平台服务，停止展示药品相关信息：① 不具备资质销售药品的；② 违反《药品网络销售监督管理办法》第八条规定销售国家实行特殊管理的药品的；③ 超过药品经营许可范围销售药品的；④ 因违法行为被药品监督管理部门责令停止销售、吊销药品批准证明文件或者吊销药品经营许可证的；⑤ 其他严重违法行为的

续　表

类　别	检 查 内 容 及 方 法
3 制度实施	（8）疫苗、血液制品、麻醉药品、精神药品、医疗用毒性药品、放射性药品、药品类易制毒化学品等国家实行特殊管理的药品不得在网络上销售，具体目录由国家药品监督管理局组织制定
	（9）药品网络零售企业不得违反规定以买药品赠药品、买商品赠药品等方式向个人赠送处方药、甲类非处方药
	（10）药品注册证书被依法撤销、注销的，不得展示相关药品的信息
	（11）药品上市许可持有人依法召回药品的，第三方平台、药品网络销售企业应当积极予以配合
	（12）保存药品展示、交易记录与投诉举报等信息。保存期限不少于 5 年，且不少于药品有效期满后 1 年。第三方平台应当确保有关资料、信息和数据的真实、完整，并为入驻的药品网络销售企业自行保存数据提供便利
4 处方药	（1）从事处方药销售的药品网络零售企业，应当在每个药品展示页面下突出显示"处方药须凭处方在药师指导下购买和使用"等风险警示信息。处方药销售前，应当向消费者充分告知相关风险警示信息，并经消费者确认知情。 　　药品网络零售企业应当将处方药与非处方药区分展示，并在相关网页上显著标示处方药、非处方药。 　　药品网络零售企业在处方药销售主页面、首页面不得直接公开展示处方药包装、标签等信息。通过处方审核前，不得展示说明书等信息，不得提供处方药购买的相关服务
	（2）通过网络向个人销售处方药的，应当确保处方来源真实、可靠，并实行实名制。 　　药品网络零售企业应当与电子处方提供单位签订协议，并严格按照有关规定进行处方审核调配，对已经使用的电子处方进行标记，避免处方重复使用。 　　药品网络零售企业接收的处方为纸质处方影印版本的，应当采取有效措施避免处方重复使用
	（3）第三方平台承接电子处方的，应当对电子处方提供单位的情况进行核实，并签订协议
5 药品网络 销售企业	（1）从事药品网络销售的，应当是具备保证网络销售药品安全能力的药品上市许可持有人或者药品经营企业。药品网络销售企业应当按照经过批准的经营方式和经营范围经营。药品网络销售企业为药品上市许可持有人的，仅能销售其取得药品注册证书的药品。未取得药品零售资质的，不得向个人销售药品
	（2）药品网络销售企业为药品上市许可持有人或者药品批发企业的，应当向所在地省级药品监督管理部门报告。药品网络销售企业为药品零售企业的，应当向所在地市县级药品监督管理部门报告

续　表

类　别	检 查 内 容 及 方 法
5 药品网络 销售企业	（3）建立并实施药品质量安全管理、风险控制、药品追溯、储存配送管理、不良反应报告、投诉举报处理等制度
	（4）建立在线药学服务制度，由依法经过资格认定的药师或者其他药学技术人员开展处方审核调配、指导合理用药等工作。依法经过资格认定的药师或者其他药学技术人员数量应当与经营规模相适应
	（5）在网站首页或者经营活动的主页面显著位置，持续公示其药品生产或者经营许可证信息。药品网络零售企业还应当展示依法配备的药师或者其他药学技术人员的资格认定等信息。上述信息发生变化的，应当在 10 个工作日内予以更新
	（6）对药品配送的质量与安全负责。配送药品，应当根据药品数量、运输距离、运输时间、温湿度要求等情况，选择适宜的运输工具和设施设备，配送的药品应当放置在独立空间并明显标识，确保符合要求、全程可追溯。 委托配送的，应当对受托企业的质量管理体系进行审核，与受托企业签订质量协议，约定药品质量责任、操作规程等内容，并对受托方进行监督
	（7）向个人销售药品的，应当按照规定出具销售凭证。销售凭证可以以电子形式出具，药品最小销售单元的销售记录应当清晰留存，确保可追溯
	（8）完整保存供货企业资质文件、电子交易等记录。销售处方药的药品网络零售企业还应当保存处方、在线药学服务等记录。相关记录保存期限不少于 5 年，且不少于药品有效期满后 1 年
	（9）对存在质量问题或者安全隐患的药品，应当依法采取相应的风险控制措施，并及时在网站首页或者经营活动主页面公开相应信息

4.5.3　药品网络销售执业药师

互联网远程医疗、互联网诊疗、互联网医院等"互联网+医疗"模式应运而生，进一步提升了医疗医药的药物可及性和便利性。一是电子处方流转是网络处方药销售的基础，而医疗机构在电子处方信息共享的技术标准、准入条件、退出机制、执行流程等方面尚未形成统一规范（刘德阳 等，2021）。二是药师审方职责居于电子处方流转的核心位置，处方审核应遵循《处方管理办法》《医疗机构处方审核规范》《药品管理法》《医疗机构药事管理规定》《医院处方点评管理规范（试行）》等有关法律法规、规章制度和规范（许海波 等，2024）。三是审方药师还需结合最新的临床诊疗规范、指南共识、临床路径、药品说明书、国家处方集等高质量循证依据对处方进行审核。四是医院及药店都有各自的电子处方审核、监督体系，但审核串联模式与系统对接仍存在"信息孤岛"问题（范瑞雪 等，2022）。药品网络销售终端是零售药店，因而执业药师的职责至关重要。电子处方依托互联网药品平台流转至实体药店，涉及执业药师"双重"审方职责和数字证书认证（CA）等合规流程（王广平，2022）。因此，电子处方流转是互联网药品平台风险管理要点，需要加强电子处方审核合规管理。

互联网医院、电子处方流转和实体药店职责，以及数据流管理、执业药师职责等，是网络处方药销售合规管理的关键要素。许海波等（2022）分析互联网医院、零售药店和第三方药品平台中的药师职责，提出构建互联网医院药物警戒体系、制定执业药师"双审方"操作规范和建立远程审方总执业药师制度。多个规范性文件确定了药师审方职责，《医疗机构处方审核规范》明确处方审核流程中"药师是处方审核工作的第一责任人"，《执业药师业务规范（试行）》确定药品经营领域执业药师的处方调剂、用药指导、药物治疗管理、ADR 监测和健康宣教等职责，《互联网诊疗管理办法（试行）》要求"在线开具的处方必须有医师电子签名，经药师审核"。因此，在网络处方药销售背景下实施电子处方流转风险管理，一是要发挥执业药师审方职责，二是要加强互联网医院药物警戒体系和处方药销售合规管理。第三方平台具有网络信息优势，需要将与电子处方流转相关的数据流整合并形成"患者复诊—电子处方流转—购药—反馈"的完整网络销售信息链条。药品网络销售数据流管理，既涵盖在线医师、在线药师、驻店药师、患者特征等属性数据，也涵盖复诊咨询、物流配送和用药反馈等结构数据，将其开发为数字化应用场景，以提升电子处方流转合规管理质量水平。

电子处方流转合规管理，依托于执业药师对处方审核调配流程的规范化操作，需要发挥执业药师"双重"审方职责。编制药品零售企业的电子处方审核规程标准，将助力提升药品流通、使用环节的监管体系和监管能力水平，防止网络环境下不合理用药现象的发生，确保"三医"联动改革中药品供应保障措施的有效实施。《国家药监局关于规范药品零售企业配备使用执业药师的通知》（国药监药管〔2020〕25 号）明确"经营处方药、甲类非处方药的药品零售企业，应当配备执业药师"。执业药师电子处方审核规程的制度安排，需要结合电子处方流转特征、数据流管理等合规制度，并参照《处方管理办法》《医疗机构处方审核规范》《医疗机构药事管理规定》《医院处方点评管理规范（试行）》等有关制度文件，编制电子处方审核规程标准。2023 年 10 月，上海医药商业行业协会发布《药品零售企业电子处方审核规程》（T/SHSPTA 003—2023）团体标准。

4.6　本章小结

　　检验检测、风险监测、监督检查是药品监督管理的"三驾马车"。建立药品抽检买样机制，特别是监督性抽检的成本补偿，将解决政府监管效率与企业抽检成本的矛盾。药品检验检测是重资产投入环节，药品审核查验和药品不良反应监测属于监管领域的轻资产范畴。药品监督检查，可以督促药品生产和销售企业按照法规规定进行合规经营。医药企业的 GxP（GCP、GAP、GMP、GSP、GVP）和药品监管部门的 GRP，均是保证药物可及性和构建更完善的公众健康体系的必要组成部分，需要分析研判综合集成药品安全质量体系检查规范的有效模式和路径。

　　互联网医疗服务已形成新型产业，药品网络销售监管成为药品智慧监管应用场景之一。《健康产业统计分类（2019）》新增"互联网+健康服务平台"分类，确立互联网药品平台的新零售业态。互联网医院电子处方流转至零售药店的数量持续上升。网络处方药销售合规管理的关键要素包括互联网医院、电子处方流转和实体药店职责，以及数据流管理、执业药师职责等。药品监管部门发布《药品网络销售监督管理办法》《药品网络交易第三方平台检查指南（试行）》等网络药品销售合规管理法律法规。

参 考 文 献

［1］黄英 . 150 种保健食品销售价格及购样经费研究［J］. 现代食品，2017，2（3）：118 - 119.

［2］孙晓芳，杨丹，张丽楠 . 50 种保健食品价格及买样经费调查分析［J］. 首都医药，2010（6）：6 - 7.

［3］朱莹 . "市场买样+样品检测+特殊检查"核查模式［J］. 认证技术，2011（4）：23 - 24.

［4］乔善兰 . 食品安全抽样监测资金绩效评价探讨［J］. 财会学习，2015（16）：

170－171.

［5］孙美芝．食品药品检验机构专项经费列支的思考［J］．中国国际财经（中英文），2017（5）：184－185.

［6］赵军．食品药品检验机构抽验专项经费管理探讨［J］．会计师，2012（21）：38－39.

［7］孙苓苓，毕开顺．欧盟药品上市后抽验模式分析与启示［J］．中国新药杂志，2012，21（9）：956－959.

［8］刘德阳，王静，周乃彤，等．我国电子处方服务模式现状与发展［J］．中国药房，2021，32（1）：5－12.

［9］许海波，王欣，张浩，等．互联网医院电子处方流转影响因素实证分析［J］．中国医药导刊，2024，26（4）：384－391.

［10］范瑞雪，袁孝青，杜玉馨，等．我国电子处方流转现状及对策［J］．中国药业，2022，31（17）：1－6.

［11］王广平．电子处方流转风险管理中的药师职责分析［J］．中国药房，2022，33（18）：2281－2284.

［12］许海波，魏骏，顾维康，等．互联网医院药物警戒体系中执业药师职责和作用研究——基于上海市执业药师职责管理实践［J］．中国医药导刊，2022，24（12）：1168－1173.

第5章 药品安全质量体系制度与实践

依据《药品管理法》等相关法律法规，负责组织实施的行业管理规范，以及药品研发、生产、经营和使用领域的全过程监管要求，GLP、GCP、GMP、GAP、GSP 和 GVP 共同构成了药品监督管理企业端的 6 个配套规范。药品安全质量管理体系一般采用全面质量管理理论的"人、机、料、法、环"（4M1E），即人员（man）、机器（machine）、物料（material）、方法（method）和环境（environment），来对质量管理体系进行缺陷分析和验证等。人员是指制造产品的相关人员；机器是指制造产品所用的机械设备；物料是指制造产品所使用的原、辅材料；方法是指制造产品所采用的方法和工艺，引申出来还可以指代法律法规等政策环境；环境是指产品制造所处的厂房及其他相关环境。

5.1 药品上市前质量管理体系（GLP/GCP）

5.1.1 药品上市前质量管理体系概述

2017 年 10 月，中共中央办公厅、国务院办公厅发布《关于深化审评审批制度改革鼓励药品医疗器械创新的意见》，提出改革临床试验管理的八项重大举措，其中第一项就是"临床试验机构资格认定实行备案管理"。2019 年 8 月，新修订的《药品管理法》颁布并自 2019 年 12 月 1 日起施行，药物临床试验机构备案制正式落地。相比于旧版，新版增加了对临床试验过程的管理要求，包括加强伦理委员会的伦理审查工作制度建设、采取有效措施保障受试者合法权益，并提出了药品监管部门应当对药物临床试验机构遵守药物临床试验质量管理规范的情况进行检查，监督其持续符合法定要求。《药品注册管理办法》（国家市场监督管理总局令第 27 号）已于 2020 年 1 月经国家市场监督管理总局 2020 年第 1 次局务会议审议通过，自 2020 年 7 月 1 日起施行。

药物临床试验机构实行备案管理，一方面体现了监管理念的转变，强调由事前的认定转变为事中事后全过程监管，这标志着监管模式的调整；另一方面是将针对机构的认定改为围绕临床试验药物的全过程检查，即将监管的重心从认定机构的形式转为监督检查机构开展临床试验能力的形式，唯能力而不唯机构，使得临床试验监管的针对性更加明确、清晰。

药物临床试验现场核查是确保临床试验过程规范与研究结果科学可靠的重要手段，也是药品监管科学理论体系的重要内容之一。药品 GCP 检查员是实施药物临床试验检查的主体，检查员的业务水平和检查能力将决定检查的质量，并最终影响到药品注册上市。2021 年 12 月，国家药品监督管理局药品审评中心依据《药品注册管理办法》，发布《药品注册核查检验启动工作程序（试行）》，对药品注册核查与注册检验启动的原则、程序、时限和要求进行规定。药品注册核查包括药品注册研制现场核查、药品注册生产现场核查。①

5.1.2 国内外临床试验质量提升经验

2013 年 8 月，美国 FDA 发布《临床研究监督——基于风险的监管方法》（*Oversight of Clinical Investigations — A Risk-Based Approach to Monitoring*）。该文件成为当今国际对药物临床研究监管质量控制管理的一个重要参考标准，它特别要求临床研究的申办方对临床研究实施有效监督。2018 年 12 月，美国 FDA 发布《FDA 真实世界证据计划框架》（*Framework for FDA's Real-World Evidence Program*），旨在促进通过使用真实世界证据（RWE）来支持药品审批决策的进程，同时为实现该目标提供一个相对清晰的路线图。该文件指出，RWE 可作为前期探索性研究结果，助力传统临床研究的开展，进而推动药品审批上市。2018 年 8 月，美国 FDA 创建复杂创新试验设计（complex innovative trial design，CID）项目，并在 2021 年 1 月正式发布《关于药物和生物制品复杂创新试验设计与 FDA 沟通交流指导原则》（*Interacting with the FDA on Complex Innovative Trial Designs for Drugs and Biological Products*），其目的在于推动复杂创新试验设计方法在药物开发后期阶段的应用。

---

① 国家药品监督管理局药品审评中心. 国家药监局药审中心关于发布《药品注册核查检验启动工作程序（试行）》的通告（2021 年第 54 号）［EB/OL］.（2021 - 12 - 20）［2023 - 05 - 28］. https：//www.cde.org.cn/main/news/viewInfoCommon/c1dd9f7df30d686a2adab91f7f34587e.

2018 年 4 月，日本《临床研究法》生效，该法适用于日本《药事法》规定的临床试验以外的、在人体开展药物和医疗器械的有效性或安全性研究。2022 年 7 月，由中国上海市药学会药物临床研究专业委员会联合药物信息协会中国数字健康社区牵头编写的《远程智能临床试验专家共识》正式发布，目的是制定远程智能临床试验（decentralized & digitalized clinical trials，DCT）规范并开展试点。2022 年 12 月，欧洲药品管理局（EMA）、欧盟委员会（EC）和药品机构负责人（HMA）以联合建议文件的形式发布关于临床试验分散要素的欧盟级指南《临床试验中去中心化元素的推荐文件》（*Recommendation Paper on Decentralized Elements in Clinical Trials*），阐明欧盟 DCT 申办人的一些关键考虑因素。

5.2　药品生产质量管理体系（GMP/GAP）

5.2.1　药品生产质量管理规范（GMP）

近年来，随着监管形势的不断发展变化，我国药品监管部门高度重视提高监管效能和提升药品安全保障水平，这在监管工作中体现为更加注重问题导向、强化风险防控、统筹手段形成合力等方面。建立并运行质量管理体系来规范和保证药品监管质量，成为不少监管部门的共同选择（王含贞 等，2019；唐文燕 等，2017；闫志刚 等，2018）。

药品生产质量管理规范（good manufacturing practice，GMP）是一套适用于药品生产和质量管理的系统性规范，涵盖从原料采购、生产过程、产品放行到产品发运的整个生产周期，目的在于确保药品的安全性、有效性、质量和一致性。2011 年 1 月，新修订的《药品生产质量管理规范》（卫生部令第 79 号）发布，对于提升药品生产质量管理水平、保障公众用药安全具有重要意义。2020 年 1 月，《药品生产监督管理办法》（国家市场监督管理总局令第 28 号）明确要求药品上市许可持有人、中药饮片生产企业、原料药生产企业，以及经关联审评的辅料、直接接触药品的包装材料和容器的生产企业"严格遵守药品生产质量管理规范，确保生产过程持续符合法定要求"。2023 年 12 月，国家药品监督管理局食品药品审核查验中心发布《ICH Q7 原料药的药品生产质量管理规范指南问答》，以推动 ICH 指导原则在我国医药行业的转化实施和提升我国制药行业药品 GMP

管理水平。

国际药品检查合作组织成立于 1995 年，是由不同国家和地区药品检查机构组成的国际性组织，致力于促进和推动药品 GMP 的国际协调与合作。药品监管公约（Pharmaceutical Inspection Convention，PIC）与药品监管合作计划（Pharmaceutical Inspection Co-operation Scheme，PIC Scheme）是两个并行运作的国际组织，它们在国家和世界卫生组织之间开展合作，联合简称为 PIC/S。PIC是药品生产领域最早的国家之间药品 GMP 检查互认协议，成员包括奥地利、丹麦、芬兰、冰岛、列支敦士登、挪威、葡萄牙、瑞典、瑞士、英国、匈牙利、爱尔兰、罗马尼亚、德国、意大利、比利时、法国和澳大利亚等 18 个国家。PIC/S指导文件/指南包括 PIC/S GMP 指南，以及《血液制品 GMP 指南》《医疗机构药品配制良好实践指南》《无菌工艺验证》《检查机构的质量体系》等。2021 年9 月 24 日，我国国家药品监督管理局启动 PIC/S 预加入申请工作。2023 年 9 月下旬，我国国家药品监督管理局向 PIC/S 提交正式申请材料。申请加入 PIC/S 国际互认协议，是继加入 ICH 后的又一重要进展，也是主动融入国际药品监管体系、加快我国药品国际化进程的积极表现。

5.2.2　中药材生产质量管理规范（GAP）

中药材生产质量管理规范（good agricultural practice，GAP）是一套针对中药材种植和生产全过程的质量管理规范，旨在保证中药材的质量稳定和可控，保障中医临床用药安全有效。中药材是一个广义的概念，包括传统中草药、民族药及引进的植物药。2002 年 4 月，国家药品监督管理局发布试行版中药材 GAP，确定采用认证管理；2003 年 4 月，发布认证管理办法和认证检查评定标准后启动认证；2015 年 3 月，《国务院关于取消和调整一批行政审批项目等事项的决定》（国发〔2015〕11 号）取消 GAP 认证。

2022 年 3 月，《国家药监局　农业农村部　国家林草局　国家中医药局关于发布〈中药材生产质量管理规范〉的公告》（2022 年第 22 号）明确该规范适用于中药材生产企业规范生产中药材的全过程管理，并明确中药材的定义。新版中药材 GAP 借鉴了药品生产质量管理规范（GMP）的设计思路，以及世界各国、世界卫生组织颁布的药用植物种植和采集的生产质量管理规范（good agricultural and collection practice，GACP）；同时，新版中药材 GAP 明确了药品监管、农业农村、林业和草原、中医药管理等部门应提供技术指导，以确保中药材生产过程体现 GAP 所要求的部门职责和符合部门协调机制。

近 20 年来，我国中药材集约化生产有了长足进步，中药材生产企业采用自建、共建、共享的方式建设了大量基地，其中以"公司+农户"的组织方式居多。新版中药材 GAP 提出，中药材生产企业可采用农场、林场、"公司+农户"或合作社等组织方式建设中药材生产基地，以强化按照 GAP 要求实施规范化生产。2023 年 1 月，《国家药监局关于印发进一步加强中药科学监管促进中药传承创新发展若干措施的通知》（国药监药注〔2023〕1 号）明确"全面加强中药全产业链质量管理、全过程审评审批加速、全生命周期产品服务、全球化监管合作、全方位监管科学创新"。2023 年 6 月，国家药品监督管理局综合司发布《〈中药材生产质量管理规范〉监督实施示范建设方案》，明确"优化完善延伸检查等监督实施举措，推动中药生产企业……使用符合 GAP 的中药材，从源头提升中药质量"。2023 年 6 月，国家药品监督管理局食品药品审核查验中心发布《中药材 GAP 实施技术指导原则》和《中药材 GAP 检查指南》，以推进中药材GAP 有序实施，强化中药材质量控制，从源头提升中药质量。

5.3　药品经营质量管理体系（GSP）

5.3.1　药品经营质量管理体系概述

药品经营质量管理规范（good supply practice，GSP）是国际公认的药品经营和质量管理标准，为加强药品经营质量管理，规范药品经营行为，保障人体用药安全、有效而制定的一套法规标准，有助于提高药品流通环节的质量安全水平。药品经营企业必须遵守《药品经营质量管理规范》（GSP）等相关法规，持续改进和优化质量管理体系，确保药品流通过程中的质量安全。在我国，GSP 的实施由国家药品监督管理部门（NMPA，原 CFDA）负责监管和执行；药品经营企业的监管职权在省级与市县药品监督管理部门之间的划分主要体现在许可、检查和处罚等方面；省级药品监督管理部门负责药品批发企业、药品零售连锁总部的许可、检查和处罚，市县级药品监督管理部门负责本行政区域内药品经营和使用的质量监督管理和药品零售企业的许可、检查和处罚；对于跨省级委托开展的药品经营活动，委托方所在地药品监督管理部门负责实施监督管理，受托方所在地药品监督管理部门负责协助日常监管。

《药品经营质量管理规范》于 2000 年 4 月国家药品监督管理局局令第 20 号公布，2012 年 11 月卫生部部务会议第一次修订，2015 年 5 月国家食品药品监督管理总局局务会议第二次修订，根据 2016 年 6 月国家食品药品监督管理总局局务会议审议通过、2016 年 7 月国家食品药品监督管理总局令第 28 号公布的《国家食品药品监督管理总局关于修改〈药品经营质量管理规范〉的决定》修正，包括总则、药品批发的质量管理、药品零售的质量管理、附则等 4 章共计 184条。2023 年 9 月，为加强药品经营和药品使用质量监督管理，规范药品经营和药品使用质量管理活动，制定并公布《药品经营和使用质量监督管理办法》（国家市场监督管理总局令第 84 号），其明确提出"医疗机构应当建立药品质量管理体系，对本单位药品购进、储存、使用全过程的药品质量管理负责"。2024 年 4月，发布《国家药监局关于进一步做好药品经营监督管理有关工作的公告》（2024 年第 48 号），以进一步加强药品经营环节监管，规范药品经营许可管理。

5.3.2 药品经营新业态新商业模式

在新冠疫情的影响下，患者线上就医、线上问诊迎来爆发式增长，购药习惯迅速被强化；零售药店方面，为承接外流处方，各大零售连锁正积极布局，"双通道"药房、院边店、DTP 药房的数量年增速达 30% 以上。《国家药监局关于进一步做好药品经营监督管理有关工作的公告》（2024 年第 48 号）作为《药品经营和使用质量监督管理办法》的配套文件，重点加强药品现代物流、自助售药机等新业态合规管理，并"包容审慎"监管细胞治疗新技术应用，强调智慧监管手段应用，助力药品经营领域数字化转型和高质量发展。

一是现代药品物流行业领域方面，参与药品运输仓储的公司通过自建子公司、租赁仓储运输设施、委托第三方物流等各种模式，为供应链提供信息系统与平台、冷藏运输、冷库仓储运营、末端配送等服务。

二是药品网络销售第三方平台。药品网络销售第三方平台发展主要得益于电子商务的快速增长和消费者对便捷购药需求的提升；基于互联网医院、电子处方流转、药品网络销售第三方平台等网络技术的发展趋势，产生了"双通道"药房、院边店、DTP 药房等处方药经营新业态新商业模式。例如新特药平台、京东大药房、叮当快药、天猫医药馆、京东买药等第三方药品平台，其电子处方应当来自互联网医院。

三是"批零一体化"新业态，是一家企业取得两个许可，属于混合经营新业态，企业质量管理体系、人员管理和仓库管理等方面应当符合批发和零售连锁总部的相关要求。国家相关部门已发布多项指导性政策，如 2016 年商务部发布的《全国药品流通行业发展规划（2016—2020 年）》（商秩发〔2016〕486 号）、2017 年《国务院办公厅关于进一步改革完善药品生产流通使用政策的若干意见》（国办发〔2017〕13 号），以及 2021 年《商务部关于"十四五"时期促进药品流通行业高质量发展的指导意见》等。

四是零售环节的细胞治疗药品。随着近年来国内有多款细胞治疗药品获批上市，零售药店经营细胞治疗药品逐渐发展。2023 年 6 月，《零售药店经营自体嵌合抗原受体 T 细胞（CAR－T）治疗药品服务规范》（T/CAPC 011—2023）团体标准正式发布。

五是首营资料的电子化传输。随着互联网医院远程诊疗的复诊前置性规定、电子处方流转和第三方药品平台快速发展，药品网络销售合规管理中的首营企业资料和首营品种资料运用信息技术，采用电子数据方式进行传送或存储逐渐发展起来。

对于药品经营新业态新商业模式质量体系监管，国家市场监管总局和药品监管部门发布了相关的法律法规和规范性文件，以强化药品经营新业态新商业模式合规管理体系。

（1）《药品网络销售监督管理办法》（国家市场监督管理总局令第 58 号）；

（2）《国家药监局综合司关于印发药品网络交易第三方平台检查指南（试行）的通知》（药监综药管函〔2023〕691 号）；

（3）《药品经营和使用质量监督管理办法》（国家市场监督管理总局令第 84 号）；

（4）《国家药监局关于进一步做好药品经营监督管理有关工作的公告》（2024 年第 48 号）；

（5）《医疗器械监督管理条例》（国务院令第 739 号）。

5.4　药物警戒质量管理体系（GVP）

2021 年 5 月发布的《国务院办公厅关于全面加强药品监管能力建设的实施

意见》（国办发〔2021〕16 号）确立十八项重点任务，其中第十项明确指出：
"建设国家药物警戒体系。加强药品、医疗器械和化妆品不良反应（事件）监测
体系建设和省、市、县级药品不良反应监测机构能力建设。制定药物警戒质量管
理规范，完善信息系统，加强信息共享，推进与疾控机构疑似预防接种异常反应
监测系统数据联动应用。"为落实《药品管理法》有关建立药物警戒制度的要
求，督促药品上市许可持有人（MAH）落实药物警戒主体责任，2021 年 5 月，
国家药品监管部门发布《药物警戒质量管理规范》，2022 年 4 月，国家药品监管
部门发布《药物警戒检查指导原则》，用于指导药品监管部门科学开展药物警戒
体系检查工作，指导 MAH 规范开展药物警戒活动。

5.4.1 全生命周期药物警戒体系建设概况

我国药品全生命周期管理的制度演变，经历了从"十二五"时期的药品电
子监管体系，到"十三五"时期的药品追溯管理体系，再到"十四五"时期
的全生命周期药物警戒体系等三个过程。《国家药品安全"十二五"规划》提
出"强化药品全过程质量监管""完善覆盖全品种、全过程、可追溯的药品电
子监管体系"；《"十三五"国家药品安全规划》提出"强化全过程、全生命周
期监管"和"覆盖全品种、全链条的药品追溯体系"目标；《"十四五"国家
药品安全及促进高质量发展规划》明确推进"药品全生命周期数字化管理"
和"全生命周期药物警戒体系"技术支撑能力。2021 年发布的《药物警戒质
量管理规范》明确了 MAH 和注册申请人对全生命周期药物警戒体系的主体
责任。

2010 年修订的《药品生产质量管理规范》首次引入质量风险管理的概念，
并定义成"是在整个产品生命周期中采用前瞻或回顾的方式，对质量风险进行评
估、控制、沟通、审核的系统过程"，这是最早的生产企业药物警戒制度。2017
年 10 月，《关于深化审评审批制度改革鼓励药品医疗器械创新的意见》提出加强
药品医疗器械全生命周期管理，建立 MAH 直报不良反应和不良事件制度。2019
年新修订的《药品管理法》首次确立"药物警戒制度"，这是从关注药品上市后
监管到聚焦药品全生命周期管理的重大进步。依据《国家药监局关于进一步加强
药品不良反应监测评价体系和能力建设的意见》（国药监药管〔2020〕20 号）的
要求，当前我国已构建以 ADR 监测机构为专业技术机构、MAH 和医疗机构依法
履责的"一体两翼"工作格局。《国家药品不良反应监测年度报告（2021 年）》

的数据显示①，2021 年国家和地方 ADR 监测部门依照 ICH《监管活动医学词典》（MedDRA），对 ADR 涉及患者、药品、器官系统、新的和严重的病例等方面进行监测和报告，但并未呈现出全生命周期药物警戒监测的框架体系（王广平，2022）。

针对我国 MAH，特别是 B 证企业的药物警戒体系建设方面，浙江省、上海市、广东省和辽宁省等地的行业协会或核查中心相继发布了《药物警戒信息化系统建设与运营规范》（T/ZSIA 0003—2023）、《药物警戒活动委托质量管理规范》（T/SHPPA 024—2023）、《药物警戒服务外包管理规范》（T/GDPA 2—2024）和《药物警戒检查管理规范》（DB21/T 3972—2024）等团体标准或地方标准，中华中医药学会发布了一系列中药药物警戒体系建设团体标准。

5.4.2　MAH 药物警戒外部报告递交

《药品年度报告管理规定》要求 MAH 落实药品年度报告的主体责任，并作为监督检查、风险评估、信用监管等工作的参考材料和研判依据。MAH 需要向监管部门递交个例药品不良反应报告（ICSR）、定期安全性更新报告（PSUR）和药品年度报告，并以此作为与政府部门进行风险沟通的法定依据。MAH 向药品监管部门递交药物警戒汇总和快速报告的制度文件包括：一是《药品管理法》规定 MAH 提交药品年度报告；二是《药品不良反应报告和监测管理办法》要求报送 ICSR、PSUR；三是依据《国家药品监督管理局关于药品上市许可持有人直接报告不良反应事宜的公告》和《药品上市许可持有人药物警戒年度报告撰写指南（试行）》报送药物警戒年度报告。三项年度汇总报告和一项快速报告（ICSR），既作为 MAH 药品全生命周期药物警戒体系和能力提升的重要工具，又可以用于评价地方药品不良反应监测"一体两翼"体系的工作绩效。

MAH 药物警戒外部报告递交的质量要求，是欧美国家和国际组织通行的合规管理原则。国外药物警戒汇总报告包括临床试验信息汇总报告及上市后信息汇总报告两个类别；临床试验信息汇总报告的实施经验，包括欧盟年度安全报告和美国的研究新药物（IND）年度报告等形式；上市后汇总报告包括欧盟和 ICH 的 PSUR，以及美国的定期药物不良事件报告等（Tamara Mazz 等，2009）。例如美国 FDA 根据 21 CFR314. 80 和 21 CFR314. 81 规定，药品上市后需要及时并定期

---

① 国家药品监督管理局药品评价中心. 国家药品不良反应监测年度报告（2021 年）［EB/OL］.（2022 - 03 - 30）［2023 - 05 - 28］. https：//www. cdr-adr. org. cn/drug_ 1/aqjs_ 1/drug_ aqjs_ sjbg/202203/t20220330_ 49586. html.

汇报不良反应，包括 ICSR、PSUR 和年报；要求所有严重的或非预料的 ICSR 要在 15 天内上报，并要求定期对 ADR 进行总结分析汇报（李艳艳，2019）。因此，监管部门对 MAH 药物警戒外部报告递交的规制内容，包括递交范围、时限及方式，并及时、准确地完成递交职责任务；报告递交采用电子传输方式。当前我国监管部门已建成药品不良反应监测系统的企业端、医院端和监测机构管理端，并开发了药品年度报告采集模块，包括企业端和监管端，即 MAH 药物警戒外部报告递交渠道。因此，依法强化 MAH 注重药物警戒外部报告合规管理，建立、保存和维护药物警戒外部报告递交的相关流程和文件记录，通过药物警戒外部报告递交的合规管理工具，对 MAH 药物警戒的重点项目实施内部审核和监督检查（徐建龙 等，2022）。

表 5-1 MAH 药物警戒外部报告递交的合规管理制度

文件/报告类型		制 度 文 件	主 要 内 容
年度汇总报告	药品年度报告	《药品管理法》；《药品年度报告管理规定》（国药监药管〔2022〕16 号）	每年 4 月 30 日前；按自然年度收集汇总生产销售、上市后研究、风险管理等
	药物警戒年度报告	《国家药品监督管理局关于药品上市许可持有人直接报告不良反应事宜的公告》（2018 年第 66 号）；《药品上市许可持有人药物警戒年度报告撰写指南（试行）》（2019 年 11 月）	每年 3 月 31 日前；PV 体系、ICSR、PSUR、风险评估和控制、重点监测；MAH 和产品信息、说明书发生变更
	定期安全性更新报告	《药品不良反应报告和监测管理办法》（卫生部令 81 号）；《药品定期安全性更新报告撰写规范》（国食药监安〔2012〕264 号）	新药监测期、首次进口 1 年，其他 5 年，60 天递交；每年 4 月 1 日前；风险和效益评估
	上市后安全性研究	《药品管理法》；《药品年度报告管理规定》；《上市药品临床安全性文献评价指导原则（试行）》（2019 年第 27 号）	定性及定量化药品风险；审批类、备案类和报告类变更情况；附条件上市、快速审评的安全性研究
快速报告	个例药品不良反应报告（ICSR）	《药品不良反应报告和监测管理办法》；《个例药品不良反应收集和报告指导原则》（2018 年第 131 号）；《上市许可持有人药品不良反应报告表（试行）》（2020 年 1 月）	死亡病例立即；严重的、死亡病例调查 15 天，其他 30 天；文献检索、ADR 报告收集、评价、上报与随访

续　表

文件/报告类型		制 度 文 件	主 要 内 容
主文件	药物警戒体系主文件	《药物警戒体系主文件撰写指南》（2022 年 2 月）	组织，负责人，专职人员，ADE，信息系统，SOP，体系运行，委托，质量管理
委托协议	药物警戒委托协议	《药物警戒委托协议撰写指导原则（试行）》	协议制定，审核检查，数据管理，风险管理，沟通，变更
合规管理	合规管理体系	《合规管理体系　要求及使用指南》（GB/T 35770—2022）	

资料来源：国家药品监督管理局（nmpa. gov. cn），以及药品评价中心（cdr-adr. org. cn）、食品网伙伴网（foodmate. net）。

5.4.3　省级药物警戒决策支持能力

药物警戒科学决策支持能力，是药品安全风险警示信息、安全系统性风险、重大事件调查处理信息和应急预案编制等的基础。《国务院办公厅关于全面加强药品监管能力建设的实施意见》明确"建设国家药物警戒体系""推进全生命周期数字化管理"。《国民经济和社会发展第十四个五年规划和 2035 年远景目标纲要》倡导"加快建设数字经济、数字社会、数字政府"，以及《国务院关于加强数字政府建设的指导意见》（国发〔2022〕14 号）明确"政府决策科学化、社会治理精准化、公共服务高效化"数字政府建设的主要目标。药品审评、核查、检验、监测和评价等业务流程，是国家和地方药品监管信息化数字化建设基础。特别是，地方药品不良反应（ADR）监测机构、医疗机构和药品上市许可持有人（MAH）药物警戒体系建设，助力推动政府智慧监管和企业数字化转型进程。

《"十四五"国家药品安全及促进高质量发展规划》明确"强化国家、省、市、县四级负责药品监管的部门在药品全生命周期的监管协同"。当前，我国已形成国家、省、市、县四级药品不良反应监测体系。省级药品安全"十四五"规划文本关键词网络分析显示：地方 ADR 监测机构，与核查检查、检验检测、监管科学研究，合并为药品监管技术支撑力量（徐建龙 等，2022）。国内外专家学者对药物警戒体系和能力做了一定研究：Marineide（2019）通过整理 WHO 药物警戒评价指标体系，制定了 38 个药物警戒评价指标体系；Mohit（2018）设计了 18 个评价指标，包括机构、文件、系统、PSUR 等；雷保环（2021）提出了机构、人员、资源、体系、ADR/ADE 报告、处置、PUSR 评价等指标体系。以上研究成果均没有结合国家和地方职权划分现况，也未分析药物警戒科学决策支持体系和能力的指标体系。

首先，基于《药品管理法》《药品不良反应报告和监测管理办法》和 GVP 等法律文件，省级 ADR 监测机构职责包括 ADR 监测、药物滥用监测、上市后安全性评价、宣传培训和市县监测机构指导，以及对 MAH/生产企业药物警戒体系核查和指导工作（徐建龙，2022）。其次，根据对省级药品安全"十四五"规划中药物警戒体系建设任务分析，省级药物警戒能力文本关键词 SNA 结果显示：制度、技术、数据、评价、监测、风险等已成为"十四五"期间药物警戒体系能力的关键词汇。再次，根据对省级药品安全"十四五"规划中风险防控体系的建设任务分析，风险防控体系文本关键词 SNA 结果显示：隐患排查、风险管理、企业质量，以及监测、检验、检查和监管等关键性词汇凝聚为子群。最后，省级药物警戒科学决策支持能力包括但不限于监测评价基本职能，以及为风险防控体系提供决策支持等，例如《药物警戒质量管理规范》确立的药品全生命周期药物警戒制度，"数据+监测、评价"，以及 ICSR、PSUR、年度报告等递交质量评价等。因此，省级药物警戒决策支持体系，包括药物警戒（ADR）监测和评价职能、体系检查、监管科学决策支持，以及监测评价体系能力基础条件等（表 5 - 2）。

表 5 - 2　省级药物警戒科学决策支持能力指标

药物警戒职能	药物警戒决策支持能力		制 度 文 件
ADR 职责（监测）	ADR 监测报告；药物滥用监测 市县监测机构业务指导 宣传培训		"三定"方案；《药品不良反应报告和监测管理办法》
ADR 职责（评价）	上市后安全性评价 年度报告、ICSR、PSUR 递交质量评价 "一体两翼"体系能力评价		ADR 能力建设文件；《药品年度报告管理规定》
药物警戒体系检查	MAH	药物警戒体系检查 年度报告、ICSR、PSUR 质量评价 上市后安全性研究	GVP；《药物警戒检查指导原则》
	医疗机构	ICSR 质量的评价 药物警戒体系检查 哨点医院设置检查	《药品不良反应报告和监测管理办法》

药物警戒职能	药物警戒决策支持能力		制 度 文 件
药品监管科学决策支持	风险防控体系	隐患排查；风险管理 药品全生命周期管理体系	药品安全"十四五"规划
	药品安全形势评价	MAH 工艺变更 药品安全事件应急处置 药品安全风险的提示 行刑衔接案件的证据提供	《药品管理法》； 药品安全"十四五"规划
药物警戒监测评价体系能力基础	机构建设、制度体系、人才队伍、信息系统、新方法、MAH 责任、工作机制、公众认知、国际交流合作等。		《进一步加强药品不良反应监测评价体系和能力建设的意见》

资料来源：《药品管理法》《药品不良反应报告和监测管理办法》和"十四五"规划等。

5.4.4　省市两级监测评价技术体系

省市两级药品不良反应（ADR）监测评价技术体系建设，一方面应具备机构、制度、队伍、系统、新方法等基础条件，另一方面应提升对国家和地方药品监管工作的风险防控、药品安全形势研判、质量体系检查评价等的科学决策支持能力。此外，还需要将 ADR 监测评价工作纳入市县级药品安全责任和药品安全形势考核评议工作。例如 2022 年上海实施各区药品安全责任考核评议，评价内容包括日常监管、监督抽检、不良反应监测、风险隐患排查、专项检查、执法稽查、实地核查、疫情防控相关工作和亮点工作等九方面。当前，ADR 监测评价技术体系中的个例药品不良反应报告（ICSR）85% 以上来源于市县属地化监管的医疗机构和药品零售企业。因此，市县 ADR 监测评价工作对地方药品全生命周期药物警戒体系建设至关重要；ADR 监测评价技术体系中的省市两级职责，包括但不限于上市后监测、安全性评价、质量体系检查和监管决策支持等方面（徐建龙，2022）。

省市两级 ADR 监测评价技术体系建设原则，包括市县药品安全责任考评、指标可操作性、地方营商环境优化和纳入监管数字化应用场景等方面。省级 ADR 监测评价技术体系的指标，应包括上市后监测、安全性评价、GVP 核查和监管决策支持等方面；同时，通过药物警戒数字化应用场景示范应用，为市县提供 ADR 监测评价技术体系的决策支持。结合市县 ADR 监测评价技术体系的属地化监管要求，提出药品安全责任体系和 ADR 监测评价技术体系，一是构建基于省市两级职权划分的市县级药品安全责任体系，包括日常监管、监督抽检、ADR 监测、风险排查和稽查核查等方面，二是综合考虑市县 ADR 监测评价技术体系，包括数据收集、分析、技术、应急响应等多方面指标（表 5 - 3）。

表 5 - 3　市县级 ADR 药品安全责任和监测评价技术体系建设的参考指标

	药品安全责任体系		ADR 监测评价技术体系
日常检查	**药品零售**：按照年度监管计划要求完成零售企业和相应特药日常监督检查 **药品使用**：按照年度监管计划要求完成医院日常检查、放射性药品使用检查、戒毒药物门诊检查	数据收集	**ADR 报告率**：衡量医疗机构对 ADR 情况的报告程度 **报告及时性**：衡量 ADR 信息报告是否及时 **报告准确性**：评估医师（药师、护士）对 ADR 准确识别和描述能力 **从业者培训覆盖率**：衡量从业者接受有关 ADR 监测的培训
监督抽检	按年度监管计划和年度国家药品抽样工作实施方案要求完成年度抽样任务	处理技术	**技术创新应用**：衡量是否引入先进的技术手段，如 AI、算法等 **监测技术精准性**：衡量监测技术对 ADR 识别和分析的精准性
ADR 监测	按照《药品不良反应报告和监测管理办法》设置 ADR 监测机构；ADR 报告数未达到国家规定指标数	数据分析	**数据标准化水平**：衡量数据是否按照统一标准进行记录 **监测系统覆盖面**：衡量监测系统对药品种类、不同地区和患者的覆盖程度 **信息共享程度**：衡量监管机构之间，以及与医疗机构之间的信息共享是否畅通
风险排查	督促企业落实风险防控措施和开展"四类"药品销售监测工作	应急响应	**风险评估与管理效果**：评估风险评估方法是否能够降低患者风险 **定期评估与改进机制**：衡量监测体系定期进行评估，并改进机制
稽查核查	互联网药品信息服务许可；举报线索查办质量		

5.5　本章小结

药品安全质量管理体系的企业端，主要包括上市前质量管理体系（GLP/

GCP)、生产质量管理体系（GMP/GAP）、经营质量管理体系（GSP）和药物警戒质量管理体系（GVP），与政府层面的药品监管质量管理规范（GRP），均是保证药物可及性和构建更完善的公众健康体系的必要组成部分。

　　药物临床试验现场核查，既是确保临床试验合规性，也是药品监管科学理论体系的重要内容。临床试验机构备案管理代表了监管理念的变化，并强调由事前的认定改为事中事后全过程监管。中药材生产质量管理规范（GAP）通过中药材种植和生产全过程的质量管理，旨在保证中药材的质量稳定和可控。药品生产质量管理规范（GMP）的目的，在于确保药品的安全性、有效性、质量和一致性，涵盖了从原料采购、生产过程、产品放行到产品发运的整个生产周期。药品经营质量管理规范（GSP）是国际公认的药品经营和质量管理标准；药品经营企业的监管职权在省级与市县药品监督管理部门之间的划分主要体现在许可、检查和处罚等方面。2019 新修订的《药品管理法》确立"药物警戒制度"，国家药品监管部门相继发布《药物警戒质量管理规范》《药物警戒检查指导原则》，以及地方发布《药物警戒信息化系统建设与运营规范》《药物警戒活动委托质量管理规范》《药物警戒检查管理规范》《药物警戒服务外包管理规范》等团体标准或地方标准，以推进 GVP 质量管理体系主体责任落实。省市两级 ADR 监测评价技术体系建设原则，包括市县药品安全责任考评、指标可操作性、地方营商环境优化和纳入监管数字化应用场景等方面。省级 ADR 监测评价技术体系的指标，应包括上市后监测、安全性评价、GVP 核查和监管决策支持等方面。

参 考 文 献

［1］王含贞，张秋．国外药品 GMP 检查员管理体系对我国药品检查员队伍专职化的启示［J］．中国药事，2019，33（4）：375－379．

［2］唐文燕，张华，李建平，等．国内外药品 GMP 检查员培训标准体系对比［J］．上海医药，2017，38（15）：55－57．

［3］闫志刚，韩芳．日本药品检查员制度及其启示［J］．国家行政学院学报，2018（1）：127－131，152．

［4］王广平．药品全生命周期药物警戒体系研究与思考［J］．中国医药导刊，2022，24（7）：637－642．

［5］Tamara Mazza，Carrie E Corboy，西安杨森药品安全部．药物警戒汇总报告［J］．中

国药物警戒，2009，6（12）：761－764.

［6］李艳艳.中美仿制药的注册监管比较研究［D］.杭州：浙江大学，2019.

［7］徐建龙，王广平，胡骏.MAH 药物警戒体系中外部报告递交质量管理分析与思考［J］.中国医药导刊，2022，24（12）：1162－1167.

［8］Leal M M，Sanz M M，Ferrando J R C，et al. A comparative analysis of the pharmacovigilance systems of Brazil，Spain，the European Union and the United States based on the information provided by their regulatory agency websites［J］. Daru：Journal of Faculty of Pharmacy，Tehran University of Medical Sciences，2019，27（1）：379－387.

［9］Hans M，Gupta S K. Comparative evaluation of pharmacovigilance regulation of the United States，United Kingdom，Canada，India and the need for global harmonized practices［J］. Perspectives in Clinical Research，2018，9（4）：170－174.

［10］雷保环.MAH 药物警戒评价指标体系的构建与应用［D］.广州：广东药科大学，2021.

［11］徐建龙，李璠，阳剑，等.省级药物警戒科学决策支持能力分析［J］.中国医药导刊，2022，24（7）：643－649.

［12］陈致宇.药品不良反应报告自动化评估评价系统研究［D］.太原：中北大学，2023.

［13］中华医学会临床药学分会.临床药学服务价值评价实践指南（第一版）［J］.医药导报，2024，43（3）：321－333.

第6章 药品安全责任主体与 MAH 制度

2019 年新修订的《药品管理法》确立药品上市许可持有人（MAH）制度，采用药品上市许可与生产许可分离的管理模式，以 MAH 为药品质量管理体系的责任主体，对药品全生命周期质量承担主要责任。MAH 制度的推广和实行，具有鼓励新药创制成果转化、优化资源配置、遏制低水平重复建设、落实主体责任的显著成效。MAH 制度一方面激发了药品研发者的创新热情，另一方面亟须构建 MAH 委托活动的跨省监管协调机制，以及落实 B 证企业 C 证企业质量管理的主体责任。《国务院办公厅关于全面加强药品监管能力建设的实施意见》明确提出"压实药品安全企业主体责任""加强药品管理相关部门协调联动"。药品安全责任体系，包括 MAH 药品全生命周期主体责任、属地监管责任考评、社会共治等。2019 年，市场监管领域的 5 条投诉举报热线实行"五线合一"，建立健全药品事中事后监管机制，助力增进监管科学体系的形成。

6.1 MAH 制度

6.1.1 国内外 MAH 制度现状

药品上市许可持有人（MAH）制度是指将上市许可与生产许可分离的管理模式，持有人获得药品上市许可批件，并对药品全生命周期质量承担主体责任。MAH 制度作为医药制造业一项有效的产权制度，将附着在医药技术上的产权分割为所有权、生产权、销售权等，突破了原有"上市注册"与"生产许可"的捆绑模式，允许持有人跨区域委托生产，委托人可在当地完成研发药品注册，可委托当地或者外省市有能力的药品生产企业开展生产。此前，MAH 制度未能在我国医药行业推广和实施，"国家队"研发机构的新药研发和上市，必须新建药厂或生产线以实现其利益最大化，这是医药产业产能过剩、行业集中度低的主要原因。

MAH 制度是 2015 年 11 月第十二届全国人民代表大会常务委员会第十七次会议通过的一项药品审批制度改革制度。2016 年 5 月，国务院办公厅印发《关于印发药品上市许可持有人制度试点方案的通知》（国办发〔2016〕41 号），明确药品上市许可持有人制度的试点内容和品种范围。根据《药品管理法》（2001年修订）相关规定，我国药品注册审批实行的是上市许可与生产许可合并管理的模式，即对拟上市的新药及仿制药品实行严格的技术评审及行政审批，取得药品批准文号后方可生产与销售，而药品批准文号只颁给具有《药品生产许可证》的药品生产企业。政府采取上市许可和上市许可合并管理方式，一定程度上降低了新药技术转让时的监管成本，但忽略了因一揽子审批方式而产生的市场激励问题。MAH 制度对上市许可和生产许可的松绑，尤其是转变了国有研发机构和社会组织的市场行为主体地位，激发和加快了医药产业组织结构调整和演化进程，政府即将目前按环节分类规则转变为 MAH 和非 MAH 企业管理分类。

当前，欧盟、美国、日本等发达国家和地区实行的是生产许可持有人和上市许可持有人分离的制度，其中欧美国家对药品上市审批和许可方面的相关规定较为成熟，同时有着相类似的规定。欧盟 2001/83/EC 指令（欧洲议会和欧盟理事会指令，《关于共同体人用药品规范》）中要求申请药品的上市许可持有人（MAH）之前，必须确定其药品的生产厂商、生产方法，以及该生产商是否获得生产许可；2001/83/EC 指令要求所有药品生产都必须获得生产许可，成员国主管部门只有在确定依法提交的所有申请材料真实可靠时才颁发生产许可；要求上市许可持有人的质量受权人（QP）进行最终产品放行；MAH 必须对药品上市后所发生的全部问题负责，而药品生产和销售的受托方对药品上市许可持有人负责。美国的《联邦食品药品化妆品法》（FDCA）中的申请持有人（applicant holder）承担的义务与欧盟 MAH 相似，并且不限定为药品生产企业；新药在Ⅲ期临床试验结束后，可以提交 NDA，同时提交药品生产企业信息；FDA 从新药注册开始对药品生产企业进行 GMP 检查，生产质量管理符合 cGMP 及药品标准时，核发药品证书。日本于 2004 年直接提出了"上市许可人（MAH）执照"制度，日本 MAH 制度使得制药公司有两条发展途径，一是仅作为单独的受托企业，二是按规定申请药品上市许可持有人的执照（MAH），也就是销售许可证。

6.1.2　国内 MAH 执行情况

MAH 制度改革试点的实施，极大地激发了生物医药行业的创新活力。研发机构纷纷积极申请药品上市许可持有人（MAH）。MAH 制度中跨省委托监管的实践和举措，体现了区域一体化（例如长三角地区一体化、大湾区一体化、京津冀一体化）的理念，这不仅对生物医药产业的发展至关重要，也为其他行业的产业集聚和高质量发展提供了良好的示范效应。

2018 年，上海市药品监管部门开展 MAH 制度试点情况的市场调研，并综合欧美国家 MAH 实践经验和市场调研情况，实施多项举措并举、促进 MAH 和受托企业的结对试点，特别是引导持有人建立 ADR 预警监测制度；上海市药品监管部门牵头制定《江浙沪药品上市许可持有人跨省委托监管规定（试行）》，并与江苏、浙江两省药品监管部门签署《优势互补、资源共享、能力提升战略合作协议》，积极打通 MAH 销售的"最后一公里"，形成了上海市 MAH 制度试点试行的可复制、可推广的实践经验；全国首张由研发机构作为持有人的药品注册批件也落地于上海。上海药品监管部门在 MAH 制度试点中，所发布和指导的相关规范文件如下：

（1）《上海市开展药品上市许可持有人制度试点工作实施方案》（沪府办〔2016〕64 号）；

（2）《药品上市许可持有人申请办事指南》；

（3）《上海市开展药品上市许可持有人制度试点工作实施方案》政策解读；

（4）指导行业协会编写的《药品上市许可持有人与受托生产企业质量协议撰写指南》（修订版）；

（5）指导行业协会编写的《上海市药品上市许可持有人制度试点委托经营质量协议撰写指南》；

（6）指导创新联盟编制的《上海市药品上市许可持有人与受托开展药物警戒企业药物警戒协议撰写指南》；

（7）引导园区设立风险保障资金的《张江高新区核心园药品上市许可持有人制度合同生产试点风险保障资金操作细则》。

基于 2018 年上海市 MAH 制度试点工作市场调研成果，调研结果显示：MAH 制度助力于保证创新药和仿制药的上市许可持有人研发生产积极性，通过实施跨省委托生产的产品质量管理和监管部门协调的案例并积累为可复制可推广的经验。2023 年 10 月，国家药品监督管理局组织制定《药品上市许可持有人委托生产现场检查指南》，针对 MAH 的药品生产全过程、全生命周期质量管理情况加强监督检查，进一步强化和落实 MAH 药品安全质量管理的主体责任。

6.1.3 MAH 制度施行引起的相关制度变化

药品上市许可持有人（MAH）制度的施行，一方面激发了医药创新研发行为，另一方面，对政府和企业的组织结构、信息沟通、跨地区跨部门协调等方面带来一定深远影响。2022 年 12 月，国家药品监督管理局发布《药品上市许可持有人落实药品质量安全主体责任监督管理规定》（2022 年第 126 号），要求 MAH 按照药品 GLP、GCP、GMP、GSP、GVP 等合规规范，建立健全药品质量管理体系，依法对药品研制、生产、经营、使用全过程中药品的安全性、有效性、质量可控性负责。

1. 政府和企业组织结构的变化

2015 年之前，我国采取的是上市许可和生产许可绑定模式，企业数量实质上包括了所有医药 MAH 和生产企业，是影响医药产业集中度提升的根本原因。MAH 制度推广和施行，有望降低医药产能过剩现象和推进企业组织结构调整进程；与此同时，政府监管组织结构和监管制度也要做相应的调整和适应性改革。

药品上市许可持有人需履行法律规定的主体责任，综合了研发能力、管理能力和责任能力三者的总体责任，包括药物研发符合《药物临床试验质量管理规范》（GCP）、药品生产质量管理（GMP）、流通质量管理（GSP）以及药物警戒管理（GVP）、不良反应监测、上市后研究、风险获益评估等责任。MAH 制度施行带来的最突出的变化是组织结构方面的变革：一方面，MAH 制度以上市药品批准文号为外在形式，将药品研发生产合二为一，不再区分药品研发、生产环节，同时将药品上市注册和生产的政府监管也将合二为一，政企组织结构调整与优化势在必行（图 6-1）；另一方面，从企业内部组织结构来看，"药品生产企业集团公司可以将各控股子公司的药品批准文号集中到集团公司持有，成为持有人"，企业之间的兼并重组速度加快，以及企业集团组织管理也将呈现较大的变化，与国有企业混合所有制改革相结合，MAH 制度成为企业组织结构调整的重要因素。

基于药品研发和生产领域的 MAH 制度施行的背景下，CSO（委托合同营销组织）、CRO（委托合同研究组织）、CMO（委托合同生产组织）、CDMO

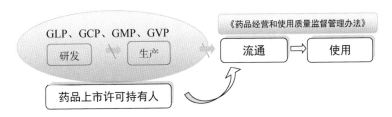

图 6-1　药品上市许可持有人（MAH）制度设计示意图

（委托合同生产研发组织）作为医药行业专业化分工的表现形式，以及医药行业第三方市场（检验、认证和培训）逐步有序放开，将进一步推进 MAH 制度的试点推广。

2. 跨部门、跨地区协调的挑战

当前，2016 年我国药品监管体制机制设定为"产品上市审批以国家为主、生产企业监管以省为主、销售企业监管以市县为主"监管模式[①]。新药或仿制药在国家完成药品上市注册之后，生产许可和监管归属于省级药品监管部门；MAH 制度施行后生产委托成为企业内部行为，呈现出多样化形式。例如原有的药品研发和生产主体是在上海，在推行 MAH 制度之后，药品 MAH 委托方和受托方有可能出现长三角；仅仅是江浙沪三地药品监管部门之间存在着主动检查、飞行检查、跨省检查、联合检查和检查互认等区域纵向协调和责任落实的问题。"生产企业监管以省为主"，这涉及区域间的监管、集采、税收和土地政策等横向协调和责任落实的问题，探索跨区域 MAH 延伸监管协调机制是 MAH 制度试点施行的首要问题。跨区域延伸监管是以 MAH 市场组织为主的监管理念，属地日常监管是以生产企业为组织结构形态的监管方式。因此，如何协调新业态与传统的两种监管理念和方式，成为一个需要解决的问题。

同时，MAH 制度实施涉及了国家地方药品注册部门之间协调、药品注册部门与生产监管部门之间的协调，以及药品监管部门与相关政府职能部门之间的协调，例如工商、税务、价格、医保、卫生等政府部门之间的综合协调。因而，以省级药品监管部门为主，组织和推行 MAH 制度试点工作，部门责任重大和综合协调意义深远。

---

① 仪器信息网.毕井泉在仿制药一致性评价工作会议上的讲话［EB/OL］.（2016-06-29）［2020-07-16］.http：//www.instrument.com.cn/news/20160629/194855.shtml.

3. 政府与企业之间的制度桎梏

MAH 制度试点和施行，不仅仅是药品监管部门内部的事情，也是政府各职能部门各负其责、综合协调的制度安排。药品监管部门主要负责药品在研发、生产、流通和使用等方面的质量安全，而药品的价格、储备、税收等问题仍由不同的政府职能部门负责。在 MAH 制度的试点和施行过程中，持有人的经营活动有三条路径可以选择：自己建厂生产和销售、委托其他企业生产和销售、转让上市许可证明文件。显然，选择委托其他企业生产和销售的方式，能够在深化药品领域专业化劳动分工的同时，有效遏制低水平重复建设的问题。

2017 年 8 月，《总局关于推进药品上市许可持有人制度试点工作有关事项的通知》（食药监药化管〔2017〕68 号）明确"允许持有人自行或委托销售药品"。然而，由于政府与企业之间沟通的制度障碍，MAH 制度施行的"最后一公里"遭遇了一定难度。一方面，受药品流通环节的"两票制"政策的限制，研发机构 MAH 难以实现自行销售药品的行为；另一方面，研发机构原有的营业执照没有药品销售范围，税务局禁止超范围开发票，这些制度障碍影响了 MAH 制度的施行。此外，进入医疗保险药品目录和参加药品集中采购，通常要求以生产企业为主体进行申请，MAH 的法律地位和市场主体地位尚未明确，这也影响了 MAH 制度的实施和试点。例如，上海安必生制药技术有限公司，其负责人是留美归国人员，是以"四技服务"为主的研发机构，于 2015 年成为国内首批申请 MAH（研发）持证人。在药品集中采购和"两票制"的政策要求背景下，该公司遇到了药品集中采购中的投标主体问题和税务部门发票范围违规的问题。针对这些问题，上海药品监管部门积极与工商、医保和税务等部门沟通，探索 MAH 制度试点和施行过程中的相关问题与关键点，以获取和总结 MAH 制度可复制、可推广的实践经验。

6.2 药品安全投诉举报

6.2.1 药品投诉举报与 12315 热线平台

投诉举报与监督检查、稽查办案、检验监测等是药品安全发现机制的有效手段。投诉举报是指公民为监督、促进政府依法行政向有关行政部门反映违法行为的活动。一方面为监管部门发现和打击药品违法犯罪行为提供了重要案源，亦为开展有因检查和靶向治理提供了线索；另一方面拓展了公众参与药品安全治理的渠道，弥补了监管力量的不足，成为保护消费者合法权益和公共利益的重要制度形式。2019 年 11 月，《市场监督管理投诉举报处理暂行办法》（国家市场监督管理总局令第 20 号）明确"投诉，是指消费者为生活消费需要购买、使用商品或者接受服务，与经营者发生消费者权益争议，请求市场监督管理部门解决该争议的行为""举报，是指自然人、法人或者其他组织向市场监督管理部门反映经营者涉嫌违反市场监督管理法律、法规、规章线索的行为""也可以采取互联网、电话、音频、视频等非现场调解方式"。

2018 年食品药品监管体制改革和职能转变，2019 年市场监管领域的 5 条投诉举报热线 12315（工商行政管理）、12365（质量监督）、12331（食品药品监督管理）、12330（知识产权执法）和 12358（价格监督检查）实行"五线合一"，统一归集到 12315 平台①。2020 年 12 月，《国务院办公厅关于进一步优化地方政务服务便民热线的指导意见》（国办发〔2020〕53 号）明确政务服务便民热线归并为"12345 政务服务便民热线"，提供"7×24 小时"全天候人工服务。

投诉举报制度在本质上属于公众对于国家、社会事务管理的参与性制度（罗仙凤，2020）。投诉举报作为药品安全风险沟通交流方式之一，投诉举报的有效处理处置，凸显了以市民药品安全满意度和获得感为目标的城市治理体系和治理能力现代化进程，同时可检验基层药品监管效能。2019 年新修订的《药品管理法》明确"药品监督管理部门应当公布本部门的电子邮件地址、电话，接受咨询、投诉、举报，并依法及时答复、核实、处理。对查证属实的举报，按照有关规定给予举报人奖励"。结合 2018 年以来的药品监管部门"三定"方案，根据"属地管理、分级负责"原则，对于药品生产、批发、零售连锁总部、互联网销售第三方平台的举报，是由省级监管部门负责，并根据举报不同情形，依法作出相应处理。

6.2.2　政府公众药品安全风险沟通渠道

药品安全风险沟通交流途径包括信访、投诉举报、职业举报、网络 App 和网

---

① 市场监管总局关于整合建设 12315 行政执法体系更好服务市场监管执法的意见［C］. 中华人民共和国国务院公报，2019（19）：70 - 74.

络舆情，以及开展药品安全知识分享活动的社区等，尤其是药品监管部门的信息公开、网络舆情、投诉举报等渠道，是药品安全风险沟通交流的有效方式。特别是，网络环境下，药品投诉举报行为有可能演化为网络舆情，网络舆情也成为投诉举报的一种表现形式。因而，药品监管部门的信息公开、网络舆情应对处置、投诉举报制度建立等有效措施，既搭建了政府部门与社会公众药品风险沟通交流渠道，又推进了药品监管业务的数字化转型进程。

当前，药品投诉举报的新媒体渠道，便民利民效应凸显。药品投诉举报的风险沟通方式和手段，应对传统的微博、微信、政府服务端（"两微一端"）进行新媒体融合发展，采用小视频（抖音）、网络直播、微信朋友圈等新媒体发展业态。从药品安全风险沟通角度来看，药品投诉举报形式主要包括信访举报、12315 热线、Email、网络舆情等。通过 12315 平台"扩容"服务，增设微信小程序、微信公众号、App、支付宝小程序、百度小程序等更为便捷的接收渠道，助力满足群众"即开即用、用完即走"的使用需求，相应渠道的使用率、普及率大幅提升，便民利民效应逐步凸显。同时，微信小程序等移动客户端（PE 端）、互联网平台（PC 端）具有功能特点相同、访问端口不同的特征，PE 端的广泛应用分流了部分 PC 端的访问量；新兴渠道的多元化、便捷性对传统渠道造成了一些冲击；但是电话渠道的接收数量仍占据着重要地位，电话渠道在投诉举报信息沟通中的倾听群众诉求、回应群众关切、解答群众疑惑等方面发挥着至关重要的作用。2023 年 9 月，国家市场监管总局公布《市场监督管理投诉信息公示暂行规则》（国市监稽规〔2023〕6 号），明确"全国 12315 投诉信息公示平台与电子营业执照关联，为经营者提供便捷的登录方式和自身被投诉信息的告知、查询、统计、分析功能"。

职业打假人的药品投诉举报制度建立与合规管理，也将推动药品安全领域"吹哨人制度"的建设。当前，美国、以色列、英国、南非、新西兰、日本、加拿大、荷兰、韩国等十余个国家均建立了专门的吹哨人保护法，其中以美国为例，美国构建了"欺诈保护法""公务员制度改革法""吹哨人保护法"（WPA）等吹哨人保护制度。2021 年 7 月，国家市场监管总局、财政部联合印发《市场监管领域重大违法行为举报奖励暂行办法》（国市监稽规〔2021〕4 号），提出对举报"涉嫌犯罪或者依法被处以责令停产停业、责令关闭、吊销（撤销）许可证件、较大数额罚没款等行政处罚的违法行为"，经查证属实结案后给予相应奖励。

6.3　事中事后监管

6.3.1　事中事后监管概念与制度安排

药品事中事后监管机制的创建，是《优化营商环境条例》《药品管理法》《疫苗管理法》实施和宣贯工作开展，以及"十四五"国家药品安全规划编制，加快推进药品监管方式转变的关键性条件①。当前，药品监管工作需要从产品、质量体系和市场主体三方面，许可与监管、技术与行政的两种分离方式，进行监管合规性体系和部门协调机制建设，充分运用信用监管、大数据管理和"双随机、一公开"等药品事中事后监管工具，有助于推进药品安全治理体系和治理能力现代化进程。

1. 事中事后监管的相关概念

"事中事后"的概念是相对于"事前审批"而言，事中事后监管是对需要前置审批的事项、前置改为后置审批、后置审批改为其他审批方式的事项进行监督管理（袁剑，2016）。药品事前监管工作，主要是产品审评审批、质量体系认证和企业生产经营的行政许可等。2019 年 8 月，新修订的《药品管理法》是按照研制、生产、经营和使用等环节，确立了审评、检查、检验、监测和评估等 5 方面监管技术内容，又可概括为市场主体、质量体系和产品 3 方面。从企业主体监管角度上，每个环节又分为行政许可和上市后监管。

药品事中事后监管是在中共十八届三中全会"市场决定性作用""放管服"和优化营商环境等商事制度改革背景下，与药品全生命周期管理、风险管理、全程管控等相并列的概念，着重于市场主体行为的监管。《国务院关于"先照后证"改革后加强事中事后监管的意见》（国发〔2015〕62 号）提出"深化商事制度改革"和"构建权责明确、透明高效的事中事后监管机制"。依照 2019 年新修订的《药品管理法》和《"十三五"国家药品安全规划》等制度框架，药品监管制度安排中含有"全过程监管""风险管理""追溯管理"和"上市后管

---

① 国务院. 国务院关于加强和规范事中事后监管的指导意见（国发〔2019〕18 号）［EB/OL］.（2019 - 09 - 12）［2020 - 07 - 16］. http：//www. gov. cn/zhengce/content/2019-09/12/content_5429462. htm.

理"，但没有区分产品、质量体系和市场主体的 3 种监管方式。因而，贯彻实施新修订的《药品管理法》和编制市场监管环境下的"十四五"国家药品安全规划，需要加快推进药品监管方式向事中事后监管转变。

2. 事中事后监管与监管科学

构建药品事中事后监管机制，助力增进监管科学体系的形成。国内学者从不同角度诠释了监管科学的内涵（刘昌孝，2020；王芷薇，2020；杨悦，2020）；毛振宾和林尚雄（2020）提出药品监管科学的学科体系和话语体系。从药品安全的全过程监管转变为事中事后监管方式，其桥梁是监管科学知识体系和监管合规性制度的建立，尤其是信用体系、大数据决策等监管工具应用。因而，药品监管科学的创建，一方面基于医药产业自身技术规律，另一方面是基于药品安全形势和资源配置现状，并需要推进政府监管方式转变，设计和构建中国特色的药品监管科学理论体系。

地方药品监管目前面临着新业态的监管、交叉业态的检查、电子数据平台的监管，以及监管组织结构调整、监管资源配置相对不足等形势；作为一种新的监管思维，事中事后监管是基于技术变迁、制度变迁、资源限制和"四个最严"制度背景，着力于转变"重许可、轻监管"监管方式，实现许可与监管、技术与行政的两分离。推行事中事后监管方式，旨在确立监管边界，包括横向和纵向的监管职权，以及监管系统外的企业量化分级信用监管。

3. 当前药品监管的制度安排

中共十九届三中全会提出"机构编制法定化"，依据《国家药品监督管理局职能配置、内设机构和人员编制规定》相关机构改革方案（"三定"方案），国家药品监管部门组织实施审评审批服务便利化和分类管理制度等职责。省级药品监管部门负责药品生产和批发经营企业的行政许可和管理工作。当前，江苏、浙江、四川、广东、重庆和福建等省/市成立药品检查分局或检查分中心，以强化疫苗、特药、三类医疗器械等高风险产品监管责任。构建事中事后监管机制，成为当前我国行政审批改革的一项紧迫议程。医药产品归属于《中华人民共和国行政许可法》第十二条设定的行政许可事项；新修订的《药品管理法》确立"县级以上地方人民政府对本行政区域内的药品监督管理工作负责"的属地监管责任和"国家建立职业化、专业化药品检查员队伍"法定职责。因而，地方政府肩负着药品安全属地监管责任，需要依照国家法律制度设置药品监管属地责任落实方案，即产品、质量体系和市场主体等 3 种事中事后监管方式。

　　《"十三五"国家药品安全规划》提出"围绕行为规范、工艺合规、数据可靠等方面",强化"企业严格执行相关质量管理规范"的事中事后监管事项。事中事后监管机制的构建,将助力于药品监管方式和职能转变。梁滨(2015)提出事中事后制度须建立 5 个机制:联合监管、失信惩戒、网格化监管、投诉举报、事后评估机制;姜书彬(2016)提出"互联网+市场监管"深度融合,推动市场监管方式的变革提升。因而,药品监管方式转变为事中事后监管,要充分采用全过程监管、信用监管、"双随机、一公开"和"互联网+监管"等监管工具。

6.3.2　药品事中事后监管的现状与不足

1. 事中事后监管技术和制度的现状

　　基层监管资源匮乏、非标准化市场结构、条块与部门利益分割等诸多限制因素,制约了事中事后监管的实际效能(卢超,2020)。新修订的《药品管理法》提出"设置或者指定的药品专业技术机构",承担"审评、检验、核查、监测与评价"等技术任务;随着上市许可持有人(MAH)制度的推行,市场端引入了合同生产(CMO)、合同销售(CSO)、合同药物警戒(CVO)等新业态及配套的第三方机构;但政府端尚未引入第三方管理机制,因此技术支撑资源缺口很大、配置仍显不足。2020 年 6 月,国家药品监管部门发布《药品记录与数据管理要求(试行)》,提出"基础信息数据、行为活动数据、计量器具数据、电子数据"等具体要求,并通过确保数据真实、准确、完整和可追溯来实现药品安全风险管理 AI 决策功能,为药品事中事后大数据监管引入第三方技术支撑机构创造了条件。在推进新修订的《药品管理法》实施和"十四五"国家药品安全规划的编制过程中,需要重新审视当前的药品监管技术支撑基础,通过网格化管理和"一网统管"城市治理模式的运用[①],以及引入第三方管理和第三方检测模式,将有效整合和优化市场监管资源。

　　中共十八届三中全会"市场在资源配置中起决定性作用"和"放管服"行政体制改革要求,国务院药品监管部门发布了多项药品事中事后监管的制度文件,包括取消下放审评事项、分类分级和"双随机、一公开"等重点事项,以推进药品监管方式和职能转变(表 6 - 3)。

---

　　① 解放日报."一网统管"紧抓城市现代化治理"牛鼻子"　精细治城上海提升城市"智治力"[EB/OL].(2020 - 06 - 09)[2020 - 07 - 16].http://www.shanghai.gov.cn/nw2/nw2314/nw2315/nw4411/u21aw1452139.html.

表 6 - 3　药品事中事后监管制度文件

序号	时　间	事中事后监管制度文件	备　注
1	2005 年 8 月	《关于做好处方药与非处方药分类管理实施工作的通知》（国食药监安〔2005〕409 号）	促进药品零售企业达到药品分类管理要求
2	2014 年 5 月	《关于印发药品生产现场检查风险评定指导原则的通知》（食药监药化监〔2014〕53 号）	GMP 检查分为严重、主要和一般缺陷
3	2015 年 6 月	《关于对取消和下放行政审批事项加强事中事后监管的意见》（食药监法〔2015〕65 号）	取消、下放和调整事项共 8 大项和 5 小项
4	2016 年 12 月	《总局关于进一步做好食品药品安全随机抽查加强事中事后监管的通知》	提出"依法、分类、协同、公开"总体要求
5	2018 年 1 月	《关于零售药店分类分级管理试点的指导意见（征求意见稿）》	商务部、食药监总局
6	2019 年 2 月	《国务院关于在市场监管领域全面推行部门联合"双随机、一公开"监管的意见》（国发〔2019〕5 号）	重点监管为补充、以信用监管为基础；处罚记于市场主体名下
7	2021 年 6 月	《国务院关于深化"证照分离"改革进一步激发市场主体发展活力的通知》（国发〔2021〕7 号）	推动照后减证和简化审批，创新和加强事中事后监管
8	2021 年 8 月	《国家药品监督管理局贯彻落实国务院深化"证照分离"改革进一步激发市场主体发展活力的实施方案》	直接取消审批、审批改为备案、实行告知承诺、优化审批服务等四种推进审批改革
地方药品事中事后监管制度文件（部分）			
9	2016 年 7 月	《上海市事中事后综合监管平台建设工作方案》（沪府办发〔2016〕29 号）	落实"证照分离"改革试点；以专业监管为支撑
10	2017 年 4 月	《关于进一步做好食品药品安全随机抽查加强事中事后监管工作的实施意见》（沪食药监法〔2017〕74 号）	落实属地监管责任和"网格化"管理；"四不两直"飞行检查
11	2018 年 5 月	《加强食品药品事中事后监管实施方案》（武汉市食品药品监督管理局）	建立健全登记注册、行政审批、行业主管相衔接的监管机制

续　表

序号	时　间	事中事后监管制度文件	备　注
12	2020 年 4 月	《山东省人民政府关于加强和规范事中事后监管的实施意见》（鲁政发〔2020〕6 号）	主导和参与制修订国家标准、行业标准，及时制定地方标准
13	2021 年 1 月	《省人民政府关于加强和规范事中事后监管的实施意见》（鄂政发〔2021〕2 号）	对地方设定、边界模糊、执行弹性大的监管规则和标准，进行清理规范和完善
14	2023 年 11 月	《北京市药品零售企业一体化综合监管实施方案（暂行）》（京药监发〔2023〕257 号）	创新和加强药品零售企业事中监管，构建一体化综合监管体系

2. 事中事后监管的资源和能力不足

药品安全研发、生产、流通和使用等环节全生命周期管理，在药品监管部门系统内呈现为闭环模式，是以产品监管为主线的审评审批与事中事后合并的方式。因而，推进事中事后监管机制，将更加客观、公正发现产品问题和企业信用问题等，推进药品安全治理现代化进程。

2018 年的国务院机构改革、"放管服"行政改革要求以及产品备案管理等，都需要加快推进药品监管方式的转变，提升事中事后监管的能力和水平。然而，与之配套的药品监管技术尚未跟上，高水平监管人员随着机构的变动而流失，且流失量大；新进入的监管人员缺乏系统的专业知识和管理经验（王芷薇，2020）。2015 年 8 月，《国务院关于改革药品医疗器械审评审批制度的意见》出台，旨在解决审评积压问题，提高药品质量。2017 年 10 月，《关于深化审评审批制度改革鼓励药品医疗器械创新的意见》确定了临床试验管理制度改革和接受境外临床试验数据。2020 年颁布的《药品生产监督管理办法》，明确国家和地方药品生产监督管理的责权划分。[1][2] 省级药品监管部门负责药品生产、批发、零售连锁的行政许可和管理工作，由于企业数量庞大且政府监管任务繁重，需要整合监管资源并创建事中事后监管机制，具体见图 6 - 5 和图 6 - 6。

---

① 国家市场监督管理总局.《药品生产监督管理办法》（国家市场监督管理总局令第 28 号）〔EB/OL〕.（2020 - 01 - 22）〔2020 - 07 - 16〕. http：//www. gov. cn/zhengce/zhengceku/2020-04/01/content_ 5498002. htm

② 国家药品监督管理局. 国家药监局关于实施新修订《药品生产监督管理办法》有关事项的公告（国家药监局公告 2020 年第 47 号）〔EB/OL〕.（2020 - 03 - 30）〔2020 - 07 - 16〕. http：//www. gov. cn/zhengce/zhengceku/2020-04/01/content_ 5497935. htm.

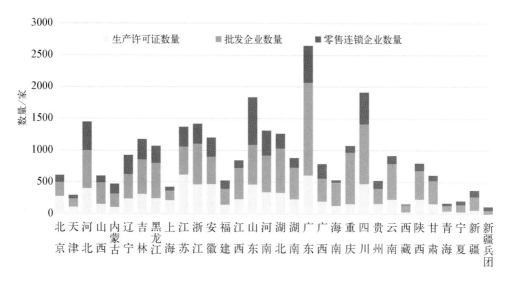

**图 6 - 5   2022 年各省、市、自治区和新疆生产建设
兵团药品生产、批发和零售连锁企业数量**

资料来源："中国药品监督管理统计年鉴"。

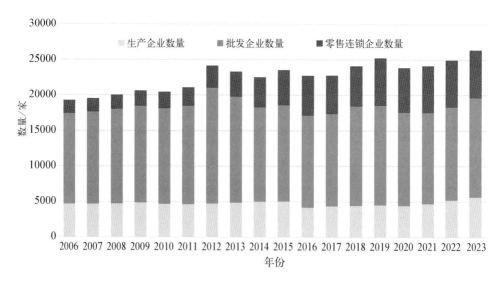

图 6 - 6   2006—2023 年全国药品生产、批发和零售连锁企业数量

资料来源："中国药品监督管理统计年鉴"。

药品监管部门一直以来聚焦于监管资源和职业化专业化队伍等方面能力建设，并一直探索从市场主体监管角度落实企业主体责任。从《执业药师注册管理暂行办法》《派驻监督员管理暂行规定》，到《关于推动药品生产企业实施药品质量受权人制度的通知》，再到新修订的《药品管理法》中"药品上市许可持有人（MAH）"制度，对执业药师、质量受权人和 MAH 等商事主体行为监管，仍需要综合运用事中事后监管工具。

6.3.3　药品事中事后监管体制机制分析

1. 药品事中事后监管的系统性分析

基于《优化营商环境条例》《药品管理法》和"三定"方案等规制要求，地方事中事后监管需要实现行政许可与监督检查、技术监督与行政监管的两分离。药品事前监管，包括产品审评审批、生产行政许可和经营行政许可三方面。产品审评审批与检验监测的分离制度，已通过中央和地方监管事权划分制度完全实现；审评审批的事中事后监管包括仿制药质量与疗效一致性再评价、生产工艺变更、临床试验现场核查等。

药品事中事后监管机制设计沿着 3 条主线：一是产品的事中事后监管，是根据新修订的《药品管理法》和国务院机构改革"三定方案"，归口到国务院药品监管部门；二是药品质量保证体系（GMP、GSP）的事中事后监管，包括日常检查、飞行检查和联合检查等；三是市场主体的事中事后监管，根据新修订的《药品管理法》规定，以及产品标准检验和质量体系标准的检查结果，进而落实企业主体责任（图 6-7）。因而，药品事中事后监管的复杂性表现在，一是许可与检查、技术与行政的分离，二是监管内容包括产品、质量体系和市场主体 3 方面，三是传统监管方式与事中事后监管工具相交叉。从药品全过程监管到事中事后监管的方式转变，其中隐含的条件产品风险和企业信用体系管理的分离、监管合规性建设。自新修订的《药品管理法》发布以来，国家药品监管部门颁发了《药品注册管理办法》和《药品生产监督管理办法》等部门规章，以强化监管合规

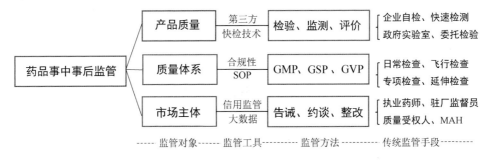

图 6-7　药品事中事后监管模式与方法示意图

性建设。因而，如何通过监管合规性建设，推进技术监督与行政执法、行政许可与监督检查相分离的事中事后监管机制的形成。

2. 强化药品监管方式与职能转变

推进药品事中事后监管，是进一步强化药品监管与职能转变的重要举措，也是监管科学理论与方法的具体实践。根据 2019 年 4 月新修订的《中华人民共和国行政许可法》，药品直接关系"人身健康"，并"需要按照技术标准、技术规范"，通过技术审评和检验的方法进行审定。因此，既要强化事前监管（行政许可），又要加强事中事后监管。2018 年药品监管新一轮机构改革和职能转变之后，需要通过采用监管工具箱和监管科学框架设计，加快药品监管方式向事中事后监管方式转变，以贯彻中共中央、国务院提出的"四个最严""放管服"和优化营商环境等政策目标。

当前，药品监督管理体系包括国家药品审评审批和药典作为产品行政许可的事前监管，以及地方药品生产经营行政许可的事前监管，同时还涉及产品质量、质量体系的事中事后监管。将药品监管合规性建设的结构性变量纳入考虑，将推动药品监管从既是"运动员"又是"裁判员"的全过程监管和全产业链监管方式，转变为更加侧重事中事后监管的模式，以适应不同监管模式和体制下监管科学工具的推广和应用。

药品审评审批和行政许可的相关事项实施备案，是行业发展和行业自律的必然趋势和集中体现。确立药品监管备案事项，并不是放松事前监管，而是为了落实"放管服"政策、优化营商环境，并强化事中事后监管，确保企业主体责任的落实。例如，取消古代经典名方、进口药品分包装、临床试验机构、原料和包材等事项的备案，以及进口化学药品取消"批批检"等事项之后（表 6 - 4），该如何进行事中事后监管？强化药品事中事后监管的充分条件是监管合规性和大数据监管等监管工具的应用。政府部门需要深入研判监管业务流程和监管"清单"，进行电子化和标准化的编制和设置。

3. 事中事后监管机制的监管工具

传统的药品风险管理、全生命周期管理、追溯管理、上市后管理等制度都是以全产业链、全过程监管节点的监管理念，需要借助事中事后监工具，通过标准化（SOP）和监管规则转化为监管合规性体系，有效推动药品监管方式转变。

表 6-4 药品监督制度变迁中的备案事项（部分）

序号	规范性文件（备案）	备 案 内 容	环节
1	《中华人民共和国中医药法》	医疗机构炮制中药饮片，和委托配制中药制剂，应当备案；古代经典名方，提供非临床资料	审评审批 生产环节
2	《中华人民共和国药品管理法》	药物临床试验机构实行备案管理；生物等效性试验、炮制规范、生产过程中的一般变更，报国家药监备案；网络交易第三方平台，报省药监备案；药品进口口岸地药监备案	审评审批 生产环节 流通环节
3	《中华人民共和国疫苗管理法》	生产工艺、场地、关键设备等发生变更，按规定备案或者报告；持续更新说明书、标签、核准或者备案	生产环节
4	《麻醉药品和精神药品管理条例》	区域性批发企业之间调剂麻醉药品和第一类精神药品的，报省药监备案；发给医疗机构印鉴卡时，抄送市药品监管部门	流通环节
5	《新冠肺炎疫情期间药物临床试验管理指导原则（试行）》	药物临床试验机构备案	审评审批
6	《财政部 发展改革委关于清理规范一批行政事业性收费有关政策的通知》	"药品检验费，医疗器械产品检验费"列入 41 项取消或停征的行政事业性收费项目	生产环节 流通环节
7	《国家药品监督管理局关于进口化学药品通关检验有关事项的公告》	进口化学原料药及制剂（不含首次）在进口时不再逐批强制检验	流通环节
8	《医药代表备案管理办法（试行）》	备案平台备案医药代表信息	流通环节
9	《境外生产药品分包装备案程序和要求》	2020 年 8 月，加强境外生产药品分包装备案管理	生产环节
10	《疫苗生产流通管理规定》	按照《药品注册管理办法》提出补充申请、备案或报告	审评审批 生产环节

药品监管目标包括保障人民用药安全、优化营商环境和促进产业高质量发展。药品事中事后监管制度设计，需要在商事制度改革背景下探索和使用"信用风险分类监管"、大数据监管、"双随机、一公开"和网格化管理等事中事后监

管工具（周佳怡，2016）（表 6 - 5）。药品事中事后监管工具箱，更注重于业务流程标准化（SOP）、行政许可与监督检查的分离、技术监督与行政监管的分离，从市场主体、质量体系和产品 3 方面实施药品事中事后监管。

表 6 - 5　药品事中事后监管工具箱

监 管 工 具	制度文件/依据	制 度 设 计 要 点	职责层级
监管规则和标准化（SOP）；合规管理①	《国务院关于加强和规范事中事后监管的指导意见》《合规管理体系　合规管理体要求及使用指南》（GB/T 35770—2022）	健全监管规则和标准；权责清单编制，明确监管内容；对市场主体严格依照标准开展监管。	国家药品监管部门　省级药品监管部门
技术监督与行政监管的分开	《药品管理法》《药品注册管理办法》《药品生产监督管理办法》	设置或者指定的专业技术机构。主管全国药品注册管理工作。省局承担生产环节的许可、检查和处罚等工作	国家药品监管部门　省级药品监管部门
行政许可与监督检查的分开	《国务院关于加强和规范事中事后监管的指导意见》	依法对市场主体进行监管；改为备案事项，加强核查；无专门力量，委托/联合执法	国务院各部委；地方政府
信用监管	《国务院关于加强和规范事中事后监管的指导意见》《关于进一步加强企业信用分类监管的意见》	推进信用分级分类监管；监管方式、抽查比例和频次等差异化措施；加强政府部门间信息的外联应用	政府部门间企业监管信息
大数据监管	《关于运用大数据加强对市场主体服务和监管的若干意见》（国办发〔2015〕51 号）	运用大数据加强和改进市场监管。国务院确立国家"互联网+监管"系统建设	国务院各部委和地方政府
"双随机、一公开"监管	《关于推广随机抽查规范事中事后监管的通知》（国办发〔2015〕58 号）	日常涉企行政检查；严格控制重点监管事项数量，规范重点监管程序	地方各级政府
网格化管理	《城乡社区网格化服务管理规范》（GB/T 34300 - 2017）	系统治理、综合治理、依法治理；基层有职有权有物	省政府、地方药品监管部门

---

① 国务院国有资产监督管理委员会．关于印发《中央企业合规管理指引（试行）》的通知（国资发法规〔2018〕106 号）［EB/OL］．（2018 - 11 - 09）〔2020 - 07 - 16〕．http：//www．sasac．gov．cn/n2588035/n2588320/n2588335/c9804413/content．html．

6.3.4　强化和规范事中事后监管的政策性建议

当前，药品监管工作需要从产品、质量体系和市场主体 3 方面，许可与监管、技术与行政的两种分离方式，进行监管合规性体系和部门协调机制建设，充分运用信用监管、大数据管理和"双随机、一公开"等药品事中事后监管工具，有助于推进药品安全治理体系和治理能力现代化进程。

1. 加强政府监管部门之间协调机制

2018 年机构改革之后药品监管同样面临着基层监管力量不足。一方面，需要加快政府信息化建设和大数据人工智能（AI）决策技术支撑建设，解决"条""块"之间信息传递不畅的问题；另一方面，需要加强和规范药品事中事后监管，监管合规性和编码化，有效促进监管部门之间协调执法和资源共享。

药品监管领域的产业新业态、交叉业态和仿药类边缘产品涉及多领域、多部门、多学科，因此需要构建和完善药品事中事后监管的部际、省际联席会议协调机制（表 6-6）。2019 年 9 月，《国务院关于加强和规范事中事后监管的指导意见》提出要抓紧清理规范和修订完善"边界模糊、执行弹性大的监管规则和标准"，即政府监管的合规性建设问题。确立新业态、交叉业态、网络产品的监管边界，以及药品监管横向和纵向的监管职权，以增加政府监管相关部门之间治理结构的协调性。事中事后监管的"清单制"事项、"双告知""双随机"抽查、"信用制"联合惩戒等监管工具（淄博市临淄区委编办，2019），通过平台推送至相关审批、监管部门，由对应部门单位进行认领并实施监管，实现政府部门之间的协调机制。强化第三方平台、行业协会、企业自检自查等，也是实现药品安全社会共治的重要指标。事中事后监管工作机制还将检验药品社会共治的绩效和能力。

表 6-6　药品事中事后监管的政府部门联席会议

时　间	事　项	制　度　文　件
2012 年 7 月	信用体系	国务院关于同意调整社会信用体系建设部际联席会议职责和成员单位的批复
2014 年 5 月	打击假药	国务院关于同意调整打击生产销售假药部际联席会议制度的批复

时　间	事　项	制　度　文　件
2016 年 1 月	审评审批	国务院关于同意建立约品医疗器械审评审批制度改革部际联席会议制度的批复
2016 年 8 月	中医药	国务院同意建立中医药工作部际联席会议制度
2018 年 8 月	医药购销	关于印发纠正医药购销领域和医疗服务中不正之风部际联席会议机制成员单位及职责分工的通知
2019 年 4 月	疫苗管理	国务院办公厅关于同意建立疫苗管理部际联席会议制度的函
2020 年 3 月	违法广告	市场监管总局等十一部门关于印发《整治虚假违法广告部际联席会议工作制度》
2020 年 7 月	网络监管	国务院办公厅关于同意调整完善网络市场监管部际联席会议制度的函
2020 年 11 月	反不正当竞争	国务院办公厅关于同意建立反不正当竞争部际联席会议制度的函
2022 年 7 月	数字经济	国务院办公厅关于同意建立数字经济发展部际联席会议制度的函
2022 年 8 月	行业协会	国务院办公厅关于同意建立行业协会商会改革发展部际联席会议制度的函

资料来源：中国政府网（www. gov. cn）。

2. 药品事中事后监管的大数据决策

当前，"互联网+""大数据"政策环境条件下，区块链、大数据、AI 等技术逐步引入多个领域，并产生了一定的社会效益和经济效益。在"十四五"国家药品安全规划期间，建议首先对事前审评审批、行政许可事项的信息数据进行编码化处理，再将事中事后监管合规性体系与事前数据进行 AI 决策分析，以加快实现药品事前事中监管机制的转型。

药品监管大数据决策体系是实现药品事中事后监管的基础条件。药品监管记录与数据管理的 8 个维度，包括日常监督检查、药品质量抽检、药品不良反应（ADR）、药品召回、网络药品检测、舆情监测、投诉举报、案件查办等，这些构成了药品安全大数据决策的信息基础。原料、包材、临床试验等备案事项的记录和数据管理，是事中事后监管信息化的基础条件。一方面，可以进行事前质量模型与事中事后监管的比对；另一方面，可以建立和完善检测监测和评估等监管技术支撑体系。当前，国家药品监管部门所确立的追溯管理体系，不仅要求企业建立上市后的数据链，而且必须从进货、原料和检验开始构建数据链，即应用区块链技术实现防篡改的数据链。通过将产品质量的检验和监测数据、质量体系的复核、日常和飞行检查数据相集成，并结合 AI 大数据决策处理，形成可实施的企业主体药品事中事后信用体系监管决策依据，进而推动药品监管方式的转变。

3. 药品事中事后监管的合规性建设

信用风险分类、大数据运用、"双随机、一公开"、智慧监管等新型监管科学工具的出现，为药品监管方式转变为事中事后监管提供了监管合规性建设的方向。《国务院关于加强和规范事中事后监管的指导意见》明确"健全监管规则和标准"和"加强标准体系建设"；《合规管理体系指南》（GB/T 35770—2017）提出"合规意味着组织遵守了适用的法律法规及监管规定"。

药品监管合规性体系建设，加快推进药品监管方式向事中事后监管转变。新修订的《药品管理法》规定的药品审评、检查、检验、监测和评价等技术支撑，即药品监管合规性的体系框架已经具备，但是对于某些具体的事中事后监管方式和手段，仍需要形成可操作性规范或标准，这需要与大数据决策相集成，形成电子化、标准化的检查流程，改善政府与企业之间事中事后监管的沟通效果。药品事中事后监管的合规性建设，一方面为监管队伍职业化和专业化建设提供标准化执法依据，另一方面增进《药品管理法》及相关法律法规宣贯工作，促进企业生产经营合规性体系建设与完善。

4. 产品审批和体系许可的制度安排

药品审评审批与质量体系行政许可的制度安排，是加快推进药品监管机构改革与职能转变，以及有效实施《药品管理法》和实现"十四五"期间药品安全监管任务目标的关键点。药品事中事后监管机制的构建，关键在于产品审评审批和质量体系许可两条路径的制度安排，即中央和地方、专业化和综合治理的两种关系。按照《中华人民共和国行政许可法》，药品属于直接关系"人身健康"、需要按照产品标准和体系标准进行审定的事项，其内含了技术监督和行政监管，以及行政许可与监督检查的事中事后监管两种分离方式。

药品事中事后监管工作主要落在省级药品监管部门，省级药品监管部门负责质量体系风险管理，同时通过信用体系进行市场主体分类分级管理。省级药品监管部门，一方面负责产品审评审批之后的仿制药一致性评价、工艺变更管理、临床试验机构管理、监督抽检、药物警戒监测等事项，另一方面负责药品质量体系的行政许可，以及行政检查、常规检查、有因检查等。此外，省级药品监管部门还指导市县基层药品监管工作，涵盖质量体系的检查、流通环节的许可和检查等方面。

6.4 属地监管责任考评制度

6.4.1 药品安全属地监管责任

构建药品安全责任体系，助力促进政府职责体系的健全，完善公共服务体系，强化社会管理和公共服务；促进责任型政府和法制型政府的建设，明确药品安全监督管理责任，推进 MAH 药品全生命周期管理责任体系落实。从 2007 年到 2012 年的药品安全责任体系评价指标，再到 2024 年 7 月中共二十届三中全会明确提出完善药品安全责任体系，药品安全属地监管责任落实与考评，并结合药品监管质量管理规范（GRP）框架和标准，助力提升药品监管体系和能力现代化。

2007 年年初，时任国务院副总理吴仪提出了"抓紧建立健全地方政府负总责、监管部门各负其责、企业作为第一责任人"的责任体系要求；2007 年 8 月《关于深入推进整顿和规范药品市场秩序专项行动的若干意见》（国食药监办〔2007〕502 号）明确提出"地方政府负总责、监管部门各负其责、企业作为第一责任人"的药品安全责任体系。2012 年 11 月，《国家食品药品监督管理局关于试行药品安全责任体系评价工作的通知》（国食药监办〔2012〕338 号）设置了"药品安全责任体系评价参考指标"，包括监管资源保障、药品监管、安全绩效三个板块（表 6 - 7），对当前的药品安全责任体系落实仍具有借鉴意义。

表 6 - 7 药品安全责任体系评价参考指标（2012 年）

一级指标	二级指标	三 级 指 标	备 注
监管资源保障	法规制度	制定药品安全立法计划或已经立法	
		制定必要的药品安全法规和规范性文件	
		开展药品安全法规评估及执法检查	

一级指标	二级指标	三　级　指　标	备　注
监管资源保障	工作机制	加强对药品安全工作的组织领导	关键指标
		建立药品安全厅际联席会议制度并有效执行	
		政府有明确的药品安全发展规划和工作要求	
		药品安全列入政府年度综合目标考核内容，并建立政府责任追究制度	关键指标
		政府没有给药品监管部门设定招商引资和罚款指标	关键指标
	机构队伍	药品监管行政机构完整且独立设置	关键指标
		药品监管事业单位设置合理，功能完善	
		规范药品监管部门人事管理制度	
		配备有与药品监管职责相适应的专业化监管队伍	关键指标
	监管经费	药品监管经费与当地经济社会发展水平相一致	关键指标
		有稳定的抽验、执法检查专项经费保障	
	技术装备	药品监管行政设施和执法装备满足监管职能要求	
		药品监管技术设施、仪器设备配备水平满足技术支撑要求	
药品监管	日常监管	有规范的药品监管工作制度和流程并严格执行	
		加强对药品、医疗器械生产经营企业日常监管	
		加强对特殊药品生产经营企业监督检查	
		重大药品/医疗器械案件及时上报	关键指标
		建立药物滥用监测制度	
	重点工作	加强基本药物质量监督管理	关键指标
		推进新修订药品 GMP 实施工作	
		加强执业药师队伍建设	
		规范医疗器械产品审批	
		加强中药材市场监管	
	监管网络	推行药品电子监管工作情况	

续　表

一级指标	二级指标	三 级 指 标	备　注
药品监管	监管网络	加强基层药品监管网络建设	
		加强药品监管信息化建设，实现信息资源共享	
	风险管理	建立药品风险监测制度	
		建立药品安全风险沟通机制	
		建立完善的药品安全应急预案制度	
	信息公开	建立药品监管信息发布制度和平台	
		及时向公众发布药品安全信息和案件查处信息	
	社会监督	建立舆情监测和报告制度，重要舆情及时报告和应对	
		加强药品监管工作和安全用药知识的宣传	
	企业责任	评价区域内涉药单位依法开展生产经营活动	
		评价区域内涉药企业积极开展产品上市后监测，严格执行药品召回相关管理规定	
		评价区域内企业关键负责人积极参加药品监管部门组织的法规培训	
安全绩效	安全状况	发生重大药品安全质量事件情况	否决指标
		评价区域内企业生产的药品在国家评价性抽验中的合格情况	关键指标
	抽验绩效	药品监管部门监督性抽验效率情况	
		开展地方评价性抽验情况	
	执法绩效	依法核查所有投诉、举报情况	
		跨省协查案件查处情况	
		药品/医疗器械重大案件查处情况	
		涉药违法犯罪案件移送率达到100%	
	社会绩效	药品监管行政诉讼维持率和行政复议维持率情况	
		公众用药安全满意度情况	
		行政区域内药品监管部门党风廉政建设情况	关键指标

资料来源：《药品安全责任体系评价参考指标（2012年）》（国食药监办〔2012〕338号）。

当前，国家层面明确了药品安全属地监管责任。2021 年 5 月，《国务院办公厅关于全面加强药品监管能力建设的实施意见》（国办发〔2021〕16 号）明确了"压实药品安全企业主体责任""加强药品管理相关部门协调联动""实施药品安全信用监管"等药品监管能力建设的保障措施。2021 年 10 月，《"十四五"国家药品安全及促进高质量发展规划》明确"加强对药品安全工作的统筹协调领导"，重点提出"地方各级政府对本地区药品安全工作负总责，主要负责人是本地区药品安全工作第一责任人，明确地方政府班子成员药品安全领导责任""完善地方药品安全工作考核评估体系，将药品安全工作纳入地方党政领导干部考核内容"。2024 年 7 月，中共二十届三中全会审议通过《中共中央关于进一步全面深化改革　推进中国式现代化的决定》，明确提出完善药品安全责任体系的政策要求。

6.4.2　监管资源配置与评估工具

2019 年 7 月，《国务院办公厅关于建立职业化专业化药品检查员队伍的意见》（国办发〔2019〕36 号）明确，建立职业化专业化药品检查员队伍，进一步完善药品监管体制机制。2021 年 4 月，《国务院办公厅关于全面加强药品监管能力建设的实施意见》（国办发〔2021〕16 号）提出，技术审评、检查执法、部门协同、检验检测、药物警戒等 18 项重点任务；同时，《"十四五"国家药品安全及促进高质量发展规划》提出"完善药品安全治理体系"等主要任务，为属地化药品安全监管技术体系建设提供理论依据和政策目标。

世界卫生组织（WHO）的监管体系评估工具，为我国省市两级 ADR 监测评价技术体系的建设，提供了指标建设的可操作性评价工具。2021 年 4 月，WHO 正式发布《药品监管质量管理规范（GRP）》和《医药产品监管互信质量管理规范》（GRelP），并于 2021 年 5 月发布了《WHO 医疗产品国家监管体系评估全球基准工具（GBT）》，提出监管体系（RS）、注册和上市许可（MA）、药物警戒（VL）、实验室和检测（LT）等 9 个板块 268 项指标。其中，药物警戒（VL）体系包括法规指南、组织框架、人力资源、工作程序、绩效指标、沟通机制等。2022 年 8 月，我国疫苗国家监管体系（NRA）通过了 WHO 组织的 GBT 评估。

6.4.3　药品安全社会共治体系

药品安全社会共治体系建设，一直以来都是国家和政府公共管理事务中的重中之重。2002 年 10 月，《中共中央　国务院关于进一步加强农村卫生工作的决定》提出，在农村要建设药品供应网、农村药品监管网，当时国家食品药品监管部门在全国范围内逐步开展了"两网"建设工作，重点是监督网建设，将体系建设延伸到县、乡、村各级医疗机构和农村基层的药品管理。早期的药品安全"两网"建设，即药品安全监督网和供应网建设，国家食品药品监管部门和全国各地采取了积极措施，如原国家食品药品监管部门颁发《关于印发农村药品两网建设示范县条件的通知》（国食药监市〔2006〕125 号），并制定《农村药品"两网"建设示范县条件》，重点是建立"县、乡、村三级农村药品监督网络""制定了药品监督协管员、信息员的聘用、培训、考核和奖惩制度，责权利明确"，以及"农村药品供应网络覆盖到村""充分利用现有农村医药卫生资源"。这是药品安全社会共治网最初的建设思想和建设规范。

国务院办公厅印发《药品上市许可持有人制度试点方案》（国办发〔2016〕41 号），提出开展药品上市许可持有人制度试点，以推进药品审评审批制度改革。2019 年新修订的《药品管理法》确立药品上市许可持有人制度，明确提出药品上市许可持有人（MAH）的法定代表人、主要负责人对药品质量全面负责。2022 年12 月，国家药品监督管理局关于发布《药品上市许可持有人落实药品质量安全主体责任监督管理规定》的公告（2022 年第 126 号），明确落实药品上市许可持有人的质量管理主体责任。因此，MAH 成为药品安全社会共治的主要责任人，依法对药品研制、生产、经营、使用全过程中药品的安全性、有效性、质量可控性负责。

基于 PPP 模式和政府购买服务，增加了第三方机构（设置或指定）的参与；检查、抽检和监测是从质量体系、产品质量和数据三方面构建药品监管体系。抽检买样机制的确立，推动了药品监管组织结构的加速调整。此外，仿药类产品的交叉业态问题，以及社会共治的要求，都对药品监管组织结构的调整提出了新的挑战。另外，信息共享机制是解决药品监管新体制下资源不足、信息不畅问题，提升监管效能的重要手段。研发数据作为知识源，企业追溯管理是正向生命周期的产物，而政府的风险处置和风险预警则是逆向生命周期中实施精准监管的举措。构建信息共享机制，有利于建立敏捷化、精准化、及时化的智慧监管体系。

6.5 本 章 小 结

《国务院办公厅关于全面加强药品监管能力建设的实施意见》明确"压实药

品安全企业主体责任""加强药品管理相关部门协调联动""实施药品安全信用监管"等药品监管能力建设的保障措施。《药品管理法》确立药品上市许可持有人（MAH）制度；MAH 制度作为医药制造业一项有效的产权制度，将附着在医药技术上的产权分割为所有权、生产权、销售权等，突破了原有"上市注册"与"生产许可"的捆绑模式。国家药品监督管理局关于发布《药品上市许可持有人落实药品质量安全主体责任监督管理规定》的公告，明确落实药品上市许可持有人的质量管理主体责任。

2019 年市场监管领域的 5 条投诉举报热线实行"五线合一"，统一归集到12315 平台。药品安全风险沟通交流途径既包括信访、投诉举报、职业举报、网络 App 和网络舆情，以及开展药品安全知识分享活动的社区等，也包括政务信息公开、网络舆情、投诉举报等渠道。药品事中事后监管制度包括"信用风险分类监管"、大数据监管、"双随机、一公开"和网格化管理等。

《中共中央关于进一步全面深化改革　推进中国式现代化的决定》明确提出完善药品安全责任体系的政策要求。药品安全属地监管责任落实与考评，并结合药品监管质量管理规范（GRP）框架和标准，助力提升药品监管体系和能力现代化。

参 考 文 献

［1］罗仙凤．投诉举报行政处理机制研究［D］．上海：华东政法大学，2020.

［2］袁剑．多措并举　加强事中事后监管［J］．中国市场监管研究，2016（1）：70 - 71.

［3］刘昌孝．药品监管科学发展十年（2010—2020）回顾［J］．药物评价研究，2020，43（7）：1197 - 1206.

［4］王芷薇．国外药品监管科学发展实践经验对我国的启示［J］．中国药物经济学，2020，15（6）：24 - 30.

［5］杨悦．监管科学的起源［J］．中国食品药品监管，2019（4）：13 - 23.

［6］毛振宾，林尚雄．打造中国特色的监管科学学科体系、学术体系和话语体系［J］．中国食品药品监管，2020（4）：4 - 13.

［7］梁滨．行政审批事中事后监管对策研究——以青岛市探索建立行政审批批后监管体系为例［J］．机构与行政，2015（1）：4 - 6.

［8］姜书彬．完善政府事中事后监管体制研究［J］．机构与行政，2016（10）：56 - 59.

［9］卢超．事中事后监管改革：理论、实践及反思［J］．中外法学，2020，32（3）：

783 - 800.

[10] 周佳怡. 治理理论视角下行政审批事项事中事后监管研究 [D]. 上海：华东师范大学，2016.

[11] 淄博市临淄区委编办. 政府部门事中事后监管职能研究 [J]. 机构与行政，2019（7）：33 - 35.

第7章 药品监管行刑衔接机制与协调关系网络

药品监管能力建设，一方面需要加强药品监管技术支撑体系的建设，另一方面则需要提升药品行政执法的能力，这包括行政处罚、行刑衔接、部门协调等多个方面。药品安全行政处罚、刑事处罚、行刑衔接以及协调合作等，既是保障公众用药安全和合法权益的有效手段，也是区域药品安全形势和监管队伍建设的重要体现。基于《市场监督管理行政处罚程序规定》《药品监督管理行政处罚裁量适用规则》《药品行政执法与刑事司法衔接工作办法》，以及《国务院办公厅关于深入推进跨部门综合监管的指导意见》等相关法律法规、规范性文件和政策的药品行政管理能力要求，需要进一步强化职业化检查员队伍建设，并提升行政执法能力。

7.1 药品行政执法

7.1.1 药品行政管理能力

《中共中央关于全面推进依法治国若干重大问题的决定》为药品法律法规体系建设增添了源动力。2014年10月，中共十八届四中全会通过的《中共中央关于全面推进依法治国若干重大问题的决定》明确指出，"全面推进依法治国，总目标是建设中国特色社会主义法治体系，建设社会主义法治国家"，形成完备的法律法规体系、高效的法治实施体系、严密的法治监督体系、有力的法治保障体系，坚持法治国家、法治政府、法治社会一体建设。当前，药品法治建设还存在一些薄弱环节，部分现有法律法规与实践监管需求和社会经济发展不相适应。因此，"十四五"期间药品法律法规体系的建设和完善，能够为药品监管提供强有力的支持。

从 2015 年开始，我国一直围绕着质量和创新两个核心主题来推进药品监管制度改革。2015 年 8 月，国务院发布《国务院关于改革药品医疗器械审评审批制度的意见》（国发〔2015〕44 号），提出"上市药品医疗器械的有效性、安全性、质量可控性达到或接近国际先进水平"改革目标，并明确推进职业化检查员队伍建设是实现这一目标的重要举措之一。2017 年 10 月，中共中央办公厅、国务院办公厅印发《关于深化审评审批制度改革鼓励药品医疗器械创新的意见》，在第三十二项"建设职业化检查员队伍"中指出，"依托现有资源加快检查员队伍建设，形成以专职检查员为主体、兼职检查员为补充的职业化检查员队伍。实施检查员分级管理制度，强化检查员培训，加强检查装备配备，提升检查能力和水平"。2019 年 7 月，国务院办公厅发布《国务院办公厅关于建立职业化专业化药品检查员队伍的意见》（国办发〔2019〕36 号），首次明确"职业化专业化药品（含医疗器械、化妆品）检查员"的定义，并设立明确的目标："坚持职业化方向和专业性、技术性要求，到 2020 年底，国务院药品监管部门和省级药品监管部门基本完成职业化专业化药品检查员队伍制度体系建设。在此基础上，再用三到五年时间，构建起基本满足药品监管要求的职业化专业化药品检查员队伍体系，进一步完善以专职检查员为主体、兼职检查员为补充，政治过硬、素质优良、业务精湛、廉洁高效的职业化专业化药品检查员队伍，形成权责明确、协作顺畅、覆盖全面的药品监督检查工作体系。"

药品监管和行政执法常用的法律依据包括：（1）《药品管理法》；（2）《疫苗管理法》；（3）《药品管理法实施条例》；（4）《药品注册管理办法》；（5）《药品检查管理办法（试行）》；（6）《药品生产监督管理办法》；（7）《药品经营和使用质量监督管理办法》；（8）《药品网络销售监督管理办法》；（9）《药物临床试验质量管理规范》；（10）《药品生产质量管理规范》；（11）《药品经营质量管理规范》；（12）《药物警戒质量管理规范》；（13）《药品记录与数据管理要求（试行）》；（14）《医疗机构制剂配制监督管理办法（试行）》；（15）《药品说明书和标签管理规定》；（16）《药品召回管理办法》；（17）《处方药与非处方药分类管理办法（试行）》；（18）《互联网药品信息服务管理办法》；（19）《药品医疗器械飞行检查办法》；（20）《药品不良反应报告和监测管理办法》；（21）《中华人民共和国行政处罚法》；（22）《广告法》；（23）《中华人民共和国刑法》；等等。

7.1.2　药品安全行政处罚

《中华人民共和国行政处罚法》于 1996 年 3 月第八届全国人民代表大会第四次会议通过，2009 年 8 月第十一届全国人民代表大会常务委员会第十次会议第一次修正，2017 年 9 月第十二届全国人民代表大会常务委员会第二十九次会议第二次修正，2021 年 1 月第十三届全国人民代表大会常务委员会第二十五次会议修订。《国务院关于进一步贯彻实施〈中华人民共和国行政处罚法〉的通知》（国发〔2021〕26 号）强调，"加快建设法治政府的重要抓手，切实加强和改进相关行政立法，规范行政执法，强化行政执法监督，不断提高依法行政的能力和水平"。行政执法"三项制度"的新要求、规范电子证据使用的新规定、保障当事人权利的新内容，都给药品监管和行政执法带来了新的挑战。2018 年 12 月国家市场监督管理总局令第 2 号公布，经 2021 年 7 月国家市场监督管理总局令第 42 号第一次修正、2022 年 9 月国家市场监督管理总局令第 61 号第二次修正的《市场监督管理行政处罚程序规定》，要求"市场监督管理部门实施行政处罚，应当遵循公正、公开的原则，坚持处罚与教育相结合，做到事实清楚、证据确凿、适用依据正确、程序合法、处罚适当"。

2011 年 6 月，第十一届全国人民代表大会常务委员会第二十一次会议通过《中华人民共和国行政强制法》，规定"保障和监督行政机关依法履行职责，维护公共利益和社会秩序，保护公民、法人和其他组织的合法权益""行政强制，包括行政强制措施和行政强制执行"。2012 年 10 月，卫生部对 2003 年 4 月发布的《药品监督行政处罚程序规定》（国家食品药品监督管理局令第 1 号）作出修改并公布施行，以贯彻《中华人民共和国行政强制法》。2014 年 5 月，国家食品药品监督管理总局发布《食品药品行政处罚程序规定》（国家食品药品监督管理总局令第 3 号），提出实施药品行政处罚，"遵循公开、公平、公正的原则，做到事实清楚、证据确凿、程序合法、法律法规规章适用准确适当、执法文书使用规范"。2024 年 2 月，国家药品监督管理局发布《药品监督管理行政处罚裁量适用规则》，规定"对当事人实施的违法行为，按照违法行为的事实、性质、情节和社会危害程度，分别给予从重行政处罚、一般行政处罚、从轻或者减轻行政处罚、不予行政处罚"。药品监管部门作出的具体行政行为，必须合法、适当，满足主体合法、内容合法和程序合法，任何一个环节出现问题，都有可能引发行政复议或行政诉讼。对于某些尚不影响药物安全性、有效性的轻微违法行为，法律才规定责令限期改正并给予警告。例如，在药品监管行动中，美国 FDA 经常向被监管者发出警告信，警告信制度贯穿于药品全生命周期管理（宋华琳，2023），以给予被监管者自我纠正的机会，有助于减少执法资源浪费的现象。

7.2 药品监管行刑衔接机制

7.2.1 药品监管行政处罚裁量权

药品监管行政处罚裁量权，是指药品监管部门实施行政处罚时，依据法律、法规、规章的规定，综合考虑违法行为的事实、性质、情节和社会危害程度等情形，决定是否给予行政处罚、给予行政处罚种类和幅度的权限。2012 年 11 月，国家食品药品监督管理局发布《药品和医疗器械行政处罚裁量适用规则》，提出药品监管部门行使行政处罚裁量权，"应当遵循处罚法定原则、公平公正原则、过罚相当原则、行政处罚与教育相结合原则"。

2022 年 10 月，国家市场监督管理总局发布《关于规范市场监督管理行政处罚裁量权的指导意见》，以规范市场监督管理行政处罚行为，保障市场监管部门依法行使行政处罚裁量权。2024 年 2 月，国家药品监督管理局印发《药品监督管理行政处罚裁量适用规则》，强化药品监管行政处罚裁量遵循依法、全面、客观取证原则，进一步细化从重、从轻、不予、免予处罚和情节严重的情形，要求建立健全行政处罚裁量监督机制、及时纠正违法或明显不当行政处罚裁量基准或行为等。2021 年 1 月，广东省药品监管部门发布地方性规范性文件《广东省药品监督管理局规范行政处罚自由裁量权适用规则》。

《药品监督管理行政处罚裁量适用规则》主要有以下内容：

（1）针对部分上、下级规则不一致的情形，确立了上级行政机关制定的行政处罚裁量规则的效力高于下级的制度。

（2）规定了药品监管部门行使行政处罚裁量权应当坚持的主要原则，具体包括合法裁量原则、程序正当原则、过罚相当原则、公平公正原则、处罚和教育相结合原则、综合裁量原则。

（3）规定了国家药品监管部门制定全国统一的行政处罚裁量规则，可以针对特定药品监管行政处罚事项的裁量制定规则或者意见；省级药品监管部门应当根据此规则，结合本地区实际，制定本辖区的行政处罚裁量基准，可以针对特定药品监管行政处罚事项的裁量制定意见；市、县级药品监管部门可以在法定范围内，对上级药品监管部门制定的行政处罚裁量基准适用的标准、条件、种类、幅度、方式、时限予以合理细化量化；对同一行政处罚事项，上级药品监管部门已经制定行政处罚裁量基准的，下级药品监管部门原则上应当直接适用，下级药品监管部门细化量化的行政处罚裁量基准不得超出上级药品监管部门划定的阶次或者幅度。

（4）规定了行使行政处罚裁量权，应当依据违法事实、性质、情节和社会危害程度等因素，并综合考虑下列情形：① 当事人的年龄、智力及精神健康状况；② 当事人的主观过错程度；③ 违法行为的频次、区域、范围、时间；④ 违法行为的具体方法、手段；⑤ 涉案产品的风险性；⑥ 违法所得或者非法财物的数量、金额；⑦ 违法行为造成的损害后果以及社会影响；⑧ 当事人对违法行为所采取的补救措施及效果；⑧ 法律、法规、规章规定的其他情形。

（5）规定了对当事人实施的违法行为，按照违法行为的事实、性质、情节和社会危害程度，分别给予从重行政处罚、一般行政处罚、从轻或者减轻行政处罚、不予行政处罚。

（6）规定了应当给予当事人从重行政处罚的几种情形。

7.2.2　药品安全刑事处罚

药品安全刑事处罚，涵盖生产、销售、提供假药罪，生产、销售、提供劣药罪，妨害药品管理罪，以及生产、销售不符合标准的医用器材罪等。

7.2.2.1　生产、销售、提供假药罪

1. 《中华人民共和国刑法》

第一百四十一条　生产、销售假药的，处三年以下有期徒刑或者拘役，并处罚金；对人体健康造成严重危害或者有其他严重情节的，处三年以上十年以下有期徒刑，并处罚金；致人死亡或者有其他特别严重情节的，处十年以上有期徒刑、无期徒刑或者死刑，并处罚金或者没收财产。

药品使用单位的人员明知是假药而提供给他人使用的，依照前款的规定处罚。

第一百五十条　单位犯本节第一百四十条至第一百四十八条规定之罪的，对

单位判处罚金，并对其直接负责的主管人员和其他直接责任人员，依照各该条的规定处罚。

2. 司法解释及司法指导文件

（1）《最高人民法院　最高人民检察院关于办理危害药品安全刑事案件适用法律若干问题的解释》（高检发释字〔2022〕1 号，自 2022 年 3 月 6 日起施行）。

（2）《最高人民法院　最高人民检察院　公安部　司法部关于依法惩治妨害新型冠状病毒感染肺炎疫情防控违法犯罪的意见》（法发〔2020〕7 号，自 2020 年 2 月 6 日起实施）。节录：

"在疫情防控期间，生产、销售伪劣的防治、防护产品、物资，或者生产、销售用于防治新型冠状病毒感染肺炎的假药、劣药，符合刑法第一百四十条、第一百四十一条、第一百四十二条规定的，以生产、销售伪劣产品罪，生产、销售假药罪或者生产、销售劣药罪定罪处罚。"

（3）最高人民检察院《对〈关于具有药品经营资质的企业通过非法渠道从私人手中购进药品后销售的如何适用法律问题的请示〉的答复》（高检研〔2015〕19 号，自 2015 年 10 月 26 日起实施）。节录：

"一是对于经认定属于假药、劣药，且达到'两高'《关于办理危害药品安全刑事案件适用法律若干问题的解释》（以下称《药品解释》）规定的销售假药罪、销售劣药罪的定罪量刑标准的，应当以销售假药罪、销售劣药罪依法追究刑事责任。二是对于经认定属于劣药，但尚未达到《药品解释》规定的销售劣药罪的定罪量刑标准的，可以依据刑法第一百四十九条、第一百四十条的规定，以销售伪劣产品罪追究刑事责任。三是对于无法认定属于假药、劣药的，可以由药品监督管理部门依照《中华人民共和国药品管理法》的规定给予行政处罚，不宜以非法经营罪追究刑事责任。"

（4）最高人民检察院《关于印发〈关于全面履行检察职能为推进健康中国建设提供有力司法保障的意见〉的通知》（2016 年 9 月 29 日，高检发〔2016〕12 号）。节录：

"依法惩治生产、销售假药劣药，生产、销售不符合标准的医用器材等犯罪。重点打击、从严惩处具有以孕产妇、婴幼儿、儿童或者危重病人为主要使用对象，属于疫苗、血液制品、急救药品、注射剂药品，在自然灾害、事故灾难、公共卫生事件、社会安全事件等突发事件期间制售假药劣药，以及医疗机构及其工作人员明知是假药劣药而有偿提供给他人使用等恶劣情节的危害药品安全犯罪。

严肃查处药物临床试验数据造假涉及的相关犯罪。"

7.2.2.2　生产、销售、提供劣药罪

1.《中华人民共和国刑法》

第一百四十二条　生产、销售劣药，对人体健康造成严重危害的，处三年以上十年以下有期徒刑，并处罚金；后果特别严重的，处十年以上有期徒刑或者无期徒刑，并处罚金或者没收财产。

药品使用单位的人员明知是劣药而提供给他人使用的，依照前款的规定处罚。

2. 司法解释及司法指导文件

（1）《最高人民法院　最高人民检察院关于办理危害药品安全刑事案件适用法律若干问题的解释》（高检发释字〔2022〕1 号，自 2022 年 3 月 6 日起施行）。

（2）《最高人民法院　最高人民检察院　公安部　司法部关于依法惩治妨害新型冠状病毒感染肺炎疫情防控违法犯罪的意见》（法发〔2020〕7 号，自 2020 年 2 月 6 日起实施）。节录：参见生产、销售、提供假药罪。

（3）最高人民检察院《对〈关于具有药品经营资质的企业通过非法渠道从私人手中购进药品后销售的如何适用法律问题的请示〉的答复》（高检研〔2015〕19 号，自 2015 年 10 月 26 日起实施）。节录：参见生产、销售、提供假药罪。

（4）最高人民检察院《关于印发〈关于全面履行检察职能为推进健康中国建设提供有力司法保障的意见〉的通知》（2016 年 9 月 29 日，高检发〔2016〕12 号）。节录：参见生产、销售、提供假药罪。

7.2.2.3　妨害药品管理罪

1.《中华人民共和国刑法》

第一百四十二条之一　违反药品管理法规，有下列情形之一，足以严重危害人体健康的，处三年以下有期徒刑或者拘役，并处或者单处罚金；对人体健康造成严重危害或者有其他严重情节的，处三年以上七年以下有期徒刑，并处罚金：

（一）生产、销售国务院药品监督管理部门禁止使用的药品的；

（二）未取得药品相关批准证明文件生产、进口药品或者明知是上述药品而销售的；

（三）药品申请注册中提供虚假的证明、数据、资料、样品或者采取其他欺

骗手段的；

（四）编造生产、检验记录的。

有前款行为，同时又构成本法第一百四十一条、第一百四十二条规定之罪或者其他犯罪的，依照处罚较重的规定定罪处罚。

2. 司法解释

《最高人民法院　最高人民检察院关于办理危害药品安全刑事案件适用法律若干问题的解释》（高检发释字〔2022〕1 号，自 2022 年 3 月 6 日起施行）。

7.2.2.4　生产、销售不符合标准的医用器材罪

1. 《中华人民共和国刑法》

第一百四十五条　生产不符合保障人体健康的国家标准、行业标准的医疗器械、医用卫生材料，或者销售明知是不符合保障人体健康的国家标准、行业标准的医疗器械、医用卫生材料，足以严重危害人体健康的，处三年以下有期徒刑或者拘役，并处销售金额百分之五十以上二倍以下罚金；对人体健康造成严重危害的，处三年以上十年以下有期徒刑，并处销售金额百分之五十以上二倍以下罚金；后果特别严重的，处十年以上有期徒刑或者无期徒刑，并处销售金额百分之五十以上二倍以下罚金或者没收财产。

2. 司法解释及司法指导文件

（1）《最高人民法院　最高人民检察院关于办理生产、销售伪劣商品刑事案件具体应用法律若干问题的解释》（法释〔2001〕10 号，自 2001 年 4 月 10 日起施行）。节录：

"生产、销售不符合标准的医疗器械、医用卫生材料，致人轻伤或者其他严重后果的，应认定为刑法第一百四十五条规定的'对人体健康造成严重危害'。"

"生产、销售不符合标准的医疗器械、医用卫生材料，造成感染病毒性肝炎等难以治愈的疾病、一人以上重伤、三人以上轻伤或者其他严重后果的，应认定为'后果特别严重'。"

"生产、销售不符合标准的医疗器械、医用卫生材料，致人死亡、严重残疾、感染艾滋病、三人以上重伤、十人以上轻伤或者造成其他特别严重后果的，应认定为'情节特别恶劣'。"

"医疗机构或者个人，知道或者应当知道是不符合保障人体健康的国家标准、行业标准的医疗器械、医用卫生材料而购买、使用，对人体健康造成严重危害

的，以销售不符合标准的医用器材罪定罪处罚。"

"没有国家标准、行业标准的医疗器械，注册产品标准可视为'保障人体健康的行业标准'。"

（2）《最高人民法院　最高人民检察院　公安部　司法部关于依法惩治妨害新型冠状病毒感染肺炎疫情防控违法犯罪的意见》（法发〔2020〕7 号，自 2020 年 2 月 6 日起实施）。节录：

"在疫情防控期间，生产不符合保障人体健康的国家标准、行业标准的医用口罩、护目镜、防护服等医用器材，或者销售明知是不符合标准的医用器材，足以严重危害人体健康的，依照刑法第一百四十五条的规定，以生产、销售不符合标准的医用器材罪定罪处罚。"

7.2.3　药品安全行刑衔接

《中华人民共和国行政处罚法》第二十七条规定："违法行为涉嫌犯罪的，行政机关应当及时将案件移送司法机关，依法追究刑事责任。对依法不需要追究刑事责任或者免予刑事处罚，但应当给予行政处罚的，司法机关应当及时将案件移送有关行政机关。"行政执法与刑事司法的衔接机制，又称行刑衔接、两法衔接，主要针对在行政与刑事层面兼具违法性的"行政犯罪行为"（李煜兴，2022），即某种行为不仅仅违反行政管理秩序，同时也存在严重的社会危害性并构成犯罪。2011 年 2 月，中共中央办公厅、国务院办公厅转发国务院法制办公室等部门《关于加强行政执法与刑事司法衔接工作的意见》（中办发〔2011〕8 号），明确"做好行政执法与刑事司法衔接工作""切实做到该移送的移送、该受理的受理、该立案的立案"。

2015 年 12 月，食品药品监督管理总局、公安部等五部门联合发布《食品药品行政执法与刑事司法衔接工作办法》。2019 年新修订的《药品管理法》明确"药品监督管理部门发现药品违法行为涉嫌犯罪的，应当及时将案件移送公安机关"。2023 年 1 月，国家药品监督管理局、国家市场监督管理总局、公安部等五部门联合发布《药品行政执法与刑事司法衔接工作办法》，提出"健全药品行政执法与刑事司法衔接工作机制，加大对药品领域违法犯罪行为打击力度，切实维护人民群众身体健康和生命安全"。2023 年 2 月，《国务院办公厅关于深入推进跨部门综合监管的指导意见》（国办发〔2023〕1 号）明确"加强行政执法与刑事司法联动""行政执法机关要与司法机关加强信息共享、线索移送、联合调查等方面协调配合，建立健全行刑衔接机制"。2023 年 7 月，上海市药品监督管理局、上海市市场监督管理局等五部门联合发布《上海市药品行政执法与刑事司法衔接工作实施细则》，明确提出健全药品行政执法与刑事司法衔接的"情况通报、案件移送、涉案物品处置、案件会商、信息共享、信息发布等工作机制"。

7.3 药品监管协调关系网络

7.3.1 药品监管部门间的协调关系网络

"条块体制"是我国政府组织结构的重要特征（吕芳，2019）。由于部门利益的存在和部门资源的不均衡，"条"和"条"之间缺乏制度性的互动机制，需要中央领导小组、部际联席会议和区域协调会议等组织方式和工作机制，即"条线"和"块状"的政策协同。政策协调旨在通过各部门的合作，调整部门政策，并在执行中保持一致（于丽春，2020；李瑞昌，2012）。OECD 把政策协同决策手段和措施分为结构性协同和程序性协同两类（OECD，2000），结构性协同机制侧重于组织结构，如中心政策小组、部际联席会议、跨部门政策小组等，程序性协同机制包括议程设定、决策程序、制度化的信息交流和沟通程序等。周志忍和蒋敏娟（2010）将跨部门协同模式分为议事协调机构、部际联席会议和省部际联席会议三类。

药品监管部门间的协调关系网络，是中央政府政策协同和部际协调机制的重要组成部分。药品监管部门从 2008 年划归原卫生部，到 2013 年直属于国务院，再到 2018 年又划归国家市场监管部门，药品监管部门间协调关系网络结构发生了较大变化。国内学者分别从药品监管执法体系、广告管理、协同治理和审评审批等方面，论述了监管部门协调体系建立，但均没有对监管部门间的协调问题做深入研究（刘海昭 等，2015；闫海 等，2019；方俊，2020；陈先红 等，2020；郝同战 等，2013）。丁静和王广平（2019）分析了 MAH 制度试点实施中跨省监管的问题，并提出了落实企业主体责任、ADR 监测和区域间协作体系等部门协调策略。施龙（2006）提出了基层麻醉药品监管协调机制的构建问题。构建以公共利益为目标的政府部门协调机制（竺乾威，2008），助力推进药品安全"四个最严"政策要求的贯彻落实，提升药品监管能力和水平。

政府部门协调机制建设属于政策网络范畴，是利用部门之间的沟通性连接关系，交换信息、专门知识、信任和其他政治资源（杨雪冬，2017），解决所关注的部门利益问题。药品监管部门间协调关系网络的建设框架，为由正式制度和协调组织构成的二维结构，制度文件包括法律法规、领导小组制度、部际联席会议制度、行动计划、发展规划等，药品监管协调组织层级涵盖国际层面、部委层面、区域层面、部门内部和基层等。2018 年 11 月，《中共中央　国务院关于建立更加有效的区域协调发展新机制的意见》提出要"加快形成统筹有力、竞争有序、绿色协调、共享共赢的区域协调发展新机制"。京津冀地区、粤港澳大湾区、长江三角洲区域、成渝地区双城经济圈等区域的合作日益增多。药品监管部门间协调关系网络的制度安排，包括法律法规、部际联席会议、部门规章，以及区域合作发展规划等方面。药品监管职责范围内的产品结构制度文件，一方面涵盖《药品管理法》《疫苗管理法》等法律法规的要求，另一方面涉及药品监管、市场监管、卫生健康和价格主管等部门。药品监管部门间协调关系网络的建立和有效运行，在转变监管方式、规范监管行为、提高监管效率、加强社会管理中发挥着重要作用。药品监管部门间协调关系网络的建立，一是源于"条线"与"块状"协调的需求，二是源于相应的规则标准、技术规范和创新理念等推动部门协调机制的紧密性和适应性（王广平，2023）。药品监管部门间协调关系网络的政策工具，包括社会信用体系、"互联网＋"监管、大数据决策、绩效考评等（表 7－1）。充分运用协调关系网络政策工具，从多维度推动药品监管部门间协调关系网络建设，助力于药品监管协调合作机制的建立和完善。

表 7－1　药品监管部门间协调机制的政策工具箱

政 策 工 具	文件/依据	制 度 要 点	部 门 协 调
规则和标准（SOP）；合规管理	《国务院关于加强和规范事中事后监管的指导意见》（国发〔2019〕18 号）《合规管理体系　要求及使用指南》（GB/T 35770—2022）	健全监管规则和标准；结合权责清单编制；依法对市场主体进行监管。加强管理体系的合规相关要求；提升统筹管理	国家药品监管部门省级药品监管部门
跨部门综合监管	《国务院办公厅关于深入推进跨部门综合监管的指导意见》（国办发〔2023〕1 号）	建立健全跨部门综合监管制度，强化条块结合、区域联动，完善协同监管机制	部门与地方联动，行政执法与刑事司法联动

政策工具	文件/依据	制度要点	部门协调
社会信用体系	《国务院关于加强和规范事中事后监管的指导意见》（国发〔2019〕18号）	推进信用分级分类监管；在监管方式、抽查比例和频次等方面采取差异化措施；部门间信息的外联应用	政府部门间的企业监管信息
"互联网＋"监管	《国务院关于加快推进"互联网+政务服务"工作的指导意见》（国发〔2016〕55号）	建立分工明确、协调有力的工作机制；国务院各部门要加快整合业务系统	政府各部委的业务系统
大数据决策	《国务院办公厅关于运用大数据加强对市场主体服务和监管的若干意见》（国办发〔2015〕51号）	运用大数据加强和改进市场监管	国务院各部委和地方政府
全生命周期管理	《消费品生命周期安全风险控制通则》（GB/T 39112—2020）《产品生命周期数据管理规范》（GB/T 35119—2017）	从设计、生产、包装、储运、使用、回收等阶段控制；数据、过程和资源是产品生命周期管理的三大要素	政府部门，国家、地方药品监管部门
网格化管理	《城乡社区网格化服务管理规范》（GB/T 34300—2017）	坚持系统治理、综合治理、依法治理、源头治理；基层有职有权有物	地方药品监管部门

7.3.2　药品监管的区域协调网络

区域协调发展战略，是推动药品监管省部间和部际协调关系网络建立和完善的制度安排。京津冀协同发展、粤港澳大湾区建设、长江三角洲区域一体化发展和成渝地区双城经济圈建设等，是我国区域协调发展的典范。董石桃和范少帅（2019）提出了区域合作发展中府际协调的"权威性多层治理"（AMLG）模式，即由中央政府支持和推动，地方政府间协调互动。近年来，国家连续发布了京津冀地区、粤港澳大湾区、长江三角洲区域和成渝地区双城经济圈发展规划纲要，以推进区域合作和高质量发展的协调关系网络建设。2015年4月召开的中共中央政治局会议审议通过《京津冀协同发展规划纲要》，强调要加快破除体制机制障碍，推动要素市场一体化，构建京津冀协同发展的体制机制，加快公共服务一体化改革。2015 年 6 月，中共中央、国务院印发实施《京津冀协同发展规划纲要》。2019 年 2 月，《粤港澳大湾区发展规划纲要》提出"构建开放型区域协同创新共同体""塑造健康湾区"。2019 年 12 月，《长江三角洲区域一体化发展规划纲要》提出"打造健康长三角""聚焦公共服务、食品药品安全"。再如 2019 年 5 月，长三角地区"九市一区"市场监管部门签订《长三角地区"九市一区"市场监督管理系统网络监管合作协议》，提出围绕网络监管一体化，构建联席会议、信息交流、数据交换、案件协查、消费者权益保护和合作发展的联动机制。区域协调发展规划，是从协调组织层级的又一个维度，推进药品安全高质量发展和监管协调合作。2019 年 12 月，京津冀三地签署《京津冀药品、医疗器械、化妆品区域联动合作框架协议》《京津冀药品安全协同监管区域合作协议》，以共享监管资源，形成科学监管合力。

　　2020 年 12 月，国家药品监管部门成立的药品审评检查长三角分中心、大湾区分中心，是基于区域协调发展规划的药品审评审批领域的协调关系网络形式，进而推进药品注册上市集权模式与区域创新发展的沟通协作机制的建设进程。2024 年 5 月，京津冀三省（市）药品监督管理局共同发布《京津冀药品监管执法协作办法》《京津冀药品流通环节跨省仓储监管协作机制》《京津冀药品上市许可持有人药物警戒质量管理规范操作指南（试行）》《京津冀药物临床试验机构监督检查标准（2024 年版）》等 4 个文件，并签署《京津冀药品审评核查区域联动合作框架协议》。

7.4　本 章 小 结

　　《中共中央关于全面推进依法治国若干重大问题的决定》明确指出，"全面推进依法治国，总目标是建设中国特色社会主义法治体系，建设社会主义法治国家"，为药品安全法律法规体系建设增添了源动力。药品行政执法能力，涵盖行政处罚、行刑衔接、部门协调等方面。《市场监督管理行政处罚程序规定》，要求"市场监督管理部门实施行政处罚，应当遵循公正、公开的原则，坚持处罚与教育相结合，做到事实清楚、证据确凿、适用依据正确、程序合法、处罚适当"。

　　《药品监督管理行政处罚裁量适用规则》强化药品监管行政处罚裁量遵循依法、全面、客观取证原则，进一步细化从重、从轻、不予、免予处罚和情节严重的情形，要求建立健全行政处罚裁量监督机制、及时纠正违法或明显不当行政处罚裁量基准或行为等。《关于规范市场监督管理行政处罚裁量权的指导意见》规范市场监督管理行政处罚行为，保障市场监管部门依法行使行政处罚裁量权。《药品行政执法与刑事司法衔接工作办法》提出"健全药品行政执法与刑事司法衔接工作机制，加大对药品领域违法犯罪行为打击力度，切实维护人民群众身体健康和生命安全"。《国务院办公厅关于深入推进跨部门综合监管的指导意见》明确"加强行政执法与刑事司法联动""行政执法机关要与司法机关加强信息共享、线索移送、联合调查等方面协调配合，建立健全行刑衔接机制"。

药品监管部门间协调关系网络的建设框架，为由正式制度和协调组织构成的二维结构，制度文件包括法律法规、领导小组制度、部际联席会议制度、行动计划、发展规划等，协调组织层级涵盖国际层面、部委层面、区域层面、部门内部和基层等。京津冀协同发展、粤港澳大湾区建设、长江三角洲区域一体化发展和成渝地区双城经济圈建设等，是我国区域协调发展的典范。国家药品监管部门成立的药品审评检查长三角分中心、大湾区分中心，是基于区域协调发展规划的药品审评审批领域的协调关系网络形式。

参 考 文 献

［1］宋华琳．药品监管制度的法律改革［M］．南京：译林出版社，2023．

［2］李煜兴．行刑衔接的规范阐释及其机制展开——以新《行政处罚法》行刑衔接条款为中心［J］．中国刑事法杂志，2022（4）：64-78．

［3］吕芳．公共服务政策制定过程中的主体间互动机制——以公共文化服务政策为例［J］．政治学研究，2019（3）：108-120．

［4］于丽春．并联审批促进政府部门间合作研究——基于目标和行动的维度［D］．长春：吉林大学，2020．

［5］李瑞昌．政府间网络治理：垂直管理部门与地方政府间关系研究［M］．上海：复旦大学出版社，2012．

［6］OECD. Government coherence：The role of the centre of government［R］．Paris：Organisation for Economic Co-operation and Development，2000．

［7］周志忍，蒋敏娟．整体政府下的政策协同：理论与发达国家的当代实践［J］．国家行政学院学报，2010（6）：28-33．

［8］刘海昭，都晓春．涉案产品查控机制及执法责任体系的规范化研究［J］．中国药事，

2015，29（3）：243－246.

［9］闫海，张华琴. 药品广告规制：准则、监管与责任 ［J］. 中国卫生法制，2019，27
（6）：1－5.

［10］方俊. 药品安全协同治理的多主体责任落实——基于我国十大典型药害事件的案例
分析 ［J］. 理论探索，2020（1）：92－97.

［11］陈先红，王闻雅. 新形势下我国药品特别审批制度的思考 ［J］. 中国食品药品监管，
2020（9）：30－35.

［12］郝同战，范保瑞，崔柳. 从药害事件的发生看行政监督与技术监督联合执法的可行
性 ［J］. 首都医药，2013，20（8）：10－12.

［13］丁静，王广平. MAH 制度实施中跨省监管协调机制探索 ［J］. 中国新药杂志，2019，
28（12）：1423－1427.

［14］施龙. 努力构建基层麻醉药品监管协调机制 ［J］. 中国药业，2006，15（17）：9.

［15］竺乾威. 从新公共管理到整体性治理 ［J］. 中国行政管理，2008（10）：52－58.

［16］杨雪冬. 国家治理的逻辑 ［M］. 北京：社会科学文献出版社，2017.

［17］王广平. 我国药品管理部门间协调关系网络特征与优化路径 ［J］. 中国药事，2023，
37（2）：123－133.

［18］董石桃，范少帅. 权威多层治理和区域合作发展中的府际协调——以粤港澳大湾区
规划过程为例 ［J］. 岭南学刊，2019（6）：19－27.

第8章　药品智慧监管与追溯管理体系建设

随着云计算、大数据、区块链、5G、AI（人工智能）等技术的不断渗透，国民经济和社会管理领域正经历深刻变革。同时，网络、信息化和数字化技术的融合应用场景在市场监管领域的示范和推广，使得智慧监管已成为药品监管领域的一种重要趋势。基于药品监管部门开展的"智慧监管""智联共治"等地方数字化应用场景的探索，这些实践正在进一步转化为以信息化、数字化、智能化为基础的药品监管科学创新理念，从而推动数字政府和企业的数字化转型，并赋能医药产业新质生产力。

8.1　药品监管信息化与智慧监管

8.1.1　药品安全信息化概况

2021年3月，《中华人民共和国国民经济和社会发展第十四个五年规划和2035年远景目标纲要》明确提出，提高数字政府建设水平，将数字技术广泛应用于政府管理服务，推动政府治理流程再造和模式优化，不断提高决策科学性和服务效率。2023年2月，中共中央、国务院印发《数字中国建设整体布局规划》，明确到2025年"数据资源规模和质量加快提升，数据要素价值有效释放，数字经济发展质量效益大幅增强"。2022年5月，《药品监管网络安全与信息化建设"十四五"规划》（国药监综〔2022〕23号）明确"健全药品信息化追溯体系，实现药品重点品种可追溯""推动药品产业数字化、智能化转型升级"建设目标；2023年7月，国家药品监督管理局发布《药品监管信息化标准体系》（NMPAB/T 11001–2023），加强监管信息化标准体系建设，提升药品监管数字化水平和监管数据共享效能。

药品安全追溯管理体系，属于药品监管质量管理规范（GRP）的重要组成部分。《重要产品追溯　追溯管理平台建设规范》（GB/T 38157－2019）设定追溯管理平台是"由政府（或政府授权的机构）管理，具备追溯信息汇总、处理与综合分析利用等功能，支持对接入的追溯系统运行情况进行监测评价"；近年来，国家和地方药品安全追溯管理体系建设，一般普遍认为是由政府来主导或建设的模式。

目前，国内医药行业追溯管理主要有以下几种模式：一是部分医药企业沿用原电子监管码制度的设计框架，采用第三方"码上放行"服务模式，以实现医药产品的追溯管理；二是中国联合健康医疗大数据有限责任公司、中国麻醉药品协会牵头，联合以麻醉药品生产经营企业为主的各方，组建麻醉药品和一类精神药品的追溯管理体系，并应用于一般医药产品的追溯管理，这属于行业自律的模式；三是以计划免疫疫苗为主的疫苗追溯管理体系，主要是由生物药品企业、CDC（疾病控制中心）和国药配送企业组成的追溯管理体系；四是基于医疗机构需求导向的医疗器械 UDI（医疗器械唯一标识）追溯管理体系的构建。而一般医药产品品种和化妆品的追溯管理模式仍在酝酿中，尚未形成明显的追溯管理方式。

8.1.2　药品智慧监管发展规划

2019 年 5 月，国家药品监督管理局出台《国家药品监督管理局关于加快推进药品智慧监管的行动计划》，强调要以技术推进监管转型升级；加快推动移动互联网、物联网、大数据、人工智能、区块链等新技术在药品智慧监管方面的应用，加强对药品网络销售等新业态的监管，强化上下游监管数据采集和信息互通共享。2021 年 5 月，国务院办公厅印发《关于全面加强药品监管能力建设的实施意见》，提出推进全生命周期数字化管理，加强药品、医疗器械和化妆品监管大数据应用，提升从实验室到终端用户全生命周期数据汇集、关联融通、风险研判、信息共享等能力。2024 年 6 月，国家药品监管部门发布《血液制品生产智慧监管三年行动计划（2024—2026 年）》（药监综药管函〔2024〕295 号），明确"加快推进血液制品生产智慧监管工作，督促血液制品生产转型升级"，通过三年行动，基本实现血液制品生产企业生产、检验等全过程的信息化管理。

2023 年 7 月，国家发展和改革委员会、教育部等 6 部门联合发布《生成式人工智能服务管理暂行办法》，提到"鼓励生成式人工智能技术在各行业、各领域的创新应用"。2024 年 6 月，国家药品监管部门发布《药品监管人工智能典型应用场景清单》（药监综函〔2024〕313 号），包括准入审批类、日常监管类、服务公众类和辅助决策类（表 8 - 1），以促进人工智能与药品监管深度融合为主线，规范和指导各级药品监管部门开展人工智能技术研究应用。

表 8 - 1　药品监管人工智能典型应用场景

种　　类	应 用 场 景 内 容	备　　注
准入审批类	形式审查、辅助审评、批件整理	
日常监管类	远程监管、现场监管、辅助抽检工作、辅助稽查办案、药物警戒、网络交易监管	
服务公众类	业务办理及政策咨询、说明书适老化改造	
辅助决策类	业务数据查询、数据分析与预测、工作方案研究、风险管理	

资料来源：《药品监管人工智能典型应用场景清单》（药监综函〔2024〕313 号）。

2013 年全球监管科学研究联盟（GCRSR）在美国食品药品监督管理局（FDA）的领导下成立，以来促进全球监管机构围绕新兴技术（如生物信息学、纳米技术等）及其在监管领域的应用进行沟通交流。2021 年 10 月 4—6 日，由 FDA 和 GCRSR 联合举办的第 11 届 GSRS 年会（GSRS21）以"利用真实世界数据（RWD）和人工智能（AI）推进监管科学助力食品药品安全"为主题。

欧洲药品管理局（EMA）大数据指导小组于 2023 年 7 月发布了一份关于人工智能在医药产品生命周期中使用的反思论文草案（*Reflection paper on the use of artificial intelligence in the lifecycle of medicines*）[1]，概述了人工智能如何在医药产品生命周期中使用场景。2023 年 12 月，EMA 制定 2023—2028 年人工智能工作计划[2]，以促进人工智能在制药和医疗器械行业的使用。其中包括出于内部监管目的实施和监控人工智能、增强全网络分析能力等。2024 年 3 月，欧洲议会通过

---

[1]　European Medicines Agency. Reflection paper on the use of artificial intelligence in the lifecycle of medicines ［EB/OL］.［2023 - 09 - 21］. https：//www. ema. europa. eu/en/news/reflection-paper-use-artificial-intelligence-lifecycle-medicines.

[2]　HMA-EMA Big Data Steering Group. Multi-annual AI work plan 2023 - 2028 ［EB/OL］.［2023 - 09 - 21］. https：//www. ema. europa. eu/en/documents/work-programme/multi-annual-artificial-intelligence-workplan-2023-2028-hma-ema-joint-big-data-steering-group_ en. pdf.

并批准《人工智能法案》（*Artificial Intelligence Act*），是世界上第一个监管人工智能的综合法律框架。美国 FDA 于 2023 年 4 月发布《人工智能/机器学习支持设备软件功能的预定变更控制计划的营销提交建议的指南草案》（*Marketing Submission Recommendations for a Predetermined Change Control Plan for Artificial Intelligence/Machine Learning-Enabled Device Software Functions*，*Draft Guidance*）[①]。2024 年 4 月，美国宾夕法尼亚州保险部门发布了关于保险公司使用人工智能系统（AI）的通告（Use of Artificial Intelligence Systems by Insurers）[②]，强调了保险公司使用 AI 系统时必须遵守所有适用的保险法律和法规。

近年来，国家发布了多个药品智慧监管相关的信息化数字化建设的发展规划和政策文件。《国家药品监督管理局关于加快推进药品智慧监管的行动计划》（国药监综〔2019〕26 号）提出加快推进药品智慧监管，构建监管"大系统、大平台、大数据"发展计划；《全国一体化政务大数据体系建设指南》（国办函〔2022〕102 号）提出"增强数字政府效能，营造良好数字生态"建设目标。2023 年 2 月，中共中央、国务院印发《数字中国建设整体布局规划》，确立"形成横向打通、纵向贯通、协调有力的一体化推进格局"。

《"十四五"国家药品安全及促进高质量发展规划》明确提出"加强智慧监管体系和能力建设"，包括药品信息化追溯体系、药品全生命周期数字化管理、药品监管信息化标准体系和"互联网+药品监管"应用服务等方面。《药品监管网络安全与信息化建设"十四五"规划》（国药监综〔2022〕23 号）提出"信息链串起产业链、利益链、风险链、责任链""实现药品全生命周期风险管理"。美国 FDA 在药品监管信息化智能化方面发布多项行动方案，2019 年 9 月《技术现代化行动计划》（TMAP）、2021 年 3 月《数据现代化行动计划》（DMAP）、2022 年 5 月《流程现代化行动计划》（DMAP）、2022 年 12 月《领导现代化行动计划》（LMAP），形成药品监管信息化数字化发展制度框架。我国部分省级药品安全"十四五"规划提出药品监管数字化发展目标，例如《广东省药品安全及

---

① Marketing submission recommendations for a predetermined change control plan for artificial intelligence/machine learning-enabled device software functions；draft guidance for industry and food and drug administration staff；availability［EB/OL］.［2023 – 09 – 21］. https：//www. federalregister. gov/documents/2023/04/03/2023-06786/marketing-submission-recommendations-for-a-predetermined-change-control-plan-for-artificial.

② Use of artificial intelligence systems by insurers；notice 2024 – 04［EB/OL］.［2023 – 09 – 21］. https：//www. pacodeandbulletin. gov/Display/pabull? file =/secure/pabulletin/data/vol54/54-14/484. html&search = 1&searchunitkeywords = 54，Pa. B. ，1910.

高质量发展"十四五"规划（2021—2025 年）》（粤药监局办〔2021〕66 号）提出"加强数字化监管能力建设"任务，《上海市药品安全和高质量发展"十四五"规划》（沪食药安委〔2021〕4 号）提出"产业数字化转型""强化数字监管体系"和"药品数字监管工程"主要任务。

8.1.3 药品智慧监管应用场景

药品智慧监管应用场景与共享机制，是当前我国药品智慧监管制度框架设计的主要方向。拓展"互联网+药品监管"应用服务，是药品智慧监管和数字化转型应用场景的建设目标。推动工业互联网在疫苗、血液制品等领域的融合应用。推进药品审评审批和证照管理电子化，建立健全药品注册电子通用技术文档系统和医疗器械注册电子申报信息化系统，加快推进化妆品监管领域移动互联应用，提升办事效率与服务水平。推进各层级、各单位监管业务系统互联互通，共享共用监管信息，实现跨层级、跨地域协同监管，逐步实现"一网通办""跨省通办"。坚持以网管网，推进网络药品监测系统建设，加强对药品网络销售行为的监督检查，提高药品网络交易的监管能力。

药品监管信息共享机制建立，增进政府组织结构调整和强化履行《药品管理法》责任职责。政府信息共享机制的量化模式，包括风险预警大数据决策平台和政府监管合规管理体系的建立。药品安全风险预警共享机制的原则：不改变原有的操作习惯、不改变原有的利益格局，采用药品安全大数据决策模式，保障政府企业数据安全（王广平 等，2022）。药品监管合规性设计，采用药品监管科学决策方案框架，"智慧监管＝信息化+AI"。政府风险预警和合规性的技术产品，均可共享给企业。

基于省级药品安全信用档案"一品一档""一企一档"建设成效，以及国家药品追溯制度的确立，为药品智慧监管体系建设奠定基础条件。2019—2024 年，国家药品监督管理局信息中心开展药品智慧监管典型案例征集活动，发掘各级监管部门在药品、化妆品、医疗器械（"两品一械"）智慧监管领域的创新和突破，充分发挥先进典型的示范带动作用。药品智慧监管典型案例入选名单，2021年有 19 项，2022 年有 14 项，2023 年有 10 项（表 8-2）。与"智慧"相关的项目包括"检查""风险""现场""疫苗""申报""审评""品种"和"联动"等词汇，智慧监管项目更多是以平台形式展示的（表 8-3）。同时，国家药监局信息中心征集了企业端的智联共治典型案例（表 8-4），通过企业信息化智能化项目与药品智慧监管相联动，推动药品智慧监管项目示范与应用。据国家药品监督管理局信息中心数据显示，2024 年广东省药品监督管理局提交"广东省高风险药品数字化监管系统"智慧监管案例，显示了广东省通过全过程自动化监管、远程监管方式，实现非现场监管的智慧监管应用场景；上海市药品监督管理局提交"上海市药品移动监管应用"智慧监管案例，基于 13 类业务的移动监管系统建设成果，利用数据共享、GPS 定位、共享信用档案、电子签章等技术手段，实现药品移动监管应用场景；同时，基于"一企一档""一品一档""一员一档"等建设成效，构建"观、管、防、处、服"一体化的药品安全管理体系，形成"数字化试验区（上海）药品安全监管智能驾驶舱"智慧监管案例。

表 8－2　2021—2023 年智慧监管典型案例入选名单

序号	智慧监管典型案例名称	建设单位	备注
1	化妆品智慧申报审评系统	中国食品药品检定研究院	2021
2	北京药监局疫苗等高风险品种智慧生产监管系统	北京市药品监督管理局	2021
3	天津市医疗器械唯一标识可追溯平台	天津市药品监督管理局	2021
4	内蒙古自治区药品智慧监管平台	内蒙古自治区药品监督管理局	2021
5	辽宁省药品信息化监管平台	辽宁省药品监督管理局	2021
6	吉林省"智慧药监"平台	吉林省药品监督管理局	2021
7	上海市药品监管和企业数字化服务平台	上海市药品监督管理局	2021
8	江苏省药品监督管理局常州检查分局智慧现场监管项目	江苏省药品监督管理局常州检查分局	2021
9	浙江省药品生产智慧监管"黑匣子"工程	浙江省药品监督管理局	2021
10	安徽省药品监管数据中心	安徽省药品监督管理局	2021
11	江西省药品网络交易监管系统	江西省药品监督管理局	2021
12	广东省药物警戒与风险管控平台	广东省药品监督管理局	2021
13	海南省药械安全性监测研究系统	海南省药品监督管理局	2021
14	重庆市药品智慧监管平台	重庆市药品监督管理局	2021
15	陕西省药品监管信用档案	陕西省药品监督管理局	2021

序号	智慧监管典型案例名称	建　设　单　位	备注
16	新疆维吾尔自治区药监局疫苗药品追溯监管系统	新疆维吾尔自治区药品监督管理局	2021
17	金华市药品智慧检查系统	金华市市场监督管理局	2021
18	台州网销化妆品"数字辨妆"监管系统	台州市市场监督管理局	2021
19	济宁市"一店一码"智慧监管系统	济宁市市场监督管理局	2021
1	北京市药品安全"风险+信用"评价评级与分级分类监管系统	北京市药品监督管理局	2022
2	天津市药品监管智能化检查系统	天津市药品监督管理局	2022
3	山西省药品生产智探监管系统	山西省药品监督管理局	2022
4	"浙药检查"应用	浙江省药品检查中心、金华市市场监督管理局	2022
5	福州市市场监管预警平台	福州市市场监督管理局	2022
6	山东省"智慧药监"一体化平台	山东省药品监督管理局	2022
7	河南省基于数据分析的药品监管一体化平台	河南省药品监督管理局	2022
8	湖北省医疗器械超级计算平台	湖北省医疗器械质量监督检验研究院	2022
9	粤港澳大湾区药械创新监管应用项目（"港澳药械通"）	广东省药品监督管理局	2022
10	广东省中山市国产普通化妆品备案人工智能审查系统	中山市市场监督管理局	2022
11	海南省基于三医联动的药品智慧监管平台	海南省药品监督管理局	2022
12	云南省"药监慧眼"	云南省药品监督管理局	2022
13	甘肃省中药材产地加工追溯监管系统	甘肃省药品监督管理局	2022
14	中国上市药品专利信息登记平台	国家药品监督管理局药品审评中心	2022
1	北京市互联网药品信息智能化监管平台	北京市药品监督管理局	2023
2	天津市"UDI追溯"小程序	天津市药品监督管理局	2023
3	辽宁省疫苗生产信息化监管系统	辽宁省药品监督管理局	2023

序号	智慧监管典型案例名称	建 设 单 位	备注
4	上海市药品安全信用档案系统	上海市药品监督管理局	2023
5	江苏省医疗器械大数据风险管控系统	江苏省药品监督管理局信息中心、江苏省药品监督管理局常州检查分局	2023
6	浙江省衢州市化妆品经营共治系统	衢州市场监督管理局	2023
7	安徽省药品安全信用档案系统	安徽省药品监督管理局	2023
8	福建省"两品一械"网络交易监测系统	泉州市市场监督管理局	2023
9	河南省药械追溯系统	河南省药品监督管理局	2023
10	新疆维吾尔自治区药品监管电子证照系统	新疆维吾尔自治区药品监督管理局信息中心	2023

资料来源：国家药品监督管理局信息中心（www.nmpaic.org.cn）。

表 8 - 3 2021—2023 年智联共治典型案例入选名单

年度	智联共治典型案例名称	建 设 单 位
2023	基于 UDI 的共享平台搭建与智慧精细化管理项目	中山大学附属第一医院
	海南省临床真实世界数据研究平台	海南博鳌乐城国际医疗旅游先行区管理局
	数智赋能原料药卓越生产项目	重庆博腾制药科技股份有限公司
	医药商品配送全程轨迹温度可视化及回执电子签收可视化管理系统	国药集团山西有限公司
2022	集团型医药企业大数据平台	上海医药集团股份有限公司
	医药智慧监管工业互联网平台系统	浙江普康生物技术股份有限公司
	中药配方颗粒全产业链智控管理平台	北京康仁堂药业有限公司、北京中医药大学
	微创® 医疗器械数字化转型项目	微创投资控股有限公司
2021	医疗器械全程追溯系统	中国医疗器械有限公司
	中药注射剂智能提取智慧监管系统	江苏康缘药业股份有限公司
	医疗器械 UDI 追溯平台	威高集团有限公司
	中药全产业链追溯平台	华润三九医药股份有限公司

资料来源：国家药品监督管理局信息中心（www.nmpaic.org.cn）。

8.1.4 药品监管数据管理

2019 年 8 月新修订的《药品管理法》确立"风险管理、全程管控、社会共治"的原则，并明确了药品研制和注册、生产、经营、医疗机构的数据，以及药品许可管理、上市后管理、业务程序、价格和广告等数据，并以短缺药品监测、药品安全系统性风险和药品安全事件应急预案为数据输出内容，概括了药品安全数据框架，同时也包括药品安全总体情况、风险警示信息等（图 8-1）。2020 年 6 月，国家药品监管部门发布《药品记录与数据管理要求（试行）》，明确了人员、时间、内容、确认复核等行为活动数据（SOP、制度），以及文档、影像、音频、图片、图谱等非结构化数据，为药品监管数据管理制度建立奠定基础。2019 年 5 月，《国家药品监督管理局关于加快推进药品智慧监管的行动计划》（国药监综〔2019〕26 号），提出构建监管"大系统、大平台、大数据"，"建设完善覆盖本行政区域内的行政审批、监督检查、检验监测、风险分析等业务系统"。因而，药品安全大数据决策体系已具备了良好的数据管理政策制度环境。2022 年 4 月，国家药品监管部门发布《药品年度报告管理规定》（国药监药管〔2022〕16 号），并同期启用药品年度报告采集模块，通过规范持有人的年度报告行为，进一步督促持有人落实全过程质量管理主体责任。2021 年 11 月，《国家药监局综合司关于启用短缺药品生产供应及停产报告信息采集模块的通知》（药监综药管〔2021〕95 号），国家药品监督管理局开发建设了短缺药品生产供应及停产报告信息采集模块，以加强短缺药品监管工作，及时掌握短缺药品生产供应情况。2024 年 2 月，国家药品监督管理局药品审评中心发布《药品注册研

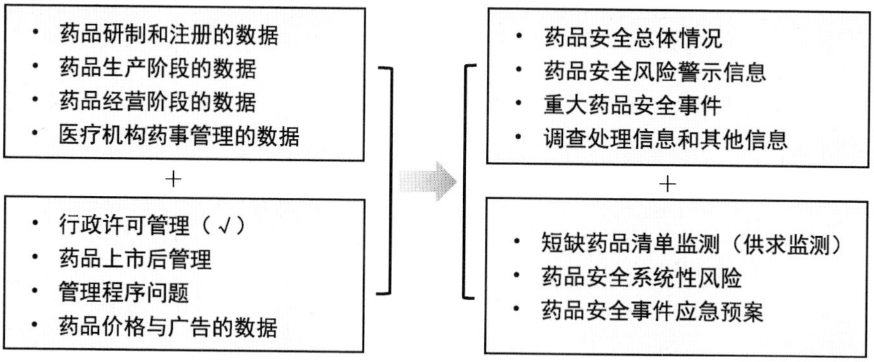

图 8-1 基于《药品管理法》的药品安全数据概况

发生产主体合规信息管理与审查指导原则（试行）》（2024 年第 12 号），引导和规范药品注册申请人及其他研发生产主体配合做好合规信息的管理与审查工作，以形成研发生产主体合规信息管理的长效机制。基于近年来的药品监管"一企一档""一品一档""一员一档"等信用档案建设成果，形成多种药品智慧监管应用场景，其核心要素是药品监管数据管理。

综上，追溯管理体系建设是药品智慧监管的表象内容，药物警戒体系是追溯管理溯源的源泉。结合药品注册研发所递交的产品注册信息，可以构建起药品监管的大数据决策体系，并推动数字化监管的转型进程。因此，药品安全智慧监管和数字化决策体系的构建逻辑，在于利用药品安全大数据决策技术方法，分析研判药物警戒信息，从而促成溯源信息的生成，发挥药品安全追溯管理体系在应急处置和产品召回方面的功能。药品监管记录和数据管理至关重要，它们是构建药品安全风险预警大数据决策体系的基础条件。

8.2　药品智慧监管应用场景——追溯管理体系

8.2.1　药品安全追溯管理体系概述

药品安全追溯管理体系建设，既属于药品智慧监管应用场景之一，也是药品安全风险管理体系建设的基础条件，又是政府企业信息共享数据交换的应用结果。2023 年 9 月，《药品经营和使用质量监督管理办法》（国家市场监督管理总局令第 84 号）明确"药品上市许可持有人、药品经营企业和医疗机构等应当遵守国家药品监督管理局制定的统一药品追溯标准和规范，建立并实施药品追溯制度"。《重要产品　追溯管理平台建设规范》（GB/T 38157—2019）设定追溯管理平台是"由政府（或政府授权的机构）管理"；药品安全追溯管理体系，属于GRP 的重要组成部分，一般普遍认为是由政府来主导或建设的模式。自 2008 年以来，国家药品监管部门正式推行药品电子监管码政策（药品安全追溯管理）也是延续了这种思维方式。依据 2018 年《关于药品信息化追溯体系建设的指导意见》和 2019 年《关于加快推进药品智慧监管的行动计划》等规范性文件所设定的"药品追溯协同服务平台"，和总结国内已存在的模式和借鉴国外实践经验，研判和设计适合中国国情的药品安全追溯管理体系。

目前，国内医药行业追溯管理有几种模式，一是部分医药企业采用第三方"码上放行"服务模式；二是以计划免疫疫苗为主、CDC（疾病控制中心）和国药配送企业组成的追溯管理体系，三是由中国联合健康医疗大数据有限责任公司主导并牵头的药品追溯管理体系；四是医疗器械 UDI 追溯管理体系。几种追溯管理形式并存的情形，需要分析和研究药品安全追溯管理现状，有针对性提出适合中国国情和遵循国家安全的原则，构建中国药品安全追溯管理体系，推进医药卫生行业健康可持续、高质量发展。

上海市药品监管部门会同行业协会和制药企业联合起草团体标准《药品生产全过程数字化追溯技术要求生产制造管理》（T/SHQAP 002—2023）；通过制定本团体标准，明确药品信息化追溯体系建设总体目标，规范技术要求、数据交换格式等内容，打通药品生产、检验各环节之间的数据壁垒，保证数据真实、准确、完整和可追溯，构建药品生产全过程完整数据链；同时制定了《药品生产全过程数字化追溯技术要求　仓储管理》（T/SHQAP 007—2024）和《药品生产全过程数字化追溯技术要求　实验室管理》（T/SHQAP 006—2024）。

8.2.2　药品电子监管码推进历程

药品电子监管是指以药品电子监管码为基础的追溯召回系统，我国于 2006 年开始启动药品电子监管码政策。电子监管码是唯一附在药品上的"电子身份证"，一件一码，利用信息、网络、编码技术对药品流通全过程实施电子监控的方法，实现监控追溯查询作用。按照建立重点药品安全追溯体系，强化药品质量安全监管，确保公众用药安全，国家药品监管部门按照"分步实施，稳步推进"的原则，在特殊药品监控信息网络基础上，进一步加强药品电子监管，完善药品标识制度，建立全国统一的药品电子监督管理网络，分类分批对药品实施电子监管。

原国家食品药品监督管理总局于 2012 年 2 月 27 日发布《2011—2015 年药品电子监管工作规划》，明确提出"2012—2015 年实现药品制剂（含进口药品）全品种电子监管"的工作要求，在 2013 年 2 月 28 日前完成地方增补基本药物电子监管实施工作，并启动药品制剂全品种电子监管；其监管路径可归纳如下：生产企业申请获得码源——车间赋码——上传国家药品监管部门；药品从生产企业流向一级和二级经营企业，后者作进货核准与出货核销并同步上传国家药品监管部门。药品电子监管码是由 20 位数字加密编码，采用 Code 128C 一维条码和数字字符形式体现，支持自动识别设备及人眼识读。药品电子监管码分为一级药品电子监管码（药品最小销售包装）、二级药品电子监管码（药品中包装）、三级药品电子监管码（药品外层包装，如此类推），分别用来标识最小销售包装药品、中间独立包装药品和外箱独立包装药品。

药品电子监管码编码规则：药品电子监管码使用 20 位编码，其中前 7 位（产品资源码）包含企业信息、药品名称、剂型、批准文号、包装规格等信息，方便数据存储，可应用于物流、零售结算环节的使用。药品电子监管码 8 到 16 位是单件产品序列号，最后 4 位是校验位，校验位由特殊加密算法生成。

（1）2006 年—2007 年 10 月，麻醉药品和第一类精神药品电子监管。（《麻醉药品和精神药品管理条例》）

（2）2008 年 10 月底前，疫苗、中药注射液、血液制品、第二类精神药品（简称："四大类"药品）生产、流通、库存等实时监控。（国食药监安〔2008〕72 号《关于印发〈药物电子监管实施方案〉的通知》）

（3）2010 年年底前，完成基本药物全品种电子监管。（国食药监安〔2010〕194 号《关于基本药物进行全品种电子监管工作的通知》）

（4）2012 年 2 月，所有企业生产的国家基本药物品种都已完成赋码。（国家局〔2012〕2 号公告——基本药物生产配送企业全面实行电子监管有关事宜的公告）

（5）2013 年年底前，完成进口药品电子监管。（国食药监安〔2013〕23 号《关于进口药品实施电子监管有关事宜的通知》）

（6）2015 年年底前，实现全部药品制剂品种、全部生产和流通过程的电子监管。（《国家药品安全"十二五"规划》，国家总局〔2015〕1 号公告——药品生产经营企业全面实施药品电子监管公告）

（7）2016 年 2 月，《关于暂停执行 2015 年 1 号公告药品电子监管有关规定的公告》（2016 年第 40 号）明确提出"决定暂停执行食品药品监管总局《关于药品生产经营企业全面实施药品电子监管有关事宜的公告》（2015 年第 1 号）中药品电子监管的有关规定"。

（8）2018 年 10 月，《国家药监局关于药品信息化追溯体系建设的指导意见》（国药监药管〔2018〕35 号）明确"实现'一物一码，物码同追'为方向，加快推进药品信息化追溯体系建设"。

8.2.3 药品安全追溯管理制度安排

药品安全信息追溯管理体系建设，是智慧监管最重要的应用场景，也是药品安全风险管理体系建设的基础条件。《关于全面加强药品监管能力建设的实施意见》（国办发〔2021〕16 号）明确完善信息化追溯体系，提升"互联网+药品监管"应用服务水平，旨在构建全国药品追溯协同平台，实现药品全生命周期追溯。

为贯彻落实《国务院办公厅关于加快推进重要产品追溯体系建设的意见》（国办发〔2015〕95 号）和《国家药监局关于药品信息化追溯体系建设的指导意见》（国药监药管〔2018〕35 号）等信息化建设要求，以及《药品管理法》明确"国家建立健全药品追溯制度""制定统一的药品追溯标准和规范，推进药品追溯信息互通互享，实现药品可追溯"等法律政策要求，国家药品监督管理局先后制定了药品追溯管理相应技术规范和指南。中共中央办公厅、国务院办公厅印发《关于推进社会信用体系建设高质量发展促进形成新发展格局的意见》（中办发〔2022〕25 号）明确"加快建设覆盖线上线下的重要产品追溯体系""加快健全以信用为基础的新型监管机制"。2023 年 9 月，《药品经营和使用质量监督管理办法》明确医疗机构、MAH 和经营企业"建立并实施药品追溯制度，按照规定提供追溯信息，保证药品可追溯"。

为进一步完善和实施药品追溯管理制度，推动药品信息化追溯体系建设，国家药品监督管理局于 2022 年 6 月组织并制定了《药品追溯码标识规范》《药品追溯消费者查询结果显示规范》2 项信息化标准。与前期已发布的《药品信息化追溯体系建设导则》《药品追溯码编码要求》等 10 个药品追溯标准规范一起，国家药品监督管理局已发布的共 12 个药品追溯标准规范形成药品追溯管理体系建设框架，助力推进药品全生命周期管理合规进程。

（1）《药品信息化追溯体系建设导则》（2019 年 4 月，NMPAB/T 1001—2019）；

（2）《药品追溯码编码要求》（2019 年 4 月，NMPAB/T 1002—2019）；

（3）《药品追溯系统基本技术要求》（2019 年 8 月，NMPAB/T 1003—2019）；

（4）《疫苗追溯基本数据集》（2019 年 8 月，NMPAB/T 1004—2019）；

（5）《疫苗追溯数据交换基本技术要求》（2019 年 8 月，NMPAB/T 1005—2019）；

（6）《药品上市许可持有人和生产企业追溯基本数据集》（2020 年 3 月，NMPAB/T 1006—2019）；

（7）《药品经营企业追溯基本数据集》（2020 年 3 月，NMPAB/T 1007—2019）；

（8）《药品使用单位追溯基本数据集》（2020 年 3 月，NMPAB/T 1008—2019）；

（9）《药品追溯消费者查询基本数据集》（2020 年 3 月，NMPAB/T 1009—2019）；

（10）《药品追溯数据交换基本技术要求》（2020 年 3 月，NMPAB/T 1010—2019）；

（11）《药品追溯码标识规范》（2022 年 6 月，NMPAB/T 1011‐2022）；

（12）《药品追溯消费者查询结果显示规范》（2022 年 6 月，NMPAB/T 101—2022）。

2021 年 5 月，《国务院办公厅关于全面加强药品监管能力建设的实施意见》（国办发〔2021〕16 号）明确"制定统一的药品信息化追溯标准""整合药品生产、流通、使用等环节追溯信息""逐步实现药品来源可查、去向可追"建设任务。2022 年 6 月，国家药品监督管理局信息中心、食品药品审核查验中心共同组织起草了《疫苗生产检验电子化记录技术指南（试行）》，适用于疫苗生产和检验过程质量管理信息化相关系统的设计原则和评审。

8.2.4　药物警戒数据共享与数据交换

药物警戒数据共享与数据交换，为药品安全信息追溯管理提供可追溯的溯源，是追溯管理的核心要素之一。2019 年新修订的《药品管理法》明确"国家建立药物警戒制度"，2021 年 12 月施行的《药物警戒质量管理规范》提出"规范药品全生命周期药物警戒活动"。《关于进一步加强药品不良反应监测评价体系和能力建设的意见》（国药监药管〔2020〕20 号）确立"药品不良反应监测机构为专业技术机构、持有人和医疗机构依法履行相关责任的'一体两翼'工作格局"。因而，基于我国"一体两翼"药物警戒业务框架，我国药物警戒相关的信息化系统，包括国家 ADR 监测系统、MAH 直接报告 ADR 报告系统、中国医院药物警戒系统和中国疾病控制信息系统等（表 8－4），成为我国药物警戒数据共享和数据交换的基础。

表 8－4　我国药物警戒（药品不良反应监测）信息化系统

药物警戒信息化系统	终 端 用 户	数 据 形 式
国家药品不良反应监测系统	基层用户：医疗机构、经营企业 监测机构：县级→（地）市级→省级→国家	数据共享 国家药品监督管理局

续　表

药物警戒信息化系统	终　端　用　户	数　据　形　式
MAH 直接报告药品不良反应报告系统	基层用户：持有人（MAH） 监测机构：省级→国家	数据共享 国家药品监督管理局
中国医院药物警戒系统（CHPS）	终端用户：医疗机构、监测机构	数据共享 国家药品监督管理局
中国疾病预防控制信息系统（AEFI 系统）	终端用户：县级 CDC（疾病预防控制中心）、接种门诊、监测机构 监测机构：CDC；国家、省级监测机构	数据共享 CDC
INRUD 中国中心组临床安全用药监测网	终端用户：医疗机构	数据共享与交换 国家卫生健康委员会

备注：INRUD 的全称为 International Network for Rational Use of Drugs，即合理用药国际网络；AEFI 的全称为 Adverse Event Following Immunization，即疑似预防接种异常反应。

我国药物警戒数据共享与交换制度体系建设上，更多是制度移植于国际互认协议。自 2017 年我国政府加入 ICH（人用药品技术要求国际协调理事会）并成为其管委会成员以来，通过构建药物警戒全生命周期体系和强化药品追溯管理系统建设，药品全生命周期管理已逐步优化并打通，药品的研发、注册、生产、流通至使用环节均已纳入药品监管部门的质量管理体系中。ICH 有关药物警戒技术指南，例如临床安全性数据管理、上市后安全数据管理、《监管活动医学词典》等等；我国药品监管部门相应发布了药品年度报告管理、持有人 MedDRA 编码指南、构建药物滥用监测哨点等（表 8－5）。对于不同责任主体的药物警戒数据管理策略上，一是药品监管部门间的数据共享（data sharing），按照一定规则共同使用协议形成数据，二是药品监管与医疗机构、疾控机构之间的数据共享与数据交换（data interchange），是不同体系的主体之间相互提供数据；三是药品监管机构与网络销售平台、第三方机构等之间的数据交换；四是采用数据管道（data pipeline）载体①，即自动化处理和传输数据，形成药物警戒数字化应用和数字治理新模式。

---

① 数据管道是以受控方式摄取、处理、准备、转换和丰富结构化、非结构化和半结构化数据的端到端过程。

表 8 - 5　我国和 ICH 药物警戒数据管理的制度文件和技术指南

项　目	内　容
监测机构 技术指南 （数据管理）	《药品年度报告管理规定》（国药监药管〔2022〕16 号） 《药品上市许可持有人 MedDRA 编码指南》（2022） 国家药物滥用监测哨点（医疗机构）（药监综药管〔2020〕96 号） 《个例安全性报告 E2B（R3）区域实施指南》（2019） 《个例药品不良反应收集和报告指导原则》（国家药品监督管理局 2018 年第131 号） 《上市药品临床安全性文献评价指导原则（试行）》（国家药品监督管理局 2019 年第 27 号） 《药品定期安全性更新报告审核要点（试行）》（2012）
ICH 技术指南 （数据管理）	《监管活动医学词典》（MedDRA） 《临床安全性数据管理——快速报告的定义和标准》（E2A） 《临床安全性数据管理——传输个例报告的数据元素》（E2B） 《个例安全性报告（ICSR）电子传输实施指南：数据元素和信息规范》（E2B R3） 《临床安全性数据管理——定期风险获益评估报告》（E2C） 《定期获益-风险评估报告（PBRER）》（E2C（R2）） 《上市后安全数据管理：快速报告的定义和标准》（E2D） 《药物警戒计划》（E2E） 《研发安全性更新报告》（E2F）

资料来源：国家药品监督管理局药品评价中心（www.cdr-adr.org.cn）。

　　药物警戒数据共享与数据交换的"三医"联动改革目标，在于推进医疗、医保、医药"三医"联动数字化转型，为公众提供安全、有效、可及和经济的临床医药产品。《国务院办公厅关于全面加强药品监管能力建设的实施意见》（国办发〔2021〕16 号）提出"加强药品监管与医疗管理、医保管理的数据衔接应用，实现信息资源共享"。《国家医疗保障局办公室关于贯彻执行 15 项医疗保障信息业务编码标准的通知》（医保办发〔2020〕51 号）提出"医保药品、医用耗材、医疗服务项目、门诊慢特病病种、按病种结算病种和日间手术病种等 6 项信息业务编码与国家编码标准数据库"建设目标，为基于"三医"联动改革政策目标的药物警戒体系建设奠定制度基础。

　　药物警戒数据共享与数据交换，包括药品监管系统内、药品监管与医疗机构、网络销售平台三方面。药品监管系统内的药物警戒/药品不良反应监测，主要是药品审评审批（上市前）、药品安全性评价（上市后）和药品监管信息数据管理（数据流管理）之间的数据共享。药品监管系统与医疗机构之间的数据交换包括，一是药品不良反应监测系统与医疗机构不良事件报告平台，二是临床试验申办者与阳性对照药 MAH 之间的数据共享与数据交换。药品网络销售的制度安排，需要互联网医院复诊前置性要求、电子处方流转、药物警戒体系建设、第三方平台管理、在线药师和执业药师"双审方"制度等合规管理，其核心是互联网医院电子处方流转和药物警戒体系建设，并需要落实网络药品销售利益相关者的职责和义务；药品网络销售的数据共享和数据交换主要是围绕互联网医院和电子处方流转开展，其责任主体包括互联网药品平台（第三方平台）、医保管理部门、药品监管部门、医疗机构、MAH 和零售药店等。药物警戒数据共享与数据交换，是跨系统、跨部门、跨层级、跨区域的一种数字化场景的多业务流程再造，其不仅仅是信息化改造和数据应用，更涉及"三医"联动中底层数据交换的电子编码问题（周瑞珊 等，2024）；例如当前的 UDI（医疗器械唯一标识码）、GS1 DataMatrix（二维标识码）、药品电子追溯码、国家药管平台药品编码（YPID）、医保信息业务编码，以及医疗机构 HIS 系统中药品编码等。因此，编制与发布数据共享和数据交换的行业标准，成为助力推进药品安全智慧监管和企业数字化转型的应用场景探索和融合发展的基础条件。

8.3 医药企业数字化转型案例分析

8.3.1 数字化转型与工艺变更

数字化转型是企业面对人工智能（AI）、区块链（blockchain）、云计算（cloud computing）、大数据（big data）和物联网（IoT）等信息技术进行的全方面变革。产业数字化是传统产业利用数字技术对业务进行升级，进而提升生产数量以及效率的过程，体现在效率提升、跨界融合、重构组织模式和赋能产业升级等方面（谷方杰 等，2020；肖旭 等，2019）。数字化转型内涵的演化，是由数字技术所带来的工作方式、组织方式甚至是公司业务模式等方面的变化，分为信息数字化阶段、业务数字化阶段与数字化转型阶段 3 个阶段（刘鹏飞 等，2018）。产业数字化转型升级的实现路径，需要与制造技术、组织模式、质量管理等深度融合（刘飞，2020；周新苗 等，2017；刘祎 等，2020；韩江波，2017；杜学礼 等，2021）。孟凡生和赵刚（2018）认为制造业数字化转型是将数字化技术与制造技术全面融合。Chakravarty 等（2013）认为数字化转型是涉及企业业务流程、操作程序和组织能力并由转换信息技术促成的企业转型。Berman（2012）认为数字化转型包括企业数字化转型的模式、利用数字化技术和客户需求转变企业整体组织模式。王华（2018）认为数字化转型是利用数字技术解决产品和服务问题，实现生产运营、日常管理与数字技术真正融合，其转型方式包括"互联网+医药经济"、智能制造、研发生产数字化共享平台等。当前，我国医药产业数字化转型基础相对薄弱，数字化关键技术的应用能力不足（李君 等，2019）；医药制造业存在数字化覆盖面和系统间集成度较低，多数始终没有完成数字化转型（周倩，2021；孙思洲，2021）。国内医药制造业信息化应用存在的问题包括过度依赖人力进行生产活动、纸质操作延时又昂贵、生产环节很难使用统一编码、缺乏实时识别和预警等。当前，国外制造执行系统（manufacturing execution system，MES）包括德国维隆（Werum）的 PAS－X、罗克韦尔的 Pharmasuite、西门子的 XFP 系统和 GE 的 Predix 系统，国内信息服务商包括上海辛格迪、深圳华磊迅拓、北京和利时、上海冠邑等。国内 ERP 信息化服务领域中，用友软件、浪潮、金蝶国际分别占据前 3 位，国外 ERP 信息化服务领域有 SAP 和 Oracle（王广平 等，2023）。2024 年 1 月，国家工业和信息化部、国家发展改革委、国家市场监管总局等九部门联合印发《原材料工业数字化转型工作方案（2024—2026 年）》（工信部联原〔2023〕270 号），明确提出到 2026 年"重点企业完成数字化转型诊断评估，数字技术在研发设计、生产制造、经营管理、市场服务等环节实现深度应用"。

药品上市后变更包括注册管理事项和生产监管事项变更，还包括药品的处方、生产工艺、质量标准、生产设备和技术参数等事项变更。医药产业数字化转型涉及生产设备、生产工艺、技术参数等多事项的技术改造。基于新修订的《药品管理法》、GMP 合规和《药品记录与数据管理要求（试行）》的数据真实性等制度要求，医药企业信息化技术改造进程加快，并推进医药制造业数字化转型进程与提升智能制造水平。医药制造业转型升级体现于组织的业务流程，包括产品、价值链、商业模式三方面（李君 等，2019）。《中国高技术产业统计年鉴》中的"技术改造"统计指标，是指企业用先进工艺、设备代替落后工艺和设备，以提高产品质量、促进更新换代。2019 年 2 月，美国 FDA 发布《连续制造的质量考虑指南》，提出系统集成和数据管理等规则，实现批量制造到连续生产的转换[①]。

---

① U.S. Food and Drug Administration. Quality considerations for continuous manufacturing guidance for industry [EB/OL].［2021－04－27］. https：//www. fda. gov/media/121314/download.

医药制造业数字化转型是以数据要素为基础，融合信息技术、工艺参数、自动化设备，实现数字化进程中工艺、设备和参数等变更的技术改造。

2023年6月，《制造业可靠性提升实施意见》（工信部联科〔2023〕77号）提出"加强全面质量管理，推动数字化智能化赋能""促进新一代信息技术与可靠性工程深度融合，发挥生产装备数字化和产品智能化对可靠性的赋能作用"。药品上市后变更、追溯管理和药品上市许可持有人（MAH）等制度的确立，成为我国医药产业数字化转型的必要条件（杜学礼 等，2021）。医药产业数字化转型设计，包括工艺变更事项和信息技术应用两方面。《药品注册管理办法》提出"充分评估变更可能对药品安全性、有效性和质量可控性的影响"；《药品生产监督管理办法》明确"原址或者异地新建、改建、扩建车间或者生产线的"须提交变更内容的有关材料。新修订的《药品管理法》明确"保证全过程信息真实、准确、完整和可追溯"和《药品记录和数据管理要求（试行）》鼓励MAH采用"新生产技术、新方法、新设备、新科技成果，不断改进和优化生产工艺"等，因而医药企业实施信息化技术改造已成为必然。

8.3.2 企业数字化转型典型案例

企业数字化转型是业务数据化后利用人工智能、大数据、云计算、区块链、5G等新一代信息技术，通过数据整合，通过对组织、业务、市场、产品开发、供应链、制造等经济要素进行全方位变革，以提高效率、降低成本、增强创新能力和市场竞争力。2020年8月，国务院国资委印发《关于加快推进国有企业数字化转型工作的通知》；2022年11月，国家工业和信息化部办公厅发布《中小企业数字化转型指南》（工信厅信发〔2022〕33号），提出"以数字化转型推动中小企业增强综合实力和核心竞争力"；2024年5月，国务院常务会议审议通过《制造业数字化转型行动方案》，明确提出"制造业数字化转型是推进新型工业化、建设现代化产业体系的重要举措"。《国家智能制造标准体系建设指南（2018年版）》提出智能制造系统架构、标准体系结构和标准体系框架等内容，确立"生命周期、系统层级和智能特征3个维度"的智能制造系统架构。《数字化转型 参考架构》提出"两化融合"的生态系统参考架构，主要包括数据、技术、流程和组织4个要素，以及数字化、网络化和智能化3个历程。因此，依据新修订的《药品管理法》、GMP合规、追溯管理、智慧监管等合规要求，构建符合医药产业特点的数字化管理生态体系。医药产业数字化转型的系统框架是由信息化工程建设、药品质量管理流程和药物警戒构成的三维空间结构，包括数据、技术、业务流程和组织结构 4 个转型要素，以及信息化、数字化和智能化 3 个转型历程（图 8 - 2）（王广平 等，2023）。

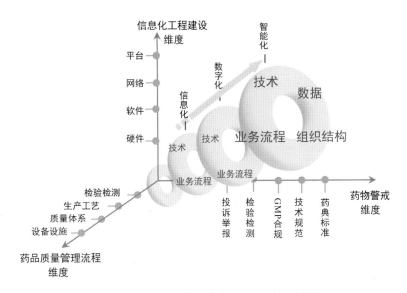

图 8 - 2　医药产业数字化转型系统框架示意图

通过数字化转型实现药品生产全过程的信息追溯，可以打通药品生产、检验各环节之间的数据壁垒，保证数据真实、准确、完整和可追溯，促进风险发现和控制、偏差预防和纠正，确保操作流程的合规性和信息透明度，从而持续保证药品的安全、有效和质量可控。上海辛格迪健康科技有限公司为客户提供前沿技术的数字化解决方案，以提升企业质量与合规水平。目前，该公司已开发出文档管理（DMS）、培训管理（TMS）、质量管理（QMS）、电子签名（eSign）、虚拟数据室（VDR）等一系列的信息化改造、信息追溯管理和药物警戒等的解决方案（表 8 - 6、表 8 - 7），并通过配置工具和平台服务组成的智能云平台，为各信息化系统提供服务（图 8 - 3）。

表 8 - 6　企业数字化解决方案案例分析

数字化解决方案	案例（企业）	功能模块	改进效益
委托生产质量管理协同解决方案（OWL MAH）	小林制药（中国）有限公司	机构与人员管理、文件和培训管理、记录与放行管理、药物警戒、质量保证和控制	文件和记录管理效率提升，培训效率提升，减少不低于 80% 的差错

数字化解决方案	案例（企业）	功能模块	改进效益
GMP 质量合规数字化（QCMS）	浙江震元制药有限公司	机构与人员管理、文件和培训管理、记录与放行管理、质量保证和控制	综合效率提升，质量提升，文件和记录管理效率提升，培训效率提升，减少不低于80%的差错
质量合规数字化解决方案（QCMS/QCDS）	上海申淇医疗科技有限公司 上海爱科百发生物医药技术公司	机构与人员管理、文件和培训管理、记录与放行管理、质量保证和控制；质量管理包括供应商管理、偏差管理、事件管理、CAPA管理、变更管理、审计管理、验证管理、投诉管理、召回管理、风险管理	综合效率提升，质量提升，文件和记录管理效率提升，培训效率提升，减少不低于80%的差错
委托生产质量管理协同解决方案	浙江高跻医药科技股份有限公司	机构与人员管理、文件和培训管理、记录与放行管理、药物警戒、质量保证和控制	综合效率提升，质量提升，减少不低于80%的差错
医药 GMP 培训管理解决方案（TMS）	苏州富士莱医药股份有限公司 石家庄以岭药业股份有限公司	培训计划管理、培训内容规范化、培训效果实时评估、培训记录合规性、人员资质管理、灵活多样、学习模式、报告管理、法规符合性	培训效率提升（培训效果统计时间不低于80%，岗位培训效果提升不高于40%）
药物警戒解决方案（PVS）	北京信立达医药科技有限公司	上市前、上市后业务活动、信号检测模块；ICSR录入；ICSR质量控制；ICSR医学审评、严重SAE描述撰写；上市后重点监测方案撰写；重点监测报告撰写；临床试验报告撰写；文献检索；风险控制/管理策略制定	集成药物警戒的法规库、药物警戒体系文件、行业相关的培训课件、质量管理体系及管理流程、电子签名及SAE助手等
细胞治疗生产及追溯解决方案（CGT）	科济生物医药（上海）有限公司	包括 COI/COC、生产管理和质量套件。其中，COI/COC包括物料管理、运输管理、细胞制备、质量过程、标签管理、项目管理、订单管理等	全流程样本追踪、生产过程数字化管理、质量控制合规、数据管理和分析、风险控制与监管减负、促进创新研发、供应链优化、患者安全疗效追踪

续　表

数字化 解决方案	案例（企业）	功能模块	改进效益
全生命周期物料的实时、在线管理与追溯项目	马应龙药业	供应商信息中心，订单协同，发票管理，追溯码协同，仓储物料管理，称量管理，车间物流管理，质量管理，标签管理，App，基础设置，系统配置，对外系统接口	减少沟通工作量、提高物料管理效率、单证直接自动关联、柔性物流管理、物料管理记录、接口和二次开发、数据库结构全面开放、支持各类标签技术
电子合约管理系统（eSign）	鼎康（武汉）生物医药有限公司	组织管理，印章授权，CA 合约，数字签名，时间戳，合约验证，实名/短信认证，人脸核身，企业通讯录，电子文档保管，商业智能	文件/合同签署及综合管理效率提升：提高处理速度、减少纸质文件成本、优化工作流程、提升审计能力、支持远程工作、数据不可篡改、跨部门协作

资料来源：辛格迪健康科技的企业数字化解决方案应用案例。

表 8－7　企业数字化系统模块功能

功　能	模　块	基本体系搭建	放行管理协同	质量管理协同	生产管理协同
机构与人员	组织机构	⊙			
	人员岗位	⊙			
文件和培训	电子合约	⊙			
	文件管理	⊙			
	培训管理	⊙			
记录与放行	记录管理		⊙		
	放行管理		⊙		
药物警戒	药物警戒体系	⊙			
	安全事件处置	⊙			
质量保证和控制	变更管理		⊙		
	偏差管理		⊙		
	CAPA 管理		⊙		
	审计自检			⊙	

续 表

功 能	模 块	基本体系搭建	放行管理协同	质量管理协同	生产管理协同
质量保证和控制	供应商管理			⊙	
	投诉管理				⊙
	共线评估、工艺验证、标签、仓储管理、OOX 管理、退换召回、风险管理				⊙

资料来源：辛格迪健康科技的企业数字化解决方案应用案例。

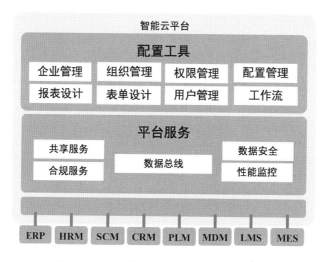

图 8-3 企业数字化系统技术架构示意图

资料来源：辛格迪健康科技的企业数字化解决方案应用案例。

  上海市药品监管部门针对医药企业的数字化追溯现状、对数字化追溯要求的掌握程度、实现数字化转型的意愿、推进过程遇到的主要问题等方面，于 2021年向 160 多家药品生产企业以电子问卷形式开展"药品生产过程追溯数字化转型"专题调研，了解地方药品生产过程追溯的数字化转型情况，企业对建立"药品生产过程数字化追溯团体标准"表现出积极意愿。2023 年，上海市药品监管部门会同行业协会、制药企业联合起草并发布《药品生产全过程数字化追溯技术要求生产制造管理》（T/SHQAP 002—2023）团体标准。团体标准概述了药品生产数字化追溯体系的整体业务架构，药品生产过程追溯数字化体系可分为生产制造、实验室管理、质量管理、物料仓储、成品赋码 5 个业务板块，以及文档管理、培训管理、设备管理、综合监控（数据采集等）、视频监控 5 个支撑板块；

实现药品生产数字化追溯体系内部软件（SCADA、WMS、MES、LIMS、QMS、DMS、TMS 及 CCTV 系统）之间，以及与 ERP、第三方平台等体系外系统之间的实现信息交互和数据交换。2024 年，国家药品监督管理局信息中心征集了药品生产经营智联共治案例 23 项[①]，主要包括中药追溯、生产数字化建设、临床试验系统建设等（表 8-8）。

表 8-8　2024 年药品智慧监管典型案例（智联共治案例）

序号	智联共治案例	建设单位	数字化转型特征
1	哈药集团药品质量追溯体系建设项目	哈药集团股份有限公司	政企合作，信息采集延伸到产业链各环节，企业关键数据，为监管部门提供生产、库存和产品目录等数据
2	中药追溯平台	九州通医药集团股份有限公司	药材和饮片可分段追溯，两套码是打通的，并和煎药系统数据对接，实现煎药可溯源
3	中药全产业链溯源平台	上海市药材有限公司	"5G+区块链+物联网+云计算+大数据分析+信息安全"等技术，涵盖中药材种植、中药饮片生产和流通（含代煎配送）等上下游
4	中药质量追溯平台	国药集团中联药业有限公司	覆盖企业信息、种植、投入品、采收、初加工、码、库存、订单、药品管理、质量管理、生产溯源等关键环节信息，实现完整的追溯流程
5	中药无菌冻干粉针智能化生产管控系统	天津天士力之骄药业有限公司	制造全流程自动化升级、过程质量监测系统建设、工业数据分析与模型开发、制造工序自动化数据采集与集成管理、核心业务信息化模式转型等
6	欧意药业智能制造系统	石药集团欧意药业有限公司	借鉴 ICH、PIC/S、FDA、EMA 等国外经验，集成 MES、APS、SCADA、DMS、QMS、BMS、EMS、5G、EAM、WMS、AGV、数字孪生等智能制造技术或系统
7	数据控制塔系统	西安杨森制药有限公司	整合海量的质量和业务活动数据，提取商业信息和质量指标，通过智能化的分析工具和算法辅助决策

---

① 国家药品监督管理局信息中心. 2024 年药品智慧监管典型案例征集活动［EB/OL］.［2024-03-15］. https://www.nmpaic.org.cn/zhuanti/ypzhjgdxalzjhd/.

续 表

序号	智联共治案例	建设单位	数 字 化 转 型 特 征
8	海正药业"未来工厂"建设	浙江海正药业股份有限公司	以 MES 系统为核心建设智能制造信息化系统，贯通"人机料法环"各环节，确保生产管理和质量管理互联互通和数据共享
9	研发、制造、质量智能平台	上海君实生物工程有限公司	实现 MES 全流程管控，WMS 深冷存储及智能配送，APS 先进排程等
10	上海医药质量信息化建设项目	上海医药集团股份有限公司	实验过程数据采集与存储系统（CDS/SDMS）、LIMS、实验记录本（ELN）项目建设；DMS 和 QMS 系统建设，均采用集团化部署方式
11	中药大品种生产全过程在线检测质量管控体系	江中药业股份有限公司	中药生产的过程分析技术（PAT），在线检测技术网络，生产全过程在线质量控制标准
12	江苏创健医疗生产数字化管理系统	江苏创健医疗科技股份有限公司	实时监测生产线的运行状态和设备的工作情况，以及产品的各项质量指标，实现数据采集、分析决策
13	"数智赋能"药品全过程管理系统	扬子江药业集团有限公司	以"SAP 系统"为基础，围绕生产管理、质量管理、实验室管理等模块产生大量数据，将数据转换成业务需要
14	药品年度报告数字化平台（谷雨）	西安杨森制药有限公司	集成数据收集、自动整合报告、进度可视化及防错机制
15	天士力集团中药生产质量数字化管理系统	天士力医药集团股份有限公司	过程检测、数据采集、过程建模与生产管理等功能为一体
16	MAH 委托生产质量在线数据交互系统	浙江寰领医药科技有限公司、浙江康恩贝制药股份有限公司	在线药品质量管理体系——MAH 委托生产质量在线数据交互系统，促进 MAH 和 CMO 质量保证体系有效衔接
17	药物临床试验系统	成都中医药大学附属医院	利用大数据、人工智能等技术实现临床试验全程电子化管理
18	现代医院服务新模式	国药控股贵州有限公司	"1 平台+28 家独立互联网医院"框架，在线问诊、电子处方、处方流转、药品配送、药店购药开方、回院就诊全通路，域内外患者就诊/续方/购药等通路

续　表

序号	智联共治案例	建设单位	数字化转型特征
19	重庆华邦制药数字工厂	重庆华邦制药有限公司	建设 ERP、WMS、MES、LIMS、QMS、SCADA、BMS、EMS、能源管理系统、追溯码系统，以实现覆盖生产质量管理的全流程
20	上药一生化公司工业互联平台	上海上药第一生化药业有限公司	对生产基地全厂设备、能源、环境等实时采集与监控，结合视觉 AI 识别系统、车间数字孪生及制造业务协同平台等
21	药械智慧供应链	辽宁省医药对外贸易有限公司	建立分布式数字化能力，云服务器部署在多个城市；建设"云运维、云开发、云审计"创新模式
22	去中心化混合式临床试验数字生态系统	蚌埠医科大学第一附属医院	临床试验项目管理系统（CTMS）、伦理审查系统（EC）、临床试验 HIS 和电子病历、临床试验 DCT（远程知情、报告）、临床试验经费管理系统、智能受试者匹配系统、临床试验药物样本资料受控系统（IDCS）、E2E（eSource to EDC）等
23	中药饮片智能生产管理系统（EBR）	上药慧远庆龙药业有限公司	建设离散组合型 EBR 系统，与各类系统（例如 ERP、赋码系统、LIMS）进行数据对接，亦可与智慧监管平台连接

资料来源：国家药品监督管理局信息中心（www.nmpaic.org.cn）。

8.4　本章小结

2019 年 5 月，《国家药品监督管理局关于加快推进药品智慧监管的行动计划》提出构建监管"大系统、大平台、大数据"建设目标。2019—2024 年，国家药品监督管理局信息中心开展药品智慧监管典型案例征集活动，包括"智慧监管典型案例""智联共治典型案例"，发掘各级监管部门在药品智慧监管领域的创新和突破，充分发挥先进典型的示范带动作用；2024 年 6 月，发布《药品监管人工智能典型应用场景清单》，包括准入审批类、日常监管类、服务公众类和辅助决策类。

药品安全追溯管理体系建设，既属于药品智慧监管应用场景之一，既是药品安全风险管理体系建设的基础条件，又是政府企业信息共享数据交换的应用结果。《药品经营和使用质量监督管理办法》明确"建立并实施药品追溯制度，按照规定提供追溯信息，保证药品可追溯"。国内医药行业追溯管理有几种模式，一是沿用原电子监管码的追溯管理体系，二是以计划免疫疫苗为主的疫苗追溯管理体系，三是以医疗机构需求为导向的医疗器械 UDI 追溯管理体系等。药物警戒数据共享与数据交换，为药品安全信息追溯管理提供可追溯的溯源。药物警戒数据共享与数据交换，包括药品监管系统内、药品监管与医疗机构、网络销售平台三方面。

医药产业数字化转型涉及生产设备、生产工艺、技术参数等多事项的技术改造。医药制造业数字化转型是以数据要素为基础，融合信息技术、工艺参数、自动化设备，实现数字化进程中工艺、设备和参数等变更的技术改造。2019 年，美国 FDA 发布《连续制造的质量考虑指南》。医药产业数字化转型的系统框架，包括信息化工程建设、药品质量管理流程和药物警戒的三维空间结构系统框架，以及数据、技术、业务流程和组织结构 4 个转型要素，信息化、数字化和智能化的 3 个转型历程。

参 考 文 献

［1］王广平，罗文华，宋金奇，等．药品安全风险预警大数据决策模型设计和方法学研究［J］．中国食品药品监管，2022（9）：138 - 147.

［2］谷方杰，张文锋．基于价值链视角下企业数字化转型策略探究——以西贝餐饮集团为例［J］．中国软科学，2020（11）：134 - 142.

［3］肖旭，戚聿东．产业数字化转型的价值维度与理论逻辑［J］．改革，2019（8）：61 - 70.

［4］刘鹏飞，赫曦滢．传统产业的数字化转型［J］．人民论坛，2018（26）：87 - 89.

［5］刘飞．数字化转型如何提升制造业生产率——基于数字化转型的三重影响机制［J］．财经科学，2020（10）：93 - 107.

［6］周新苗，钱欢欢．资源错配与效率损失：基于制造业行业层面的研究［J］．中国软科学，2017（1）：183 - 192.

［7］刘祎，王玮，苏芳．工业大数据背景下企业实现数字化转型的案例研究［J］．管理学刊，2020，33（1）：60 - 69.

［8］韩江波．智能工业化：工业化发展范式研究的新视角［J］．经济学家，2017（10）：21 - 30.

［9］杜学礼，程婕，王广平．药品监管业务流程与信息化建设全生命周期管理中反馈机制分析［J］．中国医药导刊，2021，23（1）：54－59．

［10］孟凡生，赵刚．传统制造向智能制造发展影响因素研究［J］．科技进步与对策，2018，35（1）：66－72．

［11］Chakravarty A，Grewal R，Sambamurthy V．Information technology competencies，organizational agility，and firm performance：Enabling and facilitating roles［J］．Information Systems Research，2013，24（4）：976－997．

［12］Berman S J．Digital transformation：Opportunities to create new business models［J］．Strategy & Leadership，2012，40（2）：16－24．

［13］王华．油气企业数字化转型需求与实践［J］．计算机与应用化学，2018，35（1）：80－86．

［14］李君，邱君降，成雨．工业企业数字化转型过程中的业务综合集成现状及发展对策［J］．中国科技论坛，2019（7）：113－118．

［15］周倩．我国医药制造企业数字化转型发展探析［J］．中国信息化，2021（10）：82－84．

［16］孙思洲．数字化转型是制药强企的必然选择［J］．中国信息化，2021（11）：82－84．

［17］王广平，宋金奇，谭平．基于工艺变更制度的医药产业数字化转型升级路径分析［J］．应用技术学报，2023，23（1）：65－72．

［18］周瑞珊，卢佩雯，陈君恒，等．药品不良反应数据挖掘技术在药物警戒中的应用［J］．中国现代应用药学，2024，41（6）：864－870．

第9章 药品医疗器械广告的市场监管

药品广告与政务信息公开、科普宣传等多个渠道，形成了药品安全风险沟通的媒介，为消费者获取药品使用信息和保障其知情权提供了信息支撑。2018 年国务院机构改革以来，市场监管部门承担了药品、医疗器械、保健食品、特殊医学用途配方食品广告审查的职责。随着"互联网+"新应用场景的出现和互联网技术的不断迭代，药品医疗器械广告在新的应用场景下的市场监管，目前正处于落实平台主体责任、MAH 药物警戒体系和处方药开方审核等风险控制制度框架的执行中。药品广告在新应用场景下的市场监管规则，应当从全生命周期管理、信息与广告边界划分、网络识别规则、线上线下一致性、沟通协调等方面进行设计和完善。

9.1 药品广告市场监管

9.1.1 药品广告监管制度变迁

药品是一种特殊商品，既具有治疗作用，但也存在毒副作用，以及不合理使用可能对身体造成的危害。药品研发生产者拥有专业知识与信息方面的天然优势，消费者处于药品信息不对称的劣势一方，有效的药品广告有助于提升消费者正当获得药品信息的效率。药品广告是指利用各种媒介或者形式发布的，含有药品名称、药品适应证（功能主治）或者与药品有关的其他内容广告。药品广告与科普宣传、政务信息公开等多个渠道形成药品安全风险沟通的媒介，为消费者获得药品使用信息并确保其知情权提供信息支撑；同时，药品广告也具有为企业创新药品市场盈利和产品生命周期管理提供机会的功能。药品广告市场监管的特殊性是由药品的特殊性决定的，体现在不合理用药将导致健康危害；政府对药品研发生产流通全链条的强制性管制要求，同时需要对药品广告审查、监测和监管等环节进行严格市场监管和规制。《广告法》规定处方药只能在卫生和药品监管部门共同指定的医学、药学专业刊物上作广告；《药品、医疗器械、保健食品、特殊医学用途配方食品广告审查管理暂行办法》规定，处方药广告应当显著标明"本广告仅供医学药学专业人士阅读"，非处方药广告还应当显著标明非处方药标识（OTC）和"请按药品说明书或者在药师指导下购买和使用"，以相关法律制度推进了药品广告合规管理。

1982 年 2 月，国务院审议通过《广告管理暂行条例》，自 1982 年 5 月 1 日起施行，是中华人民共和国成立以来第一个全国性广告管理法规；1987 年 10 月，在补充、修改和完善《广告管理暂行条例》的基础上，国务院发布《广告管理条例》，并决定自 1987 年 12 月 1 日起实施。与《广告管理暂行条例》相比，《广告管理条例》最大的特点是突出了"宏观管住，微观搞活"。1985 年 8 月，国家工商行政管理局会同卫生部发布《药品广告管理办法》，规定药品广告范畴包括"用各种媒体刊播、印制、设置、张贴有关药品质量和功效的广告"，"药品广告内容的审查批准机关是省、自治区、直辖市卫生厅（局）"。1987 年 3 月，国家卫生部、国家工商行政管理局、广播电影电视部及新闻出版署联合发出《关于进一步加强药品广告宣传管理的通知》，规定"食品和药品的广告内容，都必须经当地省、自治区、直辖市卫生厅、局的药政部门审查批准，方可在本省、自治区、直辖市范围内进行广告宣传"。1987 年 12 月，国家工商行政管理局会同国家医药管理局发出《关于加强五种医疗器械产品广告管理的通知》，对人体增高器、磁疗器、丰乳器、近视治疗器、A 氏治疗机五种医疗器械产品的广告宣传作出规定。

1994 年 10 月，第八届全国人民代表大会常务委员会第一次会议举行全体会议，表决通过了《广告法》；同日，国家主席江泽民签署第 34 号主席令，予以公布，自 1995 年 2 月 1 日起施行。《广告法》是我国历史上第一部规范广告内容和广告活动的法律。1992 年 6 月，国家工商行政管理局会同卫生部、国家医药管理局发布了《药品广告管理办法》和《医疗器械广告管理办法》。1993 年出台的规章和规范性文件还有《食品广告管理办法》《化妆品广告管理办法》《医疗广告管理办法》等。2001 年 1 月，国家药品监督管理局、国家工商行政管理局联合下发《关于加强处方药广告审查管理工作的通知》，规定：国家药品监督管理局明确的必须凭医生处方才能在社会药店销售、购买和使用的粉针剂类、大输液类和已经正式发文明确的其他品种以及抗生素类的处方药，自 2001 年 2 月 1 日起停止受理和审查在大众媒介发布广告的申请。2001 年 11 月，为贯彻实施新修订的《药品管理法》，国家药品监督管理局、国家工商行政管理总局联合下发《关于加强药品广告审查监督管理工作的通知》，规定：自 2001 年 12 月 1 日起，各省、自治区、直辖市药品监督管理局停止受理和审批非抗生素类抗感染处方药，激素类处方药，用于治疗心绞痛、高血压、肝炎、糖尿病的处方药申请在大众媒介发布的广告。

2006 年，国家工商行政管理总局会同卫生部修订了《医疗广告管理办法》，修订的主要内容有三方面：一是明确了医疗广告发布前的审查制度，由省级卫生行政部门对广告内容进行成品审查，取得《医疗广告审查证明》后方可发布；二是限制了医疗广告内容；三是加大了对违法医疗广告的处罚力度，对于发布严重违法广告的广告主和广告经营单位，工商行政管理机关可以在经济处罚的同时并处暂停发布医疗广告，直至取消广告经营单位的医疗广告经营和发布资格的处罚，卫生行政部门和中医药管理部门可以责令医疗机构停业整顿、吊销有关诊疗科目，直至吊销《医疗机构执业许可证》。2007 年，国家工商行政管理总局会同国家食品药品监督管理局修订了《药品广告审查发布标准》和《药品广告审查办法》。新修订的《药品广告审查办法》重点增加和明确了以下规定：第一，篡改经批准的药品广告内容进行虚假宣传的，撤销广告所涉及的药品品种的所有广告文号，并在一年内不受理该药品广告批准文号申请；第二，将药品广告与产品挂钩，对任意扩大产品适应证范围、绝对化夸大药品疗效、严重欺骗和误导消费者的违法广告，将对其产品实行强制控制措施，暂停该产品的销售，并责令其消除影响。

9.1.2　处方药广告规制历程

原国家药品监督管理局、原国家工商行政管理总局共同发出的《关于加强处方药广告审查管理工作的通知》（国药监市〔2001〕14 号），规定第一批停止在大众媒介发布广告的药品，包括：国家药品监督管理局明确规定的必须凭医生处方才能在社会药店销售、购买和使用的粉针剂类、大输液类，以及抗生素类的处方药。

2003 年 2 月，研制开发制药企业协会在京举行媒体见面会，介绍其最新修订的《药品推广行为准则》，并代表 42 家会员公司郑重承诺，自愿遵守《药品推广行为准则》中的规定，坚决杜绝药品推广中的不规范行为。2007 年 5 月，由国家工商行政管理总局和国家食品药品监督管理局重新修订的《药品广告审查发布标准》和《药品广告审查办法》开始实施。2007 年 10 月，国家食品药品监督管理局印发《药品、医疗器械、保健食品广告发布企业信用管理办法》，自 2008 年 1 月 1 日起施行。

虚假违法药品广告是造成人民群众用药安全隐患之一。2015 年和 2021 年修订实施的《广告法》对药品广告不得含有的内容、应当显著标明的事项和不得变相发布的形式提出了明确要求，充实和细化了药品广告内容准则。《广告法》规定："除医疗、药品、医疗器械广告外，禁止其他任何广告涉及疾病治疗功能，并不得使用医疗用语或者易使推销的商品与药品、医疗器械相混淆的用语"；明确处方药"只能在国务院卫生行政部门和国务院药品监督管理部门共同指定的医学、药学专业刊物上作广告"。2016 年 7 月，《互联网广告管理暂行办法》（国家工商行政管理总局令第 87 号）禁止利用互联网发布处方药广告。

2018 年国务院机构改革以后，市场监管部门承担了药品、医疗器械、保健食品、特殊医学用途配方食品广告审查工作职责。市场监管总局印发《市场监管总局办公厅关于做好药品、医疗器械、保健食品、特殊医学用途配方食品广告审查工作的通知》（市监广〔2018〕87 号），要求各地依法从严审查，把好药品、保健食品广告准入关，审查通过的广告要及时公示，方便公众查询，接受社会监督。同时，国家市场监管总局进一步研判和制定药品、医疗器械、保健食品特殊医学用途配方食品广告审查有关部门规章，并完善药品、保健食品广告审查程序，从严规定药品、保健食品广告审查标准，充分发挥整治虚假违法广告联席会议机制，持续保持整治虚假违法药品和保健品广告的高压态势。各国药品监管制度均对处方药广告的发布对象和发布载体加以限制。

9.1.3　药品广告市场监管的制度框架

药品广告市场监管的制度框架，包括药品广告审查监管、市场监管等方面的法律法规。

首先，与药品广告审查和监管相关的法律法规，包括《广告法》《中华人民共和国反不正当竞争法》《中华人民共和国消费者权益保护法》《药品管理法》《药品、医疗器械、保健食品、特殊医学用途配方食品广告审查管理暂行办法》等。《药品、医疗器械、保健食品、特殊医学用途配方食品广告审查管理暂行办法》（国家市场监管总局令第 21 号）中，对药品广告的审查和监管等规制的针对性比较强。《广告法》（2021 年修订）的"第二章　广告内容准则"中的第十五条、第十六条和第十七条等对药品广告监管的特殊性实施规制；特殊管理药品禁止做广告，处方药只能在专业性医学药学刊物上做广告，非处方药（OTC）的发布媒介内容受严格限制。第四十六条规定，药品广告必须经过事前审查。2021 年 3 月，《网络交易监督管理办法》（国家市场监管总局令第 37 号）明确了"通过网络社交、网络直播等网络服务开展网络交易活动的网络交易经营者"的商品或者服务信息的规制。

依据《广告法》《药品管理法》及相关的法规文件，医药领域有关药品广告的主要禁止性条款包括：（1）禁止作广告或禁止在大众媒体作广告的特殊商品或服务，自然也不能作相应的广告代言；如麻醉药品、精神药品、医疗用毒性药品、放射性药品、药品类易制毒化学品以及戒毒治疗的药品、医疗器械和治疗方法等不得作广告和广告代言。（2）可以作广告但不得进行广告代言的商品或服务，如医疗、药品、医疗器械、保健食品；此类商品或服务之所以禁止代言，主要是因为其使用效果因人而异，且受到众多外在因素的影响，这样的代言容易误导公众。

其次，药品广告市场监管的制度安排。《广告法》明确"规范广告活动，保护消费者的合法权益"。药品广告的市场行为，既要促进医药创新产品上市盈利，更要保护保障公众用药安全。药品作为强制性管制的特殊商品，其准入门槛包括审评审批上市许可、医保药品目录准入谈判、医疗机构药事委员会准入等，导致新药创制上市获利的流通成本比较高；药品广告可助力于 MAH（药品上市许可持有人）和生产企业的新药创新行为，特别是，药品广告新应用场景更能搭乘"互联网+医疗健康"、医保"双通道"等政策红利，以满足临床价值需求和实现新医改政策目标。当前，药品广告分为处方药广告和非处方药广告；处方药仅限定于指定的专业期刊，而新媒体广告更多是应用于非处方药（吴志明 等，2012）。《国民经济和社会发展第十四个五年规划和 2035 年远景目标纲要》提出"加快数字社会建设步伐""营造良好数字生态"；因此，有必要探索处方药和非处方药的互联网形式下药品信息和药品广告的有效发布形式和监管方式。

当前，我国药品广告市场监管的制度文件，主要包括《广告法》《药品管理法》《互联网广告管理暂行办法》《药品网络销售监督管理办法》等，对药品信息展示、使用说明书、电子处方流转等规制（表 9－1）。《互联网广告管理暂行办法》明确互联网广告应当具有可识别性，显著标明"广告"，并禁止利用互联网发布处方药广告；地方性相关文件《上海市网络直播营销活动合规指引》，提出药品"不适宜以网络直播形式营销"。药品广告新应用场景，其概念包括但不限于互联网广告，其表现形式为视频会议、网络平台、短视频、网络直播、快应用生态等。处方药广告投放的是专业期刊，有学者提出限制类广告承担方应该是由国有企业、职责良好的企业制作网络广告（李青武 等，2014）。例如当前的处方药广告限定于专业期刊并且不能发布互联网广告；但是，可以探索和设计的新场景是，学术期刊官网电子化编辑工作流程中，其作者、审稿、编辑界面中导航栏上空白处插入的药品广告，这种场景并不是具有互联互通的效应，此情形也归属于药品广告新应用场景。因此，药品广告新应用场景的发展与规范管理相统一，亟须构建"互联网＋"市场监管规则体系。

表 9 - 1　与药品广告监管相关的法律法规

	法　律　法　规	主　要　内　容	备　注
1	《中华人民共和国广告法》（2021 年修正，全国人民代表大会常务委员会）	处方药只能在卫生和药品监管部门共同指定的医学、药学专业刊物上作广告；药品广告不得与说明书不一致；不得表示功效、安全性的断言或者保证；不得说明治愈率或者有效率；不得与其他药品、医疗器械的功效和安全性或者其他医疗机构比较；不得利用广告代言人作推荐、证明；药品广告必须经事前审查	法律
2	《中华人民共和国反不正当竞争法》（2019 年修正，全国人民代表大会常务委员会）	涉及虚假宣传部分；经营者不得对其商品性能、功能、质量、用户评价等作虚假或者引人误解的商业宣传，欺骗、误导消费者	法律
3	《中华人民共和国药品管理法》（2019 年修订，全国人民代表大会常务委员会）	药品广告以药品说明书为准，不得含有虚假的内容；不得利用单位或个人名义或者形象作推荐、证明；非药品广告不得有涉及药品的宣传	法律
4	《药品、医疗器械、保健食品、特殊医学用途配方食品广告审查管理暂行办法》（2019 年国家市场监督管理总局令第 21 号，2020 年 3 月 1 日生效）	药品广告的内容应当以药品监管部门核准的说明书为准；须显著标明广告批准文号、禁忌、不良反应、忠告语等内容；审查许可、行政处罚决定依法向社会公开	部门规章
5	《互联网广告管理暂行办法》（2016 年国家工商总局令第 87 号）	禁止利用互联网发布处方药的广告；药品广告须经广告审查机关事前审查推销商品或者服务的商业性展示中的广告，法律、法规和规章规定经营者应当向消费者提供的信息的展示依照其规定	部门规章

	法　律　法　规	主　要　内　容	备　注
6	《网络交易监督管理办法》（2021年国家市场监督管理总局令第37号）	不得编造、传播虚假信息或者误导性信息；网络交易经营者应当全面、真实、准确、及时地披露商品或者服务信息；通过网络社交、网络直播等，应当以显著方式展示商品或者服务	部门规章
7	《药品网络销售监督管理办法》（2022年国家市场监督管理总局令第58号）	应当采取有效措施保证交易全过程信息真实、准确、完整和可追溯；通过处方审核前，不得展示说明书等信息	药品说明书
8	《互联网弹窗信息推送服务管理规定》（2022年，国家互联网信息办公室）	弹窗推送广告信息的，应当具有可识别性、显著标明"广告"和关闭标志，确保弹窗广告一键关闭	推送广告
9	《网络信息内容生态治理规定》（2019年国家互联网信息办公室令第5号）	鼓励建立完善行业自律机制，制定行业规范和自律公约，建立内容审核标准细则	行业自律

资料来源：中国政府网（www.gov.cn）和国家市场监管总局（samr.gov.cn）。

9.2　药品广告的新应用场景探索

9.2.1　互联网广告内涵和外延

当前，互联网药品广告的概念来源于《互联网广告管理暂行办法》《互联网广告管理办法》等文件。最早的《互联网信息服务管理办法》（2000年9月国务院令第292号，2011年1月修订）提出，经营性互联网信息服务"是指通过互联网向上网用户有偿提供信息或者网页制作等服务活动"。《互联网广告管理暂行办法》（2016年7月国家工商总局令第87号）提出，互联网广告"是指通过网站、网页、互联网应用程序等互联网媒介，以文字、图片、音频、视频或者其他形式，直接或者间接地推销商品或者服务的商业广告"。2023年2月，国家市场监管总局发布《互联网广告管理办法》（国家市场监督管理总局令第72号），提出"利用网站、网页、互联网应用程序等互联网媒介，以文字、图片、音频、视频或者其他形式，直接或者间接地推销商品或者服务的商业广告活动"适用《广告法》和本办法的规定。在传统媒体环境下，有专门的广告企业概念及其外延，而在当前的互联网时代，更多的是企业广告，即触"网"企业凭借互联网流量均可进行广告宣传（阳东辉，2023）。因此，随着"互联网＋"新应用场景的出现和互联网技术的不断迭代，互联网药品广告的规制不能仅用"互联网广告"一概而论，需要结合当前的 Web 1.0、Web 2.0 和 Web 3.0 特征对互联网药品广告进行描述和设定。

Web 1.0 是一个信息单向传播的时代，主要实现的是传统线下媒体信息被数字化后利用互联网的广泛连接、开放接入、全球共享等特征进行在线传播，具有静态页面呈现、缺乏互动和平台拥有绝对话语权等特征（王群，2022）。Web 2.0 时代，Blog、Facebook、Twitter、YouTube、MySpace、微博、微信、QQ、人人、知乎、豆瓣等种类繁多的开放式信息发布平台，信息分享与协作成为人与人之间一种新型的互动方式（董迪，2022）；Web 2.0 最大的优势是提供用户之间以及用户与网站之间的交互，用户既是内容的生产者，也是内容的浏览者，主要特征为严格的内容审核机制、赋予大众力量、自下而上的信息交换模式等，例如丁香医生、果壳和八点健闻是以微信公众号为载体的科普类自媒体，不定期向订阅客户推送信息。Web 1.0、Web 2.0 都是以平台为中心的，数据掌控权在平台手中，并且"以资本为中心"；Web 3.0 "以用户为中心的应用生态，用户可以持续拥有内容的所有权和使用权"（姜奇平，2022）。简而言之，Web 1.0 数据是只读的，Web 2.0 数据是读写互动的，Web 3.0 数据不仅是读写互动的，而且为创建者所拥有与控制（姜晓芳 等，2022）；采用互联网发展技术阶段，有必要对互联网药品广告进行重新审视和定义，提升药品互联网广告监管的有效性。

对于互联网广告，我们应关注的是信息和广告对消费者的影响程度，以及监测和稽查违法违规行为的成熟技术（周颖，2020）。在上海市场监管部门组织的市场调研中，有专家建议采用互联网广告的发布载体、监测管理技术以及流量判断是否构成广告等方式手段，进而对互联网广告进行分类规制。Web 1.0 情形下的互联网广告，信息和广告是静态，较容易识别；Web 2.0 情形下的互联网广告，信息和广告与消费者是交互的，消费者参与其中，对消费者的"画像"和信息精准投放的技术仍掌握在企业手中，监管部门仍需通过购买服务的方式实施监测和稽查职能；Web 3.0 通过区块链技术，实际上能够更有效地监测和追踪广告的违法违规行为，对消费者的影响也更为巨大。因此，Web 1.0 情形下的互联网广告的监测和稽查技术较为成熟，OTC 和处方药的图像、音频广告相对容易得到监测和稽查；而 Web 2.0 情形下的互联网广告互动场景，监测和稽查技术尚不成熟，例如网络直播场景，建议采用 OTC 负面清单和处方药白名单的方式，实施药品广告新应用场景的"包容审慎"监管策略。

9.2.2 药品广告新应用场景的制度框架

首先，关于健康新媒体广告的监测和监管情况。当前，新兴直播电商正在抢占传统电商的市场位置，近两年直播电商持续保持着 20% 以上的增速，庞大的电商流量吸引着药品和医疗器械供应商。广东圆心医药数据显示，在一个药品推广项目中，医生 KOL（key opinion leader，关键意见领袖）视频内容投放能达到 172 条，合作医生 66 名，内容总播放量近 8 000 万次，视频总互动量超 200 万[①]。

在互联网广告中，医疗类广告的违法率远高于其他类别的广告[②]。2022 年，国家市场监督管理部门针对医疗、药品、医疗器械、保健食品等医疗领域的违法广告进行了整治，共处理虚假违法广告案件 7794 件，罚没金额达 1.26 亿元[③]。有媒体曝光了"医疗科普短视频乱象"：随着短视频的兴起，一些以医疗科普为名，实则贩卖健康焦虑、销售相关产品的"白大褂"博主陆续登场，并针对老年人群体进行重点推广，引发广泛关注[④]。《互联网广告管理办法》第八条规定：禁止以介绍健康、养生知识等形式，变相发布医疗、药品、医疗器械、保健食品、特殊医学用途配方食品广告。2022 年发布的《网络主播行为规范》也指出，"对于需要较高专业水平的直播内容，主播应取得相应职业资质，并由平台进行资质审核"。

快手电商发布了《医用保健-OTC（非处方药）类目开放公告》，并于 2023 年 10 月 7 日生效。根据该公告，快手小店将对"医用保健"类目下开放二级类目"OTC（非处方药）"店铺准入，下设三级类目：感冒咳嗽用药、解热镇痛用药、维钙营养、补益安神、消化系统用药、儿科专科用药、风湿骨外伤用药、五官用药、皮肤用药、呼吸系统用药、妇科用药、心脑血管用药、男科用药、计生避孕用药、肝胆用药、破壁/精制饮片、泌尿系统用药。抖音也发布了相关电商

---

① 医药圈. 抖音、快手卖药新规，新一轮竞争来了！[EB/OL]. (2023 - 10 - 24) [2023 - 11 - 11]. https：//cj.sina.com.cn/articles/view/2401052554/8f1d278a01901565g.

② 陈雪柠. 互联网医疗广告违法成"重灾区"[N]. 北京日报，2016 - 03 - 14.

③ 市场监管总局. 2022 年查处医疗、药品、医疗器械、保健食品等虚假违法广告案件 7794 件 [EB/OL]. (2023 - 05 - 04) [2023 - 11 - 11]. http：//news.youth.cn/gn/202303/t20230314_ 14384597.htm.

④ 齐鲁晚报网. "白大褂推销员"混迹医疗科普短视频，平台监管去哪了 [EB/OL]. (2023 - 11 - 03) [2023 - 11 - 11]. https：//baijiahao.baidu.com/s?id=1781326568690164356&wfr=spider&for=pc.

规则。2023 年 8 月，抖音更新了一版《药品类目管理规范》。在最新一版管理规范中，入驻专营店门槛最低的要求，放宽至经营主体注册资本不低于 100 万，且门店数量不小于 20 家。

针对媒体广告快速发展，以及其违规现象与传统广告监测监管方式不同的问题，自 2023 年 5 月 1 日起施行的《互联网广告管理办法》第九条规定了互联网广告应当遵守的基本准则，即互联网广告可识别性原则以及竞价排名商品或者服务的搜索结果与自然搜索结果显著区分原则；第十三条第三款规定广告主可通过自建网站以及自有的客户端、互联网应用程序、公众号、网络店铺页面等互联网媒介自行发布广告，以有效制止新媒体广告违规现象。同时，中国广告协会发布《移动互联网应用程序广告行为规范》（T/CAAAD 001—2022）、《互联网广告发布审核规程》（T/CAAAD 003—2022）和《互联网广告匿名化实施指南》（T/CAAAD 004—2022）等团体标准，以推进互联网广告的合规管理。

其次，药品广告新应用场景的法律政策框架。药品广告新应用场景仍属于新技术、新产业和新商业模式的新生事物，对其的市场监管，仍存在探索和制度创新阶段。药品广告新应用场景，需要结合网络药品销售业态、新媒体发展态势等实施市场监管策略。《广告法》明确"广告应当真实、合法"，"不得含有虚假或者引人误解的内容，不得欺骗、误导消费者"的原则；同时，明确了内容准则，处方药广告应当显著标明"本广告仅供医学药学专业人士阅读"，非处方药广告应当显著标明"请按药品说明书或者在药师指导下购买和使用"。再者，《广告法》要求"互联网信息服务提供者对其明知或者应知的利用其场所或者信息传输、发布平台发送、发布违法广告的，应当予以制止"等平台行为规范，以及"针对未成年人的大众传播媒介上"不得发布医疗、药品广告。《医疗美容广告执法指南》要求"网络平台建立健全内部审核机制""拦截违法违规医疗美容广告宣传信息"。

因此，依据《广告法》《药品管理法》等法律、法规和规章，我国已建立药品广告的分类规章制度：（1）特殊性药品禁止做广告；（2）处方药只能在国务院卫生行政部门和国务院药品监管部门共同指定的医学、药学专业刊物上作广告，并且不得以赠送医学、药学专业刊物等形式向公众发布处方药广告；（3）OTC的发布媒介则较为广泛，但内容上受到严格限制。欧盟、德国、日本、新加坡、澳大利亚均规定，处方药广告不得以一般公众为对象，不得面向医生、药师、护士及医药学者之外的非专业人士发布，且处方药广告的发布载体多限于学术刊物；美国、加拿大和新西兰等国则允许药品企业向公众发布处方药广告（何天文等，2022）。同时，借鉴美国在保险广告监管中采用虚假广告的识别规则制度设计的监管经验，广告的构成要素中的广告主为 MAH、生产企业和商业公司；广告的受众为公众或公众中的特定人，如果宣传的对象不具有公众性，则不属于广告；信息交流的各种媒介，这种媒介实为药品广告的形式。药品广告新应用场景，应遵循的格式规则，显著标明"广告"，处方药和非处方药均标示药品广告批准文号，非处方药（OTC）应当显著标明"请按药品说明书或者在药师指导下购买和使用"。

参照原卫生部《关于门诊病历登载医疗机构简介等不纳入医疗广告审查范围的批复》（卫医函〔2008〕127 号）中有关医疗信息和广告的区别概念，医药企业在其自营网站和自营 App 中登载的产品目录、包装标签图片、药品说明书等内容，暂不纳入药品广告审查范围。对于药品说明书的检索和浏览，建议采用用户注册或设置"是否是医药专业人员"的提示等形式。医药企业在网店网页、交易平台和电子期刊平台等第三方平台发布的药品信息，属于"广而告之"，应纳入药品广告审核范畴。在鉴别药品广告时，应考虑广告内容是否具备商业性、是否以营利为目的；并且，在药品广告的新应用场景中，必须显著标明"广告"字样，并标示药品广告批准文号。

同时，药品广告的市场监管是一个部门协调合作的监督管理。基于 2015 年修订的《广告法》，原国家工商总局、药品监管部门等部委建立整治虚假违法广告部际联席会议工作制度，于 2020 年发布《整治虚假违法广告部际联席会议工作制度》，提出违法广告的大数据监管、"互联网+监管"的方式，并明确了信息沟通通报、监管执法联动、联合监督检查、工作会商研究等机制。

9.2.3 药品广告新应用场景市场监管规则

药品广告新应用场景市场监管，现处于落实平台主体责任、MAH 药物警戒体系和处方药开方审核等风险控制的制度框架之中。《"十四五"市场监管现代化规划》（国发〔2021〕30 号）明确"加强互联网广告监测能力建设，落实平台企业广告审核责任"监管目标，同时，《网络药品销售管理办法》发布与实施，更加明确了平台信息职责和质量管理义务；《"十四五"国家药品安全及促进高质量发展规划》明确"推进药品全生命周期数字化管理"主要任务。当前，药品广告新应用场景市场监管规则设计的有利制度安排，一是网络平台企业构建了平台生态治理和主体责任体系，二是 MAH 和生产企业已建立并落实了药品全生命周期药物警戒体系；三是处方药的可获得性方面，需要医师开具处方并须经药师审核调剂，多重的责任链提升了处方药使用的风险控制水平。因此，药品广告新应用场景市场监管规则，需要从药品全生命周期管理、信息与广告边界划分、网络识别规则、线上线下一致性和沟通协调等方面进行设计（许海波等，2023）。

第一，药品广告全生命周期的市场监管规则。药品广告的前置性审核、事中事后监测、监管和发展指导等业务已形成广告全生命周期管理的市场监管模式；同时，药品广告的收益和风险是由 MAH（广告主）承担；特别是，MAH 全生命周管理药物警戒体系成为药品广告全生命周期监管的制度基础。

第二，药品信息与广告边界划分规则。当前医药企业官网、国家药品监管部门药品说明书数据库、各类医药文献数据库等为公众正当获取药品信息的多个渠道提供便利；当前公众日常生活已被微信、支付宝、抖音等互联网服务覆盖，对于药品信息与药品广告边界模糊地带，既要采取广告法定规则判定是否构成广告，也需要研判网络环境下"广而告之"对消费行为的影响程度。

第三，药品广告新应用场景的网络识别规则。网络经济和新媒体相融合，促成了药品广告新应用场景市场监管的复杂性问题；一是要强化互联网广告监管规则，增加公众对广告新应用场景的网络可识别性，二是市场监管与大数据监管、数据要素相融合，运用智慧监管识别互联网药品广告的违法违规行为。

第四，线上线下一致性规则。基于医药产业中 MAH（药品上市许可持有人）新业态的确立，MAH 对落实药物警戒风险和企业主体责任有显著推进作用。药品广告违法违规行为的监测与追踪，仍然需要对药品广告的主体责任落实有清晰的监管和稽查路径，采用线上线下一致性原则，落实药品广告新应用场景中违法违规行为的 MAH 主体责任。

第五，药品广告新应用场景的沟通协调规则。适当的药品广告行为，既可提升企业新药创制和销售管理能力，又可保障患者知情权和自主权。药品广告新应用场景的市场治理复杂性，需要构建多层次的沟通协调规则，一是药品违法广告的部际联席会议，二是政府、企业、协会和消费者建立有关平台主体、MAH 和药物警戒、投诉举报等方面的沟通渠道，三是建立健全市场监管系统内的投诉举报、科普宣传、网络舆情、药品不良反应监测、广告审查监测监管等部门之间沟通协调机制。

9.3 医疗器械广告的市场监管

9.3.1 医疗器械广告法律法规概况

近几年，医疗器械广告数量已经呈现年年攀升的态势。据上海市市场监管部门广告审查数据显示，近年来上海医疗器械广告申请量增长迅速；优化医疗器械广告合规管理和监管策略，对"三品一械"广告审查、监测、监管等有重要意义。

我国有关医疗器械广告合规管理的法律法规等制度文件，主要包括《广告法》《医疗器械监督管理条例》《互联网广告管理办法》《网络交易监督管理办法》《药品、医疗器械、保健食品、特殊医学用途配方食品广告审查管理暂行办法》等（表9-2）。《广告法》明确"规范广告活动，保护消费者的合法权益"。医疗器械广告内容设计与发布，与药品医疗器械标签、包装、使用说明书等证明资料保持一致，例如《医疗器械说明书和标签管理规定》。再例如2023年7月《中药饮片标签管理规定》（2023年第90号）提出"鼓励对中药饮片标签采用新的科技手段，提升中药饮片的溯源管理水平，便于关键质量信息的查询"，并规定"中药饮片的包装、标签不得加载有企业宣传或者产品广告等内容"，均可以为医疗器械广告审查监管提供参考。

表9-2 与医疗器械广告监管相关的法律法规

	法 律 法 规	主 要 内 容	备 注
1	《中华人民共和国广告法》（2021年修正，全国人民代表大会常务委员会）	处方药只能在卫生和药品监管部门共同指定的医学、药学专业刊物上作广告；药品/医疗器械广告不得与说明书不一致；不得表示功效、安全性的断言或者保证；不得说明治愈率或者有效率；不得与其他药品、医疗器械的功效和安全性或者其他医疗机构比较；不得利用广告代言人作推荐、证明；药品、医疗器械广告必须经事前审查	法律
2	《中华人民共和国反不正当竞争法》（2019年修正，全国人民代表大会常务委员会）	涉及虚假宣传部分；经营者不得对其商品性能、功能、质量、用户评价等作虚假或者引人误解的商业宣传，欺骗、误导消费者	法律

续　表

	法　律　法　规	主　要　内　容	备　注
3	《中华人民共和国药品管理法》（2019 年修订，全国人民代表大会常务委员会）	药品广告以药品说明书为准，不得含有虚假的内容；不得利用单位或个人名义或者形象作推荐、证明；非药品广告不得有涉及药品的宣传	法律
4	《医疗器械监督管理条例》（2020 年修订，国务院常务会议）	医疗器械广告的内容应当真实合法，以经负责药品监督管理的部门注册或者备案的医疗器械说明书为准，不得含有虚假、夸大、误导性的内容	法律
5	《药品、医疗器械、保健食品、特殊医学用途配方食品广告审查管理暂行办法》（2019 年国家市场监督管理总局第令 21 号，2020 年 3 月 1 日生效）	药品广告的内容应当以药品监管部门核准的说明书为准；医疗器械广告的内容应当以药品监督管理部门批准的注册证书或者备案凭证、注册或者备案的产品说明书内容为准。医疗器械广告涉及医疗器械名称、适用范围、作用机理或者结构及组成等内容的，不得超出注册证书或者备案凭证、注册或者备案的产品说明书范围。须显著标明批准文号、禁忌、不良反应、忠告语等内容；审查许可、行政处罚决定依法向社会公开	部门规章
6	《互联网广告管理办法》（2023 年 2 月修订，国家市场监督管理总局令第 72 号）	禁止利用互联网发布处方药广告；禁止以介绍健康、养生知识等形式，变相发布医疗、药品、医疗器械、保健食品、特殊医学用途配方食品广告	部门规章
7	《网络交易监督管理办法》（2021 年国家市场监督管理总局令第 37 号）	不得编造、传播虚假信息或者误导性信息；网络交易经营者应当全面、真实、准确、及时地披露商品或者服务信息；通过网络社交、网络直播等，应当以显著方式展示商品或者服务	部门规章
8	《药品网络销售监督管理办法》（2022 年国家市场监督管理总局令第 58 号）	应当采取有效措施保证交易全过程信息真实、准确、完整和可追溯；通过处方审核前，不得展示说明书等信息	药品说明书
9	《互联网弹窗信息推送服务管理规定》（2022 年，国家互联网信息办公室）	弹窗推送广告信息的，应当具有可识别性，显著标明"广告"和关闭标志，确保弹窗广告一键关闭	推送广告

	法 律 法 规	主 要 内 容	备 注
10	《医疗器械说明书和标签管理规定》（2014 年 7 月）	医疗器械说明书和标签不得有"表示功效的断言或者保证""绝对化语言和表示""治愈率或者有效率"等内容	规范文件
11	《网络信息内容生态治理规定》（2019 年国家互联网信息办公室令第 5 号）	鼓励建立完善行业自律机制，制定行业规范和自律公约，建立内容审核标准细则	行业自律

资料来源：中国政府网（www.gov.cn）和国家市场监管总局（samr.gov.cn）。

9.3.2 医疗器械广告合规原则和审查规范

医疗器械广告属于"三品一械"广告审查、监管、监测等之一；Ⅱ类和Ⅲ类医疗器械产品广告市场监管规则，专家建议参考处方药管理方式方法。其中《广告法》规定了广告审查的总体要求。

《广告法》第九条规定，广告不得有下列情形：

（1）使用或者变相使用中华人民共和国的国旗、国歌、国徽，军旗、军歌、军徽；

（2）使用或者变相使用国家机关、国家机关工作人员的名义或者形象；

（3）使用"国家级""最高级""最佳"等用语；

（4）损害国家的尊严或者利益，泄露国家秘密；

（5）妨碍社会安定，损害社会公共利益；

（6）危害人身、财产安全，泄露个人隐私；

（7）妨碍社会公共秩序或者违背社会良好风尚；

（8）含有淫秽、色情、赌博、迷信、恐怖、暴力的内容；

（9）含有民族、种族、宗教、性别歧视的内容；

（10）妨碍环境、自然资源或者文化遗产保护；

（11）法律、行政法规规定禁止的其他情形。

《广告法》第十六条规定，医疗、药品、医疗器械广告不得含有下列内容：

（1）表示功效、安全性的断言或者保证；

（2）说明治愈率或者有效率；

（3）与其他药品、医疗器械的功效和安全性或者其他医疗机构比较；

（4）利用广告代言人作推荐、证明；

（5）法律、行政法规规定禁止的其他内容。

在药品医疗器械广告审查的合规要求方面，2023 年 8 月，《市场监管总局关于发布〈市场监管领域行政许可事项实施规范〉的公告》（2023 年第 39 号）发布，其中包括了《药品广告审查实施规范》《医疗器械广告审查实施规范》《保健食品广告审查实施规范》等，为药品医疗器械广告审查提供了审查规程规范。《互联网广告管理办法》也明确规定了，在介绍健康、养生知识的内容中，不得在同一页面或者同时出现相关医疗、药品、医疗器械、保健食品等广告内容。

医疗器械广告的审查、监管和监测等工作，首先应考虑医疗器械产品的分类分级管理。医疗器械产品的范围广泛，从大型医疗器械到小型家庭私人使用的医疗器械产品都有涵盖。调研中，专家建议，鉴于医疗器械广告数量繁多，医疗器械的广告审查、监管和监测应更加关注Ⅱ类和Ⅲ类医疗器械产品，这些产品是普通消费者或普通病人可以直接使用的。《医疗器械监督管理条例》（2020 年修订版）规定，医疗器械是指直接或者间接用于人体的仪器、设备、器具、体外诊断试剂及校准物、材料以及其他类似或者相关的物品，包括所需的计算机软件。国家对医疗器械按照风险程度实行分类管理：

（1）第Ⅰ类是风险程度低，实行常规管理可以保证其安全、有效的医疗器械，在县级市场监管部门申请备案上市；

（2）第Ⅱ类是具有中度风险，需要严格控制管理以保证其安全、有效的医疗器械，在省级药品监管部门申请注册上市；

（3）第Ⅲ类是具有较高风险，需要采取特别措施严格控制管理以保证其安全、有效的医疗器械，在国家药品监管部门注册上市。

《医疗器械监督管理条例》规定，"发布医疗器械广告，应当在发布前由省、自治区、直辖市人民政府确定的广告审查机关对广告内容进行审查，并取得医疗器械广告批准文号"，医疗器械广告的内容应当真实合法，以医疗器械说明书为准，不得含有虚假、夸大、误导性的内容。

构建适合中国国情的医疗器械广告合规分类分级管理模式，推进医疗器械广告合规管理。一方面，是按照医疗器械风险监管的分级管理来分，即Ⅰ类、Ⅱ类、Ⅲ类医疗器械；另一方面，是以消费者（病人、病人家属）是否能直接获取来分，消费者能直接获取的，应从严监管。再者，当前广告模型形式比较多，有文字的、有音频的、有图像的和有视频的。视频和图像应该是比较近的，归为一类，可以用相同的图像识别方法来处理；音频的和文字的应该是相同的，采用文字识别软件进行处理。药品医疗器械广告的违法违规词汇，可以分为两种：第一类是依据法律和规范性文件等制度中条款，即违法违规的词汇，需要严格监管和禁止使用的；第二类是重点关注的词汇，比如说医疗器械广告审查词汇中的"抢购"，有可能是不予许可或补正逾期的词汇，需要重点关注。2023—2024 年，上海市市场监管部门与上海医药商业行业协会开展了"医药产品零售企业医疗器械广告合规管理"团体标准编制的市场调研活动。

9.3.3 美国 FTC《健康产品合规指南》概述

美国医疗健康广告的联邦监管机构，包括联邦贸易委员会（FTC）、联邦通信委员会和食品药品监督管理局（FDA）。自 1998 年以来，联邦贸易委员会（FTC）已经解决或裁定了 200 多起涉及膳食补充剂或其他健康相关产品（包括食品、非处方药、顺势疗法产品、健康设备、诊断测试和健康相关应用程序）宣称关于益处或安全性的虚假或误导性广告宣传的案件。根据《联邦贸易委员会法案》、判例法和委员会政策文件，FTC 编制《健康产品合规指南》（*Health Products Compliance Guidance*），旨在帮助广告主遵守联邦贸易委员会法律的基本原则。2022 年 12 月，美国 FTC 发布了新版《健康产品合规指南》。《健康产品合规指南》根据《联邦贸易委员会法案》以及判例法和委员会政策声明的规定，解释和说明联邦贸易委员会的广告法律规则。然而，该《健康产品合规指南》不具有法律效力，其中涉及的原则和案例旨在帮助广告主遵守联邦贸易委员会法律的基本原则。《健康产品合规指南》并没有提供一个逃避潜在责任的避风港。一个特定的广告内容宣称是否具有欺骗性，或者是否违反了《联邦贸易委员会法案》，将取决于具体案件的事实，《健康产品合规指南》仅仅是提供了合规原则和违规案例。

美国联邦贸易委员会（FTC）职责，是防止"不公平或欺骗性的行为或做法"。依据《联邦贸易委员会法案》第 5 条和第 12 条，以及联邦贸易委员会关于欺诈和广告证明的政策声明，是 FTC 广告真实要求的法律基础，并可以归结为两个常识性原则：

（1）广告必须真实，不得误导；

（2）在传播一个广告之前，广告主对发表的所有明示或暗示的客观产品内容宣称，必须持有足够的证明。

　　FTC 将"广告"视为一种营销技巧，不仅指传统的电视、广播、印刷和互联网广告，更广泛地指营销人员为增加消费者对其产品的兴趣或需求而采用的各种营销技巧和促销方法。健康产品广告更为广泛的内涵包括包装和标签上的陈述或描述；同时包括各种广告场景：在促销材料中，如作为宣传手册或小册子；在互联网和其他数字媒体中；在社交媒体和网红营销中；在新闻稿、新闻采访或其他媒体上出现；在贸易展览、会议和研讨会上；以及通过医疗从业者或其他中介间接传播。通过这些广告场景中的任何一种传播的促销产品信息，也必须同样遵守适用于传统广告的广告真实原则。

　　联邦贸易委员会（FTC）和食品药品监督管理局（FDA）共同管辖膳食补充剂、食品、药品、器械和其他健康相关产品的市场营销。两个机构根据一份《合作备忘录》协调他们的执行和管理工作，该备忘录通常被称为"FDA–FTC 联络协议"，规定了双方的基本职责分工。食品药品监督管理局（FDA）主要负责标签中出现的内容宣称，包括包装、产品插页和销售点提供的其他促销材料。联邦贸易委员会（FTC）主要负责所有形式的广告内容宣称。基于这种共同管辖权，FDA 和 FTC 两个机构密切合作，以确保他们的执法尽可能地保持一致。

9.4　本章小结

　　药品广告的市场行为，既要促进创新产品上市盈利，更要保障公众用药安全。药品广告与科普宣传、政务信息公开等多个渠道形成药品安全风险沟通的媒介。《广告法》规定，处方药只能在卫生和药品监管部门共同指定的医学、药学专业刊物上发布广告。药品广告的新应用场景，其概念包括但不限于互联网广告，其表现形式为视频会议、网络平台、短视频、网络直播、快应用生态等。对于药品信息与药品广告边界模糊的地带，既要采取广告法定规则判定是否构成广告，也需要研判网络环境下"广而告之"对消费行为的影响程度。

　　药品广告新应用场景的市场监管规则，应从全生命周期管理、信息与广告边界划分、网络识别规则、线上线下一致性以及沟通协调等方面进行设计。药品广告新应用场景的市场治理复杂性，要求构建多层次的沟通协调规则，特别是市场监管系统内的投诉举报、科普宣传、网络舆情、药品不良反应监测、广告审查监测监管等部门之间的沟通协调机制。以上海市市场监管医疗器械广告审查为例，近年来医疗器械广告申请量迅速增长，需要优化医疗器械广告的合规管理和监管策略；构建适合中国国情的医疗器械广告合规分类分级管理模式，以推进医疗器械广告的合规管理。2022年12月，美国FTC发布了新版《健康产品合规指南》，虽然该指南不具有法律效力，但它提供了合规原则和违规案例，为我国药品医疗器械广告新应用场景的市场监管理论与实践提供了参考。

参 考 文 献

［1］吴志明，黄泰康，邓伟生．国外监管模式对我国药品广告监管的启示［J］．中国药业，2012，21（12）：1-2.

［2］李青武，于海纯．论政府市场监管强权抑或放权的路径选择——以美国保险广告监管制度为重点［J］．大连理工大学学报（社会科学版），2014，35（4）：108-113.

［3］阳东辉．网络医疗广告法律规制的困境及其破解路径［J］．法商研究，2023，40（5）：62-75.

［4］王群．数据时代网络意识形态的特征及技术应对［J］．传媒观察，2022（11）：67-77.

［5］董迪．Web 2.0时代高校网络舆情治理探析［J］．网络空间安全，2022，13（5）：13-19.

［6］姜奇平．Web 3.0的深义［J］．互联网周刊，2022（22）：6.

［7］姜晓芳，蔡维德．下一代互联网Web 3.0与中国数字经济发展路线研究［J］．中国工业和信息化，2022（10）：7-11.

［8］许海波，李华，周颖，等．药品广告新应用场景市场监管研究［J］．中国市场监管研究，2023（1）：72-75.

［9］周颖．信息化时代创新广告审查工作机制的初步探索［J］．市场监督管理，2020（13）：14-15.

［10］何天文，宋华琳．美国处方药广告监管制度及启示［J］．中国市场监管研究，2022（7）：62-66.

第10章 药品监管现代化和监管
科学规划发展

基于当前药品监管体系组织结构、资源配置和制度建设等现实情况，建立健全药品监管技术支撑体系、监管法规标准体系和 GRP 体系，以及探索与研究基层监管赋能方式和药品监管科学理论体系，以推进药品监管现代化建设进程，进而保障公众用药安全和合法权益。欧美国家积极强化药品监管体系建设和提升监管绩效；2019 年以来美国 FDA 连续发布技术、数据、流程和领导等方面现代化行动计划。我国药品监管部门于 2019 年 4 月正式启动中国药品监管科学行动计划，并依托中国药品监督管理研究会的监管科学研究平台，开展药品监管相关理论和实际问题研究，以促进药品监管科学和药品监管事业的创新发展。

10.1 药品基层监管能力建设

10.1.1 基层监管能力建设的重要性

中共十八届三中全会首次确立"加快形成科学有效的社会治理体制"，党的十九大进一步明确"完善党委领导、政府负责、社会协同、公众参与、法治保障的社会治理体制"。在 2020 年新冠疫情防控中，我国基层组织发挥了积极而有效的重要作用；基层社会治理也是实现中共十九届四中全会所确立的实现国家治理体系和能力现代化的重要基础。2021 年 5 月，《国务院办公厅关于全面加强药品监管能力建设的实施意见》（国办发〔2021〕16 号）明确"完善省级职业化专业化药品检查员培养方案，加强对省、市、县各级药品监管人员培训和实训，不断提高办案能力，缩小不同区域监管能力差距"，以强化药品安全基层监管能力建设。

2021 年 7 月，《中共中央　国务院关于加强基层治理体系和治理能力现代化建设的意见》提出"构建网格化管理、精细化服务、信息化支撑、开放共享的基层管理服务平台"的政策目标和"提高基层治理社会化、法治化、智能化、专业化水平"的政策要求；尤其是，2021年3月，《国民经济和社会发展第十四个五年规划和2035年远景目标纲要》更加明确了"构建基层社会治理新格局"和"以数字化助推城乡发展和治理模式创新"等治理数字化赋能的政策目标。

10.1.2　基层药品监管的赋能方式

中共十九届四中全会明确提出了"构建基层社会治理新格局"的要求，强调"推动社会治理和服务重心向基层下移，把更多资源下沉到基层，更好提供精准化、精细化服务"。基层组织作为城市社会治理的"神经末梢"，是落实"放管服"改革和优化营商环境的有效力量，在统筹经济社会发展、促进社会稳定、服务保障民生中起着基础性作用。《国务院办公厅关于全面加强药品监管能力建设的实施意见》（国办发〔2021〕16号）明确提出，要"落实监管事权划分，加强跨区域跨层级药品监管协同指导，强化国家、省、市、县四级负责药品监管的部门在药品全生命周期的监管协同"，以实现监管能力建设的目标。基层社会治理能力建设，主要解决城市化进程中精细化监管的突出问题，提升城市综合管理能力和水平。特别是对于特大城市的综合治理，从"一网通办"到"一网好办"模式，再到"一网统管"（智慧城市），通过整合多部门数据，连接市、区、街道三级网络，实行精细化管理，这些都必须建立在基层社会治理能力建设基础之上。例如，2023年12月，国家市场监督管理总局与上海市人民政府签署了关于全国市场监管数字化试验区（上海）合作共建协议，并发布了《全国市场监管数字化试验区（上海）建设方案（2023—2024年）》，结合药品监管在信用档案和智慧监管方面的探索实践成果，进一步赋能药品基层监管能力①。

数字化监管的促进作用，主要体现在效率提升、跨界融合、重构组织模式和赋能升级等多个方面。在基层社会治理中，需要充分发挥各级委办局和街镇的综合协调作用，加强部门间的联动，完善基层自组织生成和社会共治机制；同时，强化社会监督，构建市场监管群防共治的格局，以提升市民的满意度。"十四五"规划期间，我国将"构建以国内大循环为主体、国内国际双循环相互促进的新发展格局，推进国家治理体系和治理能力现代化"，这将有助于推动药品基层监管能力的建设。

---

① 解放日报. 打造市场监管数字化试验区　国家市场监管总局与上海市政府合作共建 [EB/OL]. （2023-12-06）[2024-01-12]. https：//www.shanghai.gov.cn/nw4411/20231206/271d893ab55e456eb9ea69c718fce4ca.html.

10.2　药品监管体系和监管能力现代化

10.2.1　药品监管合规性体系

药品安全治理结构的复杂性，指的是跨部门、跨区域以及分环节、分领域协调的复杂性，这体现在市场监管、卫生健康、药品监管、中医药管理、工业和信息化等多个部门协调工作中（王广平，2023）。药品安全治理结构的复杂性主要源于三个方面：一是各部门在共同完成政府基本责任时缺乏制度化的协调机制，部门利益冲突严重，导致互相推卸责任；二是新技术、新业态和社会转型带来的治理复杂性和不确定性，要求政府部门间加强合作以提升治理能力；三是在信息化推进过程中，要求政府部门间合作打破"碎片化"的运行模式。产品结构和治理结构的复杂性和系统性不足问题，导致了监管边界模糊、多头管理、协调性差，容易产生监管盲区的问题（王广平 等，2020）。2024 年 7 月，《中共中央关于进一步全面深化改革　推进中国式现代化的决定》明确"推动市场基础制度规则统一""市场监管公平统一""培育全国一体化技术和数据市场"的政策目标。因此，药品监管工作既要进行有效的顶层设计和制度安排，又要推进政府部门间的"协同""共享"监管理念转变和协调机制建立。

《国务院关于"先照后证"改革后加强事中事后监管的意见》（国发〔2015〕62 号）提出"深化商事制度改革"和"构建权责明确、透明高效的事中事后监管机制"。构建事中事后监管机制，将有助于促进监管科学体系的形成。2019 年 9 月，《国务院关于加强和规范事中事后监管的指导意见》（国发〔2019〕18 号）提出全面实施"双随机、一公开"监管机制，以深化国家"放管服"，抓紧清理规范和修订完善"边界模糊、执行弹性大的监管规则和标准"，即政府监管的合规性建设问题。

当前，"互联网+""大数据"政策环境条件下，区块链、大数据、AI 等技术逐步引入多个领域，并产生了一定的社会效益和经济效益。新技术应用和新模式推广既推动了新业态、新产业和新商业模式发展，例如 CRO、CMO 和 CDMO 等模式，同时又增加了药品监管的复杂性。为了鼓励公众有效参与智慧城市的综合治理，需要为公众提供有关其城市环境特征和过程的适当背景信息，以促进城市综合治理能力的提升。同时，需要通过高质量的数据收集和标准化（Khan Z et al.，2017），深入推进药品监管数字化应用场景的发展。

10.2.2 药品监管技术和数据现代化

《国民经济和社会发展第十四个五年规划和 2035 年远景目标纲要》确立"加快建设数字经济、数字社会、数字政府"的政策要求。加强药品监管力量，创新方式方法，实施科学监管、智慧监管，推进药品监管体系和监管能力现代化，推动我国从制药大国向制药强国迈进，切实保障药品安全有效，维护人民群众身体健康，为 2035 年药品监管能力接近或达到国际先进水平奠定基础。当前许多不同领域越来越多地应用大数据治理方式，例如从警察系统、法律系统到处理签证申请和帮助医生救助患者中都在使用数据治理，数据治理模式大大提升了政府工作效率和准确率。再如地方政府和中央政府越来越多地使用算法实施管理政策，跟踪企业经营状况并判断其的信用情况，实施精准扶持策略。美国 FDA 于 2019 年 9 月公布《技术现代化行动计划》（TMAP）提出要将技术应用于其监管使命的方法现代化。美国 FDA 于 2021 年 3 月发布《数据现代化行动计划》（DMAP），提出药品监管科学的基础可能来自相对传统的数据来源，例如临床试验资料和现场检查数据（杨依晗 等，2022）。国务院在《促进大数据发展纲要》中提出，要建立"以数据说话、以数据决策、以数据管理、以数据创新"的管理机制，逐步实现政府治理力现代化。2022 年 5 月 FDA 发布的"流程现代化行动计划"（Enterprise Modernization Action Plan，EMAP），以解决 FDA 各中心的业务流程系统彼此独立、衔接不佳、形成了"数据孤岛"等问题；2022 年 12 月 FDA 又发布《领导现代化行动计划》（Leadership Modernization Action Plan），以有效地推动业务、技术、数据和网络安全层面的变革（图 10 - 1）。

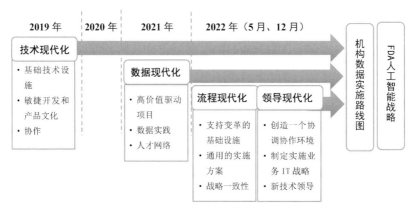

图 10 - 1 美国 FDA 现代化行动计划

10.3　药品监管理论与实践的重要性

10.3.1　欧美国家监管科学理论

美国 FDA 于 2013 年发布《推动药品监管科学的战略和实施规划》，提出药品监管科学的相关知识、方法、标准和工具，通过内部监管科学活动和外部交流与合作衡量推进监管科学的指标（杨牧 等，2019）；2021 年 5 月，美国 FDA 发布《推进监管科学：监管科学重点领域报告》，确定需要持续或新的投入的跨学科监管科学领域。2018 年 12 月，EMA 首次发布《EMA 2025 年监管科学战略规划》（*EMA Regulatory Science to* 2025），其中将监管科学定义为所有可以运用于评估医药产品质量、安全性和有效性，以及帮助监管机构在药品全生命周期作出监管决策的科学学科（时君楠 等，2020）。

2015 年 6 月，日本医药品和医疗器械综合机构（PMDA）发布《国际药事监管协调策略–监管科学倡议》，提出监管科学是 PMDA 活动的基础，PMDA 必须努力加强与外国监管当局以及产业界、学术界密切合作，以便为日本人民的健康和健康预期寿命作出贡献。2016 年美国《21 世纪治愈法案》，对未来 10 年医药领域的 NIH（国立卫生研究院）、FDA、HHS（卫生及公众服务部）等组织给予医疗创新、疾病治疗和大健康发展的资助。2015 年英国 MHRA 实施《药品监管效能提高计划》，借助第三方资源减轻监管部门的工作负担。2020 年 3 月，EMA（欧洲药品管理局）发布《监管科学 2025：战略思考》，提出监管科学药品全生命周期内为管理决策提供信息；2020 年 12 月，EMA 重申《EMA 未来五年药品监管网络战略》，确立监管网络，确保满足患者需求的药物供应保障①。

10.3.2　我国药品监管科学理论与实践

2016 年 10 月，中共中央、国务院颁布《“健康中国 2030”规划纲要》，旨在从国家战略层面统筹解决关系健康的重大和长远问题，明确提出，到 2030 年实现制药强国目标。国家药品监督管理局以“2030 制药强国”目标为指引，制定中国监管科学战略路线，于 2019 年 4 月正式启动中国药品监管科学行动计划。

---

① 中国医药创新促进会. 欧洲药品监管 2025 战略关注药品可及性和供应链挑战［EB/OL］. (2020 − 12 − 15)［2020 − 12 − 28］. http：//www.phirda.com/artilce_ 23203. html.

《"十四五"国家药品安全及促进高质量发展规划》将监管科学计划与药品审评、检查、药物警戒、检验检测、人才队伍合并为技术支撑能力建设的六方面，并提出开展中药、化学药品、生物制品、辅料包材等领域药品监管科学重点实验室建设。

1998—2018 年药品监管组织结构的制度变迁根源，在于药品质量与药品价格、药品广告、边缘产品（仿药类）之间的部门职权不清、社会科普宣传不足等问题。2019 年 12 月施行的《药品管理法》在政府企业组织结构调整的相关制度是 MAH 和药品抽检买样制度。MAH 作为医药制造业的新业态，上市注册和生产监管合二为一，产生了跨区域、跨部门、跨法律的调整，即跨地区的主动检查、飞行检查、跨省检查、联合检查等，跨部门的监管、执照、集采、税收和土地政策，跨法律的 GLP、GCP、GMP、GVP 等；抽检买样制度和"设置或者指定的药品专业技术机构"，是第三方机构产生和发展的基础条件。

建立健全药品监管质量管理规范（GRP），是推进国家和地方药品安全监管体系和监管能力现代化的有效制度安排。GRP 与 GMP、GSP、GCP、GVP（药物警戒），以及 MAH 新业态规制等制度框架相并列，构建药品监管部门的《医药产品监管质量管理规范》，将有效推进《中国共产党机构编制工作条例》和《国务院关于加强和规范事中事后监管的指导意见》（国发〔2019〕18 号）等政策的落实，推进新修订的《药品管理法》确立"保障公众用药安全和合法权益""建立科学、严格的监督管理制度"目标的实现。李利（2023）提出药品监管科学体系建设的四方面，包括组织制度体系、风险防控体系、高质量工作体系、能力建设体系。近年来，国家药品监管部门发布的《国家药监局综合司关于印发药品技术指导原则发布程序的通知》（药监综药管〔2020〕9 号）和《药品标准管理办法》（2023 年第 86 号），凸显了我国药品监管科学理论与实践进程。

依托中国药品监督管理研究会的监管研究平台①，围绕化学药品、中药和生物药品实施监管科学专项行动计划，我国在药品监管科学理论与实践方面的科研成果及其转化效果已逐步显现。统筹推进监管科学研究基地建设，充分利用国家监管科学研究基地在人才培养、学科建设、监管科学理论等方面的研究优势和资源汇集特点，开展评估评价、监管科学理论等研究工作。在国家相关科技计划中

---

① 中国药品监督管理研究会. 中国药品监督管理研究会（CSDR）简介［EB/OL］.［2014 - 01 - 12］. https：//www.cncsdr.org/yjhjs/yjhjj/.

支持开展药品监管科学专项研究，重点针对疫苗、创新药、仿制药等方面进行攻关，不断提升监管的能力和水平。支持国家审评、检验、评价、核查机构参与国家相关科技项目，加强审评标准、评价方法、检验检测技术等方面的研究。值得一提的是，具有中国特色的麻醉药品管控模式的关键要素，包括特殊市场、集体责任、有主有从、计划闭环等；基于这种有效的麻醉药品管控模式，我国未出现价格暴涨、药物短缺、过度使用（包括滥用和成瘾）的现象，具有制度移植的借鉴意义。

10.4　本 章 小 结

《国民经济和社会发展第十四个五年规划和 2035 年远景目标纲要》明确"构建基层社会治理新格局"和"以数字化助推城乡发展和治理模式创新"等治理数字化赋能的政策目标。《国务院办公厅关于全面加强药品监管能力建设的实施意见》明确提出"落实监管事权划分，加强跨区域跨层级药品监管协同指导，强化国家、省、市、县四级负责药品监管的部门在药品全生命周期的监管协同"的监管能力建设目标。2023 年 12 月，国家市场监督管理总局与上海市人民政府签署了市场监管数字化试验区（上海）合作共建协议，并发布了《全国市场监管数字化试验区（上海）建设方案（2023—2024 年）》，这是数字化实践成果赋能药品基层监管能力的地方实践。

《国民经济和社会发展第十四个五年规划和 2035 年远景目标纲要》确立"加快建设数字经济、数字社会、数字政府"的政策要求；实施科学监管、智慧监管，推进药品监管体系和监管能力现代化。《中共中央关于进一步全面深化改革　推进中国式现代化的决定》明确"推动市场基础制度规则统一""市场监管公平统一""培育全国一体化技术和数据市场"的政策目标。2019 年以来，美国 FDA 连续发布了技术、数据、流程和领导等方面现代化行动计划；我国药品监管部门于 2019 年 4 月正式启动中国药品监管科学行动计划。药品监管科学实践经验方面，美国 FDA 于 2013 年发布《推动药品监管科学的战略和实施规划》，EMA 于 2018 年发布《EMA 2025 年监管科学战略规划》，并于 2020 年进行了更新，2015 年日本 PMDA 发布《国际药事监管协调策略-监管科学倡议》，2015 年英国 MHRA 实施《药品监管效能提高计划》。近年来，国家药品监管部门发布的

《国家药监局综合司关于印发药品技术指导原则发布程序的通知》和《药品标准管理办法》，凸显了我国药品监管科学理论与实践的进程。依托中国药品监督管理研究会，并围绕化学药品、中药和生物药品实施监管科学专项行动计划，我国药品监管科学理论与实践方面的科研成果及其转化效果已逐步显现。

参 考 文 献

［1］王广平. 我国药品管理部门间协调关系网络特征与优化路径［J］. 中国药事，2023，37（2）：123－133.

［2］王广平，胡骏，李香玉. 药品事中事后监管机制研究［J］. 中国医药导刊，2020，22（7）：492－499.

［3］Khan Z，Dambruch J，Peters-Anders J，et al. Developing knowledge-based citizen participation platform to support smart city decision making：The smarticipate case study ［J］. Information，2017，8（2）：47.

［4］杨依晗，王广平，王颖. 美国 FDA 现代化行动计划简述及启示［J］. 中国医药导刊，2022，24（10）：1028－1033.

［5］杨牧，王晓，赵红菊. 美国 FDA 药品监管体系发展分析［J］. 中国药事，2019，33（3）：337－343.

［6］时君楠，梁钻姬，赖云锋，等. 发展和应用监管科学：中国、美国、欧盟和日本的药品监管机构的经验［J］. 中国食品药品监管，2020（5）：38－55.

［7］李利. 建立健全科学高效权威的药品监管体系［J］. 中国信用，2023（12）：10－13.

附　　录

附录 1　WHO 医疗产品监管中的
监管质量管理规范

WHO 医疗产品监管中的监管质量管理规范

2021 年 4 月，WHO 第 55 届药物制剂规范专家委员会
（ECSPP）技术报告 1033 号

背景

政府的一个基本作用是保护和促进公众的健康和安全，其中包括向公众提供卫生保健。一个职能运转良好的卫生保健体系需要可以得到的、负担起来的安全、有效、质量有保证的医疗产品。由于医疗产品对于疾病的预防、诊断和治疗是必不可少的，不合格和假冒伪劣的医疗产品的后果可能会危及生命。这是一个关切的问题，因为医疗产品的使用者通常无法判断产品的品质。因此，必须把公众的利益和安全委托给一个或多个监管机构，以确保只有合法交易的产品才可以获得，市场销售的产品都是安全的，性能符合要求，品质得到保证。

随着产品开发、生产和供应的全球化，以及在财政资源和人力资源有限的情况下技术和社会的快速变革步伐，医疗产品的监管变得越来越复杂。在第 67 届世界卫生大会上认识到健全的监管体系的重要性，批准了 WHA 67.20 号决议"加强医疗产品监管制度"。该决议提出"有效的监管体系是加强卫生系统的一个重要组成部分，并促进改善公共卫生的成果"，并且"监管人员是卫生队伍的一个重要组成部分"，以及"效率低下的监管体系本身可能阻碍获取安全、有效和高质量的医疗产品。"

一个健全的监督系统需要监管当局有一个法律、法规和指导准则框架的有效支持，他们有权限、能力、资源和科学知识以有效而透明的方式履行其任务。监管框架能在多大程度上实现其政策目标取决于其制定和执行政策目标的质量。监管质量管理规范（GRP）对监管体系的高效运行至关重要，因此，对公众对该体系的信心也至关重要，同时也为被监管实体设定了明确的要求。一个健全的管理框架，包括国际规范和标准，以及招聘和培养合格的工作人员，是确保"良好监督"的必要条件，但还不是足够的条件。监管当局的每

个人都应当在监管质量管理规范指导下，制定和形成明确、透明、一致、公正、相称、及时和基于健全科学依据的适当要求和决策。受监管各方和其他利益相关方也在确保一个明确、有效的监管环境，以便向患者提供有质量保证的医疗产品方面发挥重要作用。

所用的缩略词

APEC	亚太经济合作组织
ASEAN	东南亚国家联盟
GRP	监管质量管理规范
OECD	经济合作与发展组织

规范概要

政府的一个基本作用是保护和促进公众的健康和安全，其中包括向公众提供卫生保健。一个职能运转良好的卫生保健体系需要可以得到的，负担得起的安全、有效和质量始终有保证的医疗产品。

由于各种各样的医疗产品都对健康有影响，对其质量、安全性和功效或性能难以作出评估①，而且其开发、生产、供应和监测十分复杂，因而医疗产品是所有行业中监管最严格的行业之一。因此，有必要把公众的利益和安全委托给一个监管机构，该机构负责确保只有合法交易的产品才可以获得，市场销售的产品是安全的，性能符合要求，品质得到保证。

监管机构有责任确保他们以达到公共政策目标的方式进行监管。应当建立并实施一个提供所需的监督水平，同时促进创新和获得安全、有效和品质优异的医疗产品的始终一贯的法律框架。这个法律框架还应当具有必要的灵活性和反应能力，特别是在管理公共卫生突发事件、处理新技术和实践，以及促进国际监管合作等方面。

政府因建立和维护对其公民健康起保护和促进作用的监管体系而产生费用。受监管方为遵守法规而产生费用。然而，低效的监管体系会对卫生系统产生影响，并可能对发病率和死亡率、卫生保健成本和经济有潜在的重大影响。

一个健全的法律框架，采用国际规范和标准，以及征聘和培养能力合格的工作人员，这些是确保"良好监管督察"的必要条件，但不是足够的条件。这些措施必须同监管质量管理规范（GRP）相结合，指导受委托对医疗产品实施监管的组织中的所有个人作出明确、透明、一致、公正、相称、及时并基于健全的科学和立法的决定。

可以把监管质量管理规范（GRP）定义为一套用于制定、实施和审查监管工具-法律、法规和指导准则-的原则和做法，以最有效的方式实现公共卫生政策目标。监管质量管理规范的成功应用是一个现代的、以科学为基础的响应灵敏的监管体系的标志，在该体系中，监管转化为所希望的结果。监管质量管理规范提供了一种建立和实施健全的、负担得起的、有效的医疗产品监管的手段，作为卫生系统绩效和可持续性的重要组成部分。

本文件旨在向各成员国介绍得到广泛认可的监管质量管理规范原则，这些原则来自各

---

① 对药物和疫苗，指功效；对包括体外诊断在内的医疗设备，指性能。

国政府和多边组织发布的公共文件，与成员国的众多磋商研讨会、标杆演练和互动而形成的广泛意见。本文件中介绍的九项原则——合法性、一致性、独立性、公正性、相称性、灵活性、清晰性、效率性及透明性，同所有负责医疗产品的监管的当局都是相关的，而无论他们的资源、复杂程度或监管模式如何。受监管方和其他利益相关方在实现有效的监管环境方面也发挥重要作用。

监管质量管理规范被用作最佳监管实践的指导文件的基础。世卫组织指导文件的正文意图在于为监管当局提供全面的指导，以改进其业绩。本文件将附有设计为促进监管质量管理规范实施的实用指南和工具。

1. 引言

本文件回应负责医疗产品监管的国家主管部门的要求（参见 4 节词汇表），以指导如何解决标杆演练过程中发现的监管实践中常见的差距。本文件借鉴了多边机构〔例如亚太经济合作组织（APEC）（10）、经济合作与发展组织（OECD）（11，12）、世界银行（13）及东南亚国家联盟（ASEAN）（14）〕发布的文件以及一些国家政府发布的指南。本文件还考虑世卫组织早期涉及监管质量管理规范各方面的文件（15~22），以及世卫组织在应用该组织的全球标杆工具（GBT）和推进监管质量管理规范（GRP）原则方面的经验。通过 GRP 促成因素在整个监管体系（参见 4 节词汇表）中稳妥实施 GRP 可以产生所希望的监管结果和影响。

2. 目的

本文件介绍了监管质量管理规范的高级原则。这些原则意图被作为标杆，用以指导会员国在医疗产品的监管方面应用良好的规范。本文件还旨在指导成员国根据其资源、国家目标、公共卫生政策、医疗产品政策和医疗产品环境，优先确定其监管体系的职能。这一"以原则为基础"的文件将由实用指南和工具加以补充，以促进负责医疗产品监管的组织实施监管质量管理规范。这一基本文件还补充了关于最佳监管规范的相关指导，包括国家监管体系（NRA）的良好治理规范（24）、良好依赖规范（25）、良好审查规范（26）和质量管理体系（参见 4 节词汇表）。这组文件旨在为监管机构提供有关提高绩效的全面指导。

3. 范围

本文件介绍了在制定和使用支持监管活动的监管工具方面的原则和考虑事项，介绍了定义性能良好的医疗产品监管体系的更广泛的实践和属性。

本文件与所有监管机构都相关，无论其资源、成熟度或监管模式如何。监管质量管理规范的高级原则同样适用于超国家、国家和地方的监管体系，以及由若干机构负责监管一个国家或司法管辖区内某些产品或活动的体系。本文件还面向一些相关的受众：负责制定卫生政策、法律、法规和指导准则的机构和决策人员；共同形成国家或超国家医疗产品监管体系的机构；以及监管网络和受监管框架影响或以其他方式对监管框架感兴趣的各方，如行业或其他医疗产品开发商。

4. 词汇表

下文给出的定义适用于本文件中使用的术语。这些术语在其他语境下可能另有不同的含义。我们还鼓励读者参阅世卫组织的相关指南，以获得与最佳监管规范相关的更完整的定义（参见参考文献）。

共同监管（co-regulation）。一种由行业协会或专业团体承担某些监管职能如监督和执行或制定监管标准的共同监管责任的体系。

国际标准和指导准则（international standards and guidelines）。就本文件而言，此术语包括世卫组织相关标准和指导准则，以及任何其他相关的国际公认的标准（如国际标准化组织或药典标准）和指导准则（如国际人类使用药品技术要求协调理事会或《药品检验公约》和《药品检验合作计划》等指导准则）。

医疗产品（medical product）。就本文件而言，此术语包括药物、疫苗、血液和血液制品以及医疗设备，包括体外诊断所用。

公共卫生突发事件（public health emergency）。要求行政长官宣布进入公共卫生紧急状态的情况，定义如下：

由生物恐怖主义、流行病或大规模流行性疾病或新型和高度致命的感染性病原体或生物毒素引起的疾病发生或对健康状况的迫在眉睫的威胁，造成大量人类死亡的事件，或永久性或长期残疾的重大风险。

宣布进入公共卫生紧急状态允许行政长官暂停实施州的法规和改变州机构的职能（1）。

质量管理体系（quality management system）。一个适当的基础设施，由确保对产品或服务能够满足规定的质量要求充满信心所必需的组织结构、程序、过程、资源和系统行动等构成。

承认（recognition）。接受另一个监管机构或其他受信任机构的监管决定。承认应当以参考监管机构的监管要求足以满足依赖监管机构的监管要求的证据为依据。承认可以是单方面的，也可以是相互的，在后一种情况下，可以是相互承认协议的主体。

监管趋同（regulatory convergence）。这是一个自愿的过程，在此过程中不同国家或地区的监管要求随着时间的推移变得更加相似或"一致"。趋同是由于逐步采用国际公认的技术指导文件、标准和科学原则、共同或类似的规范和程序，或建立符合共享原则的合适的国内监管机制，以实现共同的公共卫生目标而产生的（2）。

监管合作（regulatory cooperation）。监管当局对医疗产品进行行之有效的高效管理的一种做法，可以由代理机构、机构或政府实施。正式的机制包括建立联合机构，订立条约和公约，如相互承认协定，而不太正式的机制包括共享信息、科学协作、共同风险评估、联合审查和检查以及共同制定标准。还可能包括与国际同行合作，建立监管能力或提供技术援助，从而有助于国际监管治理实践的提高（3~6）。

监管协调（regulatory harmonization）。使若干国家参与机构的技术准则达到统一的过程（7）。

监管影响分析（regulatory impact analysis）。审查拟议的法规和替代政策可能产生的影响以协助政策制定进程的过程（8）。

监管盘存（regulatory stock）。收集或盘存累积的法规。

监管体系（regulatory system）。政府用来控制某项活动的特定方面的机构、过程和监管框架的结合体（9）。

信赖（reliance）。一个司法管辖区的监管机构在作出自己的决定时，考虑并重视其他监管机构或可信机构的评估或任何其他权威信息的行为。依赖机构即使依赖于其他机构的决定、评估和信息，但对其所作的决定仍保持独立并承担责任。

5. 目标

监管质量管理规范确保将对医疗产品进行健全有效的监管作为卫生系统绩效和可持续性的重要组成部分。如果监管质量管理规范得到始终如一和有效地实施，就可以导致更高质量的监管，更好的监管决策和合规，更有效的监管体系和更好的公共卫生成果。随着使用监管质量管理规范的技术和系统不断地发展，它们对确保监管体系保持与时俱进起着帮助作用。在一个日益复杂、相互关联的监管环境中，监管质量管理规范还促进监管机构和其他利益相关者如行业、学术界、研究中心和卫生保健专业人员之间的信任，从而促进国际合作和采用行之有效和高效率的方法在全球监管界确保医疗产品的质量、安全和功效或性能。监管质量管理规范的最终目标是服务和保护公众健康和患者的利益，尊重所有适用的道德原则。

6. 关键性考虑

由于各种各样的医疗产品都可能对健康和社会产生影响，对其质量、功效或性能和安全难以作出评估，从公共卫生悲剧吸取到经验教训，以及开发、生产、供应和监测医疗产品，以确保其始终如一地按照预期发挥性能的复杂性，因而医疗产品是所有行业中监管最严格的行业之一。因此，许多国家制定了越来越复杂的法律、法规和指导准则，以控制医疗产品生命周期的所有方面。

在为履行公众委托的任务提供必要的监管和工具时，监管机构有责任确保它们的监管方式能够实现公共政策目标。因此，它们必须建立和实施一个始终一贯的监管框架，以提供所需的监督和控制水平，同时促进创新和获得安全、有效和品质优异的医疗产品。它们还必须在监管框架中建立必要的灵活性和反应能力，特别是在管理公共卫生突发事件（参见 4 节词汇表）、处理新技术和最佳实践以及促进国际监管合作等方面（参见 4 节词汇表）。

决策人员和监管当局越来越多地采用现代化监管模式，既能应对资源限制，同时又能应对科学发展、全球化、不断上升的公众期望和公共卫生突发事件所带来的挑战。薄弱或低效的监管体系可能会限制人们获得安全、有效和品质优异的医疗产品，并对公共卫生构成威胁。随着各国加强其监管能力，它们必须确保其监管体系以科学为基础，遵守国际标准和指导准则，并确保它们的管理方针在可能的情况下利用其他可信任的监管当局和机构的工作。为此目的，作为监管质量管理规范的一部分（25），鼓励各国制定和实施促进国际合作（23）、趋同、协调、信息和工作分享及信赖（参见 4 节词汇表）的政策和策略。世卫组织正在构建一个框架，以评估国家监管体系（NRA）和地区的监管体系，并指定那些满足世卫组织所列要求的机构（28）。

如上所述，为保护公众健康而对医疗产品进行的监管控制已得到充分的认识。问题是如何有效地、高效率地和透明地进行监管，以服务于卫生保健系统的利益。在监督的各方面始终如一地应用监管质量管理规范，对于确保这些利益得到服务，并为一个表现良好、受到尊重的监管体系提供基础是极其重要的。监管质量管理规范是应用于制定、实施和审查监管工具——法律、法规和指导准则的原则和实际操作法，以便以最有效的方式实现公共卫生政策目标。监管质量管理规范在负责监督检查的机构中灌输一种最佳实践的文化，以确保监管得到公平、贯穿如一和卓有成效的应用。

7. 医疗产品监管体系概述

定义对于概念的共同理解是极其重要的。虽然词汇表中给出了更多术语的定义，但"regulatory framework（监管框架）""legal framework（法律框架）""regulatory authority（监管当局）""regulatory system（监管体系）"和"regulatory outputs（监管产出）"等词语解释如下，以确保正确理解其在本文件中的用法。

7.1 监管框架的组成部分

在本文件中，术语"law（法律）"和"regulation（法规）"用于描述法律框架（具有约束力的立法）的组成部分。在某些司法管辖区，还可能使用其他术语，例如用"act（法令）"而不是用"law（法律）"，用"ordinance（条例）"而不是用"regulation（法规）"。

法律（law）一般规定了各机构的作用和责任，在本文情况下，指的是监管当局、卫生部或其他相关组织的作用和责任。法律定义了需要监管的产品、人员和活动，并说明什么是允许的，什么是不允许的。更重要的是，法律授权一个机构制定较低级别（或从属）的法规。

法规（regulation）是政府对企业和公民提出要求的一套不同的文书。法规通常在较高层次上说明需要满足的条件和法律中规定的要求。例如，法律可能禁止在没有特定授权的情况下生产、进口或销售医疗产品，而法规则规定获得授权的条件，例如提供某些类型的信息（非临床试验和临床试验的结果，生产和控制的数据），使监管机构能确定医疗产品的质量、安全和功效或性能。

指导准则（guideline）（和其他指导文件）提供了受监管的利益相关方可以如何遵守法律法规的进一步详细指导。指导准则还可提供有关立法（法律和法规）执行过程的细节。在医疗产品的监管框架内，这类文件通常不具有约束力，而且在性质上通常更为详细和科学。因此，它们适合于描述通常被认为适合满足监管要求但不适合纳入立法的方法。

附图 1 所示为监管框架结构。

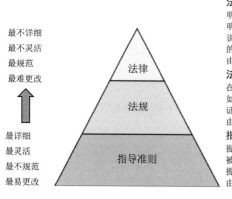

附图 1 监管框架结构

7.2　监管体系的组成部分

监管机构（regulatory authority）指经法律授权对医疗产品的开发、生产、销售进行独立监督检查的公共机构或政府机关。虽然这个术语意味着一个组织负责所有的监管职能，但是这些职能可以由向同一个或不同的高级官员报告的一个或多个机构来承担。监管机构在确保医疗产品的质量、安全、功效和性能以及产品信息的相关性和准确性方面发挥着关键作用。

监管框架（regulatory framework）指法律、法规、指导准则、指导文件和其他监管工具的集合，政府和监管机构通过这些监管工具来控制特定活动的特定方面。

法律框架（legal framework）是监管框架的一部分，其中包含具有约束力的立法，如法律和法规。

监管产出（regulatory outputs）是监管机构的成果或产品，如检查和评估报告、决定和产品标签。

监管体系（regulatory system）这个术语用于描述机构、过程、监管框架和资源的组合，这些要素结合起来，对于一个国家或数个国家司法管辖范围内医疗产品的有效监管是不可或缺的。应当考虑监管质量管理规范并应用于整个监管体系。

附图 2 所示为监管质量管理规范（GRP）的原则和促成因素以及监管体系的组成部分。

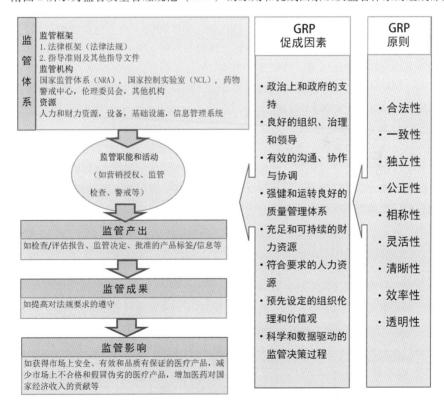

附图 2　GRP 的原则和促成因素以及监管体系的组成部分

在整个监管体系中，对监管职能和活动的贡献最大的三个组成部分（输入）是：（i）监管框架，由法律框架（法律法规）、指导准则及其他指导文件组成；（ii）监管机构，可由一个或多个实体代表，包括国家监管体系（NRA）、国家控制实验室、药物警戒中心和伦理委员会；（iii）所有类型的资源，包括人力和财力、基础设施和设备以及信息管理系统。监管产出取决于相关的职能和活动（例如，监管和营销授权、检查和评估报告）。如上所述，监管质量管理规范的概念和原则适用于整个监管体系。对于监管质量管理规范的应用和实施，必须有几个促成因素（参见9节监管质量管理规范的促成因素）。当监管质量管理规范的原则通过促成因素得到稳妥的实施时，就可以实现所需的监管结果和影响。

世界卫生组织（WHO）将医疗产品的监管活动范围分为适用于所有医疗产品的7种常见的监管职能：临床试验监督、营销授权、警戒、市场监督和控制、机构许可、监管检查和实验室检测（29）。此外，一些非常见的职能适用于某些医疗产品，如官方批量发放疫苗和其他生物制剂。

监管机构（regulatory authority）这个术语意味着单一组织被授权执行所有监管职能。但情况并非总是如此。例如，不同的组织可能对药品和疫苗以及医疗设备的监管负有法律责任。即使一个机构负责所有的监管职能，对某些职能至关重要的方面也可能不在其职权范围之内，例如与该机构有正式关系的监督或警戒中心所执行的工作；这些活动包括收集不良事件报告、监测不合格和假冒伪劣的医疗产品以及监督广告等活动。某些监管职能可能由第三方承担，如对医疗设备进行审计的机构。为了确保一个全面和高效的监管体系，在负责执行监管职能的不同组织之间必须建立明确的角色、职责、流程和沟通渠道。

监管活动也可以在超国家、国家或低于国家的层面进行。例如，为了授予在几个国家都有效的营销许可而对某些产品进行超国家评估，或者为了在国家层面实施良好生产规范而对医疗产品的某些生产场所进行检查。

8. 监管质量管理规范的原则

医疗产品的监管没有统一的模式。每一种方法都反映了国家的卫生政策和优先事项、国家的社会经济发展、资源和基础设施的可用性、卫生系统、国家法律体系、研发能力以及地方的生产能力。尽管如此，与其他受管制部门一样，国际上对最佳规范在医疗产品监管中的应用所达成的共识越来越多。

对有关监管质量管理规范的公共文件（10，13，14，30）进行审查后发现，负责或参与医疗产品监管的所有机构都应采用的共同规范。这些原则同等地适用于监督检查的制定和实施，也适用于日常监管业务。监管质量管理规范是以总体原则为指导的。附表1列出了9项原则，并在下文进行了描述，其中考虑到与医疗产品监管相关的因素。这些原则、规范和实例将在补充指导文件中进一步详述，作为对本文件的补充。

附表1　监管质量管理规范的原则

合法性	监管体系及由此产生的决策必须有健全的法律依据
一致性	对医疗产品的监督检查应当与现行的政府政策和立法相一致，并且以始终如一和可预测的方式进行应用

续　表

独立性	实施医疗产品监管的机构应当是独立的
公正性	所有受监管的各方都应受到公平、公正和不带偏见的对待
相称性	监管和监管决策应当与风险以及监管机构实施和执行这些决策的能力相称
灵活性	监督检查不应是指令性的，而应是灵活地对不断变化的环境和不可预见的情况作出反应的。应当在监管系统中建立对具体需求，特别是公共卫生突发事件的及时响应机制
清晰性	使用者应当能够访问并了解法规要求
效率性	监管体系应当在要求的时间内，以合理的努力和成本实现其目标。国际合作通过确保资源的最佳利用来提高效率
透明性	监管体系应当透明；要求和决策应当为公众所了解，并对监管征询意见建议

8.1　合法性

监管体系及由此产生的决策必须有健全的法律依据。

关键要素：
(1) 监管框架应为保障和促进健康提供必要的权力、范围和灵活性。
(2) 监管体系各级的权力和责任下放应当清晰明确。
(3) 监管框架应支持并授权监管当局为国际合作作出贡献并从中受益。
(4) 应当建立制度，确保监管决定和许可能够得到审查。
(5) 监管框架应明确界定构成监管体系的各机构的范围和权限，以确保其完整性。
(6) 监管当局必须对其在法律框架内对公众、受监管者和政府的行动和决定负责。

合法性原则要求构建一个监管体系，使所有监管行动和决策都建立在明确的法律赋予的权力基础上，从而尊重"法治"。

监管机构的存在是为了实现政府认为符合公众利益的目标。它必须在法律框架所赋予的权力范围内进行运作（31）。设立监管机构的法律或法令应当明确说明促成立法的目标、授权机构的权力、授权监管的产品和一般活动的范围，以及制定法规的规定。

监管体系各级的权力和责任下放应当明确清晰。当多个机构或各级政府部门参与医疗产品监管时，每个机构或每级政府部门的职能和责任应当明确而互补，并对它们之间的沟通和协调过程作出规定（参见8.2节一致性）。

由于监管机构之间的合作对于管理日益复杂的和跨司法辖区的问题至关重要，医疗产品的现代法律框架必须支持和鼓励各种形式的合作，包括趋同、协调、信息和工作共享、依赖和承认（参见4节词汇表）。在理想情况下，这在法律和/或法规的条文中有明确的规定，并在政策和程序指导文件中提供了操作细节。法律框架至少不应禁止所有形式的监管合作，例如在进行自身工作时利用其他受信任的监管当局和机构所作的评估和决定。合作并不改变每个监管机构保护其公民的健康和安全的主权责任和问责，但允许交流良好的实践，并可能节省资源和避免重复。

立法必须到位，以控制和执行共同和非共同的监管职能下的所有要求的监管活动。政策、指导准则和程序不能弥补立法的缺位。法律框架应通过向构成监管体系的机构提供明确的权限、范围、权力、角色和责任，来确保监管体系的完整性。应当避免在组织的权力或责任上发生冲突。

作为良好治理和问责制的一部分，所有监管机构都必须对公众，对他们所监管的机构及政府，为他们的行动和决策负责。在监管质量管理规范的背景下，监管当局要承担责任：（i）当他们负责按照一定的标准和承诺行事时；（ii）他们要对自己的行为负责时，（iii）他们愿意面对没有达到标准或承诺的后果时。

监管行动和决定应与法律框架所规定的权力和控制相一致。因此，应当制定审查监管决定的程序，包括内部上诉和对监管机构决定的司法上诉，除科学和行政理由之外，例如还有基于程序公平和正当程序的理由。

8.2　一致性

对医疗产品的监管应当同政府的政策和立法相一致，并应始终如一地和可预见地应用。

关键要素：
（1）医疗产品的监管框架应与国家的法律和政策框架协调一致。
（2）新的法规应对现有的监管工具起补充作用，而不是与之冲突。
（3）对所有医疗产品部门和利益相关方应始终如一地实施和执行监管要求。

对医疗产品的监管必须在符合国家法律框架、政府总体政策和公共卫生政策目标的背景下，以与之相一致的方式进行。监管还应与该国作为缔约国的任何条约、公约和地区或国际协定以及对成员国有影响的任何超国家的立法相一致。

应当避免与现行法律法规有任何重叠或冲突，因为这会导致混淆、工作任务重复和不必要的监管工作，并增加违规的可能性。制造商（就本文件而言，制造商也指营销授权持有者）、进口商、分销商和其他利益相关者应始终能够确定法律法规中的责任当局。当医疗产品的监管下放时，例如下放给中央、州或省级主管部门时，一致性显得尤其重要。应当建立有效的制度，以便各级政府进行协商、协作和协调，在尊重地方的责任的同时，促进全国监管要求的统一化。所有的监管职能和活动都应有效地整合起来，以确保监管体系的统一性。类似的考虑也适用于同一级别政府的多个机构或部门负责不同或相同的监管职能和产品时，这种情况并不少见。不明确或相互冲突的授权和要求会造成复杂的监管体系，并对有效的沟通和协调构成挑战。在所有情况下，在起草和执行监管文书以及在负责监管医疗产品的机构运作期间，都应建立用于适当的协调的正式机制。

当相同或相似的情况导致出现相同或相似的结果时，可以确保监管行动和决策的一致性。因此，重要的是，监管体系应建立一个制度记忆库，把决策记录下来，以确保在未来的情况下得到类似的、公平的对待。无论技术如何不同，对不同类型的医疗产品和受监管的实体（制造商、进口商和分销商）所构成的风险的监督检查水平必须保持一致。当监管框架规定了对监管决定的公正上诉时，一致性就得到了维护。这类上诉和纠正措施的执行情况也应在各部门之间保持一致。

充分、明确的监管指导，尽可能以国际指导准则为基础，为工作人员提供定向和培训方案，与受监管各方和其他利益相关方（如行业协会、患者、卫生保健专业人员协会和其他相关政府机构）进行定期、透明的互动，也确保了一致性。这些是改进过程及查明和解决问题的机制。

应用一个涵盖所有监管活动（33）的运转良好的质量管理体系对监管的一致性至关重要。这包括采用一种过程方法，其中包括对监管过程及其相互作用的系统定义和管理，以按照组织的质量方针和战略方向实现预期的结果。

以绩效为基础的指标、内部审查和外部审计对于确保法规和监管操作在应用方面的一致性也可能很重要。

8.3　独立性

负责医疗产品监管的机构应当是独立的。

关键要素：
(1) 监管体系必须以独立和具有权威的方式运作，并让公众看到以此种方式运作，独立于政客、政府和受监管实体履行其职责。
(2) 监管活动和决策应不受利益相关者的不适当和不正当影响。
(3) 适当的资金筹措和明确的资金筹措过程至关重要。
(4) 应当建立领导层的独立性，以确保在聘用期间和聘用之后的独立行为。

根据经合组织（OECD）的一份题为《创造独立文化》的出版物（32）：

监管机构（当局）往往发现自己面临着来自不同利益相关方和利益集团的各种压力，这些压力可能使他们受到不同形式的影响。为了确保他们正确地开展活动并取得正确的政策成果，他们必须考虑合法的利益，并保护自己免受不适宜或不恰当的影响。

应将良好的治理和反腐败措施（24）纳入监管框架，以消除实际或感觉到的利益冲突、毫无根据的偏见或利益相关方的不当影响（也称为"监管捕获"）。为了保持公众的信心，监管机构必须独立地、具有权威地、公正地运作，并让公众看到其如此运作，并且独立于受监管的实体（如研究人员和行业）履行其职责。

当监管机构获得费用资助时，一个适当的成本回收机制对于设定"正确的"费用，避免监管机构资金不足、受行业控制或被高级管理人员削弱是至关重要的。消减资源可能很容易影响到一个资金来自政府一般收入的监管机构。与多年度拨款相比，年度拨款更容易影响监管机构，因为多年度拨款不太容易受到短期冲击，如政治或选举方面的紧急事件的冲击。充分的保障措施可以保护预算不被用于不恰当地指导监管机构。

监管机构领导层的提名和任命应以透明和负责任的程序为依据。应当制定明确的规则来避免利益冲突，以确保在聘用期间和聘用后的独立行为。

8.4　公正性

所有受监管的各方都应受到公平、公正和不带偏见的对待。

关键要素：
（1）监管活动和决策应不存在利益冲突或毫无根据的偏见。
（2）监管体系必须公正地运作。
（3）监管机构不得参与其所监管的活动，也不得按等级从属于执行受监管活动的机构。
（4）监管决策应以科学和证据为依据，决策过程应当稳健，根据确定的标准进行。

监管文书的编写必须保证以这些文书为依据而进行的监管活动和决策是合法的、基于证据的和合乎道德的。对公共和私人的机构以及国内和国外的实体应以同样的原则和框架进行公平的监管，以确保竞争中立。

监管机构必须公正地运作，独立于受监管实体而履行其职责（参见 8.3 节独立性）。这一原则也延伸应用于科学和咨询委员会的研究人员和其他专家，他们就监管政策或医疗产品的授权向监管当局提出建议。必须完成并审查利益声明，并在讨论之前确定退出规则，以保持委员会及其建议的完整性和公正性。

监管机构不得从事其监管的活动，也不得按等级服从于执行受监管活动的机构，包括由卫生部或其他政府机构采购医疗产品。

监管活动和决策应以科学和证据为依据，并且是可预测的。虽然在执行过程中必须有良好的监管判断和自由裁量权，但是行动和决定应当以监管要求和有关情况的证据或情形为依据（参见 8.2 节一致性和 8.6 节灵活性）。

监管机构应避免实际的或感知到的影响，并对其决策和决策过程保持公开和透明。监督检查的科学和技术基础应该是客观的和容易获得的。在整个决策过程中，公众咨询和透明度应确保公正性、更好的监管结果并增强公众对使用监管产品的信心。

8.5　相称性

监督检查和监管决策应当与风险和监管机构实施和执行这些决策的能力相称。

关键要素：
（1）监督检查应足以实现目标而不过度。
（2）监管措施应与产品、活动或服务的风险相称。
（3）监管应不超过国家的实施和执行这些监管的能力。
（4）对医疗产品的评估应基于效益-风险评估，以及在一个稳健的警戒系统中对效益-风险状况的持续监测。

相称性原则要求一个行动不超过实现预期目标所必需的范围。这一原则应适用于监管体系的所有要素。只有在必要时才应该实施监管，并应足以实现目标，而不能过度。监管的内容和形式应适合所要解决的问题及其构成的风险。例如，必须进行广泛的临床前研究和临床研究来确保一种新药的安全性和有效性以取得上市许可，而对于非专利药，诸如体内生物等效性研究或在适当时进行体外研究就足够了。

为了减少或减轻违规行为所造成的健康风险，监管执行和检查制度还应与违规行为的风险和严重程度相称。一种按比例的、基于风险的方法允许监管机构将资源分配到需求更大的地方。这种方法还确保遵守法规的成本与风险的性质相称。例如，检查的频率可以部分由制造商的合规历史来决定。

相称性原则也适用于制定法规所依据的政策和程序。法规制定应当是灵活的，并与要解决的问题的复杂性和/或影响相称。例如，对于一个新的、复杂的监管框架，可能需要进行严格的成本影响分析，而对于简单的监管或当政策选择方案有限时，可能需要采用更为实用的方法。

监管应不超过国家实施和执行该项监管的能力。

如果没有可用于实施和执行的策略、设施和资源，光靠立法本身是无济于事的。具有适度的可执行的目的和目标的法律比无法执行的更全面的法律更可取（21）。

此外，缺乏资源或实施和执行的能力是政府的责任。

医疗产品的评估应基于利益-风险评估，评估的基础是提交的关于产品的质量、安全性、功效或性能的证据。应对医疗产品的所有已证明的益处与已确定的风险进行权衡。监管体系应包括适当的监测或警戒，以监测效益-风险状况，并采取任何必要的行动。

8.6　灵活性

为了应对不断变化的环境和不可预见的情况，监督检查应该是灵活的。

关键要素：
(1) 监管体系，包括其框架，应提供足够的灵活性来反映或应对受管制环境的变化，如不断发展的科学和技术。
(2) 监管体系应做好准备，及时应对公共卫生突发事件和医疗产品短缺等紧急情况。
(3) 监管的语言应当尽可能反映绩效，并允许采用其他方法来实现相同的结果。
(4) 监管体系应提供运用良好判断的灵活性。

灵活性对于确保监管框架和监管体系保持"适合目的"是至关重要的。因此，监管工具的设计和使用必须得当。一个有意义、可理解、可执行的监管框架应当包含足够的细节，以确保清晰明白。该框架还应允许灵活地应对新技术和创新以及受管制环境的变化，并确保及时应对不可预见的对公共卫生的威胁。监督检查的灵活性应以风险为基础，不应损害产品的质量、安全性、功效或性能（28）。

响应性是灵活性的一项扩展原则。这项原则代表了在某些情况下可以比平时更快地作出反应的可能性。例如，在公共卫生突发事件中，可能有必要加快应对或审查。

响应性是有时间限制和暂时的，因为在紧急情况下这是必要的，如公共卫生突发事件、无替代品的医疗产品严重短缺、未满足的医疗需求或罕见的疾病，以及同情使用或捐赠的医疗产品。监管体系应做好充分的准备，并应有必要的监管工具来应对和管理这类情况。国家监管体系（NRA）应制定灵活和加速的发展方案或审查程序，通过批准针对严重的、危及生命和罕见疾病的创新产品，以加快治疗患者，并解决未得到满足的医疗需求。对于确保当局往往在面对不充分的信息（例如同情使用、紧急使用授权或清单）时能够根据现有的最佳科学和利益-风险考虑作出决策，灵活性和响应性的规定是关键性的。缺乏必要的监管工具和灵活性可能在确保公共安全方面是一个真正的重大障碍，特别是在公共卫生突发事件期间。

当监管响应是至关重要时，监管当局应考虑通过基于风险的方法来确定其活动的优先次序。政策制定者和决策者的参与以及国际监管共同体内的监管协作和协调大大有助于监管响应。

监管框架中灵活性和响应性的目的应当是适应科学和技术的发展。支持法律的监管语言通常是基于绩效的，而不是规定性的（15），因此允许受监管的各方使用替代方法来实现相同的结果。

指导准则和其他指导文件是最详细、最灵活和最可修正的监管文书。这些属性确保了监管框架能够及时应对新的风险，并允许在未来的医疗产品中可能利用监管科学和技术方面的进步。指导准则与法律法规不同，本身通常不具有法律效力；然而，如果适当地固定在法规中，并用于描述如何遵守法规，则指导准则是非常有效的。指导准则还应允许采取其他合理的方法来遵守法规。指导准则中所述的原则和实践的替代方法只要是充分合理的，也可能是可以接受的。如果这些详细的文本成为法规的一部分，那么指导准则的灵活性和可修改的属性就会丧失。

对于发展迅速但还不够成熟，不足以证明监管准则合理性的科学，"需要考虑的要点"列表可以提供有用的基于原则的指导和定义，从而促进最佳实践指导、共同的监管理解和国际趋同，并为最终的指导准则奠定基础。在制定新的指导文件时，应始终考虑国际准则和标准，监管机构应支持国际协调和趋同。在制定新的指导文件时，应始终考虑国际性指导准则和标准，监管机构应支持国际协调和趋同。超出国际标准的国家要求应当是充分合理的。

医疗产品监管是复杂和不断发展的。新的技术和实践将继续对监管体系构成挑战，并重新界定什么是可以和应该受到监管的。在制定针对新技术或针对某些实践的法规之前，监管机构应具有必要的监管灵活性，以对现行立法和法规作出合适的解释。当一项法规或指导准则不再需要时，应当可以修订或撤销。

8.7　清晰性

使用者应当能够访问并了解法规要求。

关键要素：
（1）监管文书应当用使用者所能理解的语言来编写。
（2）这些术语应加以定义，并尽可能符合国际规范。
（3）新要求中的咨询、教育和培训有助于阐明和遵守新要求。
（4）指导准则和良好的指导实践有助于对法规的正确解释。
（5）采取监管决策和执行行动的过程和基础应予阐明。

遵守和始终如一的应用法规要求及流程需要清楚地了解预期的内容。监管机构和受监管方都应了解预期的行为和不合规的后果。

拟议的监管文书应以预期使用者能够理解的语言编写。这将需要与法律人员合作，考虑法律文书的目标、预期受众、可能受到影响的其他利益相关方，以及包括主题问题专家在内的内部和外部协商的反馈。以与其他法律法规相一致的形式，用清楚、明确、准确的语言起草文书，可以减少可能发生的争议或误解，并促进合规。国家监管当局和受监管实体之间的会议有助于明确指南的应用和没有指南的情况。

作为第一步，起草医疗产品法规的主管部门应进行审查，以确定不明确的地方，并解决法规本身或与其他法规之间的任何不一致之处。这个步骤还提供了审查"监管存量"即累积的适用法规（参见 4 节词汇表）-的机会，以确定是否有必要进行更新和更好地整合法规要求，以消除不一致、冗余和复杂性，或适应新的要求。

为了改进监管文书的质量和语言，有关各方，包括公众，应当了解监管发展和监管影响分析（参见 4 节词汇表）并发表意见，从而确保清楚了解其意图，并增加买入和未来合规的可能性。应当明确有关各方可以发表意见的方式。

监管影响分析对于系统评估监管提议的预期效果具有重要价值。这项工作通常由提出该提议的监管部门、机构或部委的政策分析人员承担，主要是为了协助决策者考虑提议。监管影响分析的产物是一个总结监管提议、可能的替代方案以及实施该提议的各方面和影响的文件。

为了避免歧义或误解，应当给术语下定义。在可能情况下，定义应当与既定的国际规范、标准和协调的指导准则相一致。如前所述，国际标准和指导准则（参见 4 节词汇表）是促进共同监管的语言、趋同和国际合作的特别重要的工具。

清晰性原则也适用于监管和行政指导准则，这些指导准则则有助于解释法规和提高法规的操作清晰度。应根据良好的指导实践来制定指导准则，以确保其书写简明清晰，并与其他指导准则和基本法规保持一致。应当利用监管框架中的标准模板和格式、风格指南、编辑器、专家，以及通过已建立的工具（如表格、网络研讨会、机构民意调查等）获得的用户反馈。

指导准则的草案，同法规一样，应当提交供内部和外部商讨，以确认语言是否清晰或是否需要修订以便于理解。目标应该是简洁的语言和简单的句子结构，并尽可能有说明性的例子。应当考虑进行有采用新法规和指导准则的明确时间表的教育、认识会议和培训，以确保在推出或修订法规和指导准则（特别是复杂的法规和指导准则）时，达到清晰明了并符合要求。

应定期审查法规和支持性指导准则，以确保它们反映主管当局当前的做法和预期，适应科学和技术发展，并在适用情况下与现行国际标准和指导准则保持一致。对指导准则的审查和修订应考虑到其他指导准则的相应变化，这些指导准则应同时予以修订。

作出监管决定并执行监管决定的过程和依据对那些受到直接影响或其他影响的各方面来说应当是清晰明了，可以接触到的（参见 8.9 节透明性）。

总之，如果监管方案要达到预期的效果，清晰性对于监督检查的所有方面（要求、程序、决策和沟通）都至关重要。

8.8　效率性

监管体系应在规定的时间内，以合理的努力和成本，达到预期的结果。

关键要素：
(1) 有效率的监管体系实现预期的公共卫生目标。
(2) 健全的监管框架、符合要求的工作人员以及有效利用其他机构提供的资源和信息是有效率的监管体系的关键要素。
(3) 决策者应寻求最有效率、负担最少的手段来实现其监管目的，并在实施后确认其有效性。

（4）应对累积监管所需的总负担和资源进行评估。

（5）监管当局应不断探索如何提高效率来履行其任务。

（6）与其他国家的监管要求保持一致，并开展国际合作提高效率。

（7）受监管的实体对监管体系的效率起着关键的作用。

（8）应采用基于绩效的指标来评估监管工具和监管操作的效率。

一个有效率的监管体系必须以科学和证据以及风险评估和管理的原则为基础，并将国际监管合作战略纳入日常业务。一个不能以及时、一致的方式作出合理决策的监管体系是无效的。它的效率不仅取决于是否有足够的资源，还取决于资源的类型及其有效利用，而不取决于资源规模如何。在这种情况下，整体监管体系缺乏完整性是对监管效率的阻碍。

如果使用基于风险的方法，利用其他监管机构的工作和决策，并将其资源集中于只有监管机构才能提供的必要的增值的活动，那么，资源较少的监管体系可以与拥有更多资源的监管体系一样有效（26）。

如果监督检查在获取、贸易或国际监管合作方面造成了不合理的障碍，那么它就不能被认为是有效率的。如前所述，成功地建立对医疗产品有效的监管控制取决于若干因素，其中包括：

（1）对选择的分析，包括与利益相关者协商的结果，因为如果受影响者提出了建议，法规就更有可能有效；

（2）与感知的风险相称，鼓励创新，不构成不必要的贸易壁垒（例如，进口样品检测）的法规；

（3）及早制定执行计划及日后执行工作的可行性。申请和执行不应是事后的考虑。

在开发新的监管工具并分析其影响时，监管机构应制定"教育、援助、说服、促进、经济刺激、监控、执行和制裁等策略"（34）。当局应决定除了威胁处罚外，还应建立哪些合规战略，以及是否可以合理地利用消费者意识和市场力量。还应考虑民间社会在监督遵守法规方面的作用。在某些情况下，可以考虑共同监管（参见4节词汇表）。在这种情况下，政府颁布法规，与某个机构（如行业或专业卫生保健协会）订立非法定的协议，以制定和管理合规方案。当政府与这样一个机构合作并通过该机构来监管活动时，它并不下放其对该活动的监督。

监管当局也可以考虑使用第三方来开展其活动。这种模式在医疗设备的监管中很普遍，例如使用公认的审计组织对制造商的质量管理体系进行审计，以确保它们符合国际标准，并遵守适用的监管要求。监管资源用于建立和维持对审计组织的监督，从而更有效地利用有限的资源（35）。

政府为建立和维护监管体系而发生成本。行业和其他受监管方为遵守法规而发生成本，例如进行研究、准备申请档案、维护记录和支付费用——经营上的成本。低效的监管体系会产生额外的成本。如果遵守法规的成本高得不成比例，公司可能会决定不开发某一种产品和/或不将其在特定市场上商业化。例如，强制要求在当地进行临床试验作为获得上市许可的条件，可能会阻碍其进入该市场，特别是如果在其他地方进行的试验反映了预期市场的患者情况，并证明了该产品的安全性和功效。同样，产品审查的时间过长和/或不可预测会导致收入损失和不必要的延误产品供应患者，并对发病率、死亡率、卫生保健成本和经济可能产生潜在的重大负面影响。健康的经济需要健康的人民。

效率低下还会对监管机构的资源、声誉和工作满意度产生负面影响，并增加处理绩效投诉的时间。反映相称性、灵活性和一致性原则的监管框架更有可能是有效率的，因为这样的框架允许将资源分配给最需要资源的监管活动。

监管当局应不断探索提高其效率的方法，同时保持评价医疗产品的质量、安全性和功效或性能的标准。这可能包括引入或改进良好审查规范（28）和质量管理体系；更大规模、更有效地利用信息技术；与行业、卫生保健专业人员和患者就常见缺陷及如何最好地解决这些缺陷进行磋商，安排和进行检查的基于风险的标准，解决指导方面的差距，绩效衡量，以及如上所述的监管合作和依赖。

行业也对监管体系的效率作出了重要贡献。例如，用于营销授权的高质量应用程序通过减少审查周期数来缩短总体审查时间。同样，不应要求具有良好合规记录的制造商与表现不佳的制造商接受相同频率或相同深度的检查。咨询和培训可以有效地加强执法工作，从而达到期望的合规水平。

在监管影响分析中，决策者应寻求最有效率、负担最少的手段，以合理的最低成本实现其监管目的。监管办法应包括考虑累积监管所需的总负担和资源。

应定期进行绩效评估，以评估监管工具的实际效率，从而确保实现预期的利益，并且，如果利益实现，则应评价直接和间接成本。

8.9　透明性

透明性是一个运作良好的监管体系的标志，对建立公众信任和促进国际合作至关重要。

关键要素：

（1）透明性需要投资和开放的文化，并得到政府的政策、承诺和行动的支持。

（2）在制定新的或修订的监管工具时，应征询利益相关方的意见。

（3）监管要求、过程、费用、评估、决策和行动应尽可能方便取得。

（4）监管当局关于信息披露的政策应与有关信息获取的国家法律相一致。

《世界卫生组织章程》陈述，"公众的知情意见和积极合作对改善人民健康具有极端重要性"。透明性符合患者、消费者、政府、卫生保健工作者和制造商的利益，因为它增加了公众对医疗产品监管的信任和信心。监管要求和行动的透明性有助于对公共和私营部门的投资作出更明智的决定，并阻止歧视性、腐败或滥用行为。

通过透明性，所有受影响和潜在感兴趣的各方——国内、国外、公共和私营，都有有意义的机会了解新的或修订的法规和指导准则，并在这些法规和指导准则颁行之前表明他们的意见。具有了透明性，一旦医疗产品法规和指导准则获得通过，利益相关方和一般公众就可以随时取得。相关的法律、法规和指导准则文件应公布在监管机构的网站上。此外，国家行业和专业协会经常与监管当局合作，宣传新的监管文本或提供交流相关信息的机会。

监管当局的评估（积极的，在可能情况下为消极的）、决定和行动应当记录下来并公开，并且说明决定的理由，理想的是发布一份公开的评估报告。这些信息对一系列利益相关方都很重要，包括将这些信息用于各种目的的行业、研究人员、卫生专业人员、患者和消费者。这对于建立对监管体系的信任和信心也至关重要。

受监管方应当能够访问与他们相关的产品评估或现场检查的完整报告。这不仅为评论和决策提供了深入了解的基础，而且还具有教育意义，有助于提高对法规的遵从性和未来提交的质量。这种做法也可以有利于监管当局，在操作和管理层面上培养透明度和问责制的文化。此外，它还可以通过确保报告清楚地解释这些评估如何导致作出决定，从而产生更高质量的报告。应给制造商以机会在发布前编辑任何商业秘密或机密的个人或商业信息。

透明性需要投资和开放的文化，而这些又应得到政府政策、承诺和行动的支持。虽然并非所有的监管机构都有能力实施整套措施来建立一个最佳透明的监管体系，但可以采取循序渐进的办法。鉴于智能设备和互联网的普及，可以建立和维护一个最新的、可以搜索的公共网站，其中包含以下基本信息，如：

（1）监管机构的角色、职责、组织和联系信息；

（2）获取满足法规要求和提高医疗产品的功效、安全性和质量所必需的法律、法规、指导准则和程序；

（3）可以搜索已批准、暂停和撤回的产品的记录；

（4）为卫生保健专业人员和患者提供的产品信息；

（5）制造场所的许可状态；

（6）卫生公告、安全信息、关于质量或不合格或假冒伪劣的医疗产品的警报、咨询通知、召回及其他涉及公共卫生利益的时间敏感信息；

（7）业绩目标、业绩成果及年度报告；

（8）拟议的新监管工具，包括征求意见的时间和如何提出意见；

（9）公共评估报告和设施审计或检查报告。

对监管机构的绩效和职能进行的所有审计或监督审查的结果应予以公布。这种审查是公共问责制的重要组成部分，与目标相对照的业绩报告和年度报告也是如此。

在履行其职责时，监管机构将创建或访问专有信息或机密信息。其例子包括来自临床试验或不良事件报告的可识别的个人信息、商业秘密或机密商务信息，如医疗产品化合物的规格或材料或制造工艺。应制定措施防止这类信息的泄露，并建立一种机制解决关于信息的专有性质或保密性的争议。

一般来说，国家法律和法规应有利于透明性和公众了解监管决策的过程和标准。监管机构的信息披露政策应与国家有关公众获取政府信息或"信息自由"的法律相一致。获取监管机构持有的信息的程序和联系点应清晰而便于获取。

透明性使得能够采用新的、更有效率的方法来进行监管操作。监管机构有责任在监管操作和决策中保持透明度，这不仅是监管质量管理规范的一项基本原则，而且是监管机构共同责任的一部分，以建立信任，最大限度地增加合作和依赖的机会。

9. 监管质量管理规范的促成因素

一个促成的环境有助于监管质量管理规范的成功实施。下面将描述一些要素。

（1）政治上和政府范围的支持

包括决策者在内的最高政治和政府各级的持续支持，对于正确实施监管质量管理规范的理念和原则是极为重要的。监管质量管理规范应成为关于监管体系的所有政府政策的组成部分，并得到强有力的政治上的支持。

（2）领导支持的有效组织和良好治理

应当明确规定监管体系中所有机构之间和所有机构内部的结构和权利范围。整个监管体系的完整性对体系的每个组成机构的有效绩效非常重要。如果监管体系涉及一个以上的机构，应由立法或机构监管规定明确的协调，使监管活动不致重叠。领导力对于制定和实现组织的愿景、使命、政策和战略至关重要，而这些反过来又对组织的效率做重要的贡献。

（3）组织间和组织内的沟通、协作和协调

充分、有效的沟通在构成监管体系的机构内外的信息交流中起着重要作用。当监管机构定期进行内部和外部沟通时，它们会保持更加透明和更负责任。正确信息的沟通可以防止潜在的误解和向患者和公众传播误导性的信息。沟通是与相关国家和国际利益相关方进行合作和协调的有力工具，进而有助于有效地利用资源和得到更好的监管结果。

考虑到其职责，监管当局应当有足够执行其任务的人员、基础设施和技术工具。通信技术和高效、快速的信息共享可以促进协调，这将减少工作上的差距和重复花费精力。

（4）一个强健的、运转良好的质量管理体系

一个包含应用质量风险管理原则的质量管理体系（28），使监管机构的决策更加可信，其运作更加稳定和始终如一。质量管理体系有助于系统地规划、控制和改进监管职能中的所有过程的质量，并确保采用全面的方法。

（5）充足的、可持续的财力资源

对监管体系的投资对于一个运转良好的卫生保健体系是关键性的。有效地履行监管任务，并持续提高监管活动绩效所需要的充足的财力资源，对于监管体系的独立性、公正性、一致性和效率性至关重要。除了捐助者或慈善机构的捐款外，监管体系所有机构的财力资源应当是可持续的。

（6）符合要求的人力资源

监管工作人员掌握一系列技术和科学知识和技能有助于制定、实施和维护一个有效的医疗产品监管体系。个人和职业发展的政策和措施（例如培训方案、有竞争力的薪酬计划）对于监管机构吸引符合要求的工作人员并把他们留住是极其重要的。

（7）组织的伦理与价值观

监管人员应遵守组织的道德原则和价值，并表现出职业精神。所有监管人员都应了解监管机构的道德原则和价值观（如行为准则）并接受此方面的培训。应当在监管体系内

部或外部建立一个制度，对偏离组织道德和价值观的行为加以管理。

（8）科学和数据驱动的决策过程

监管决定和决策应以科学的基础和准确的数据为依据，而不是凭直觉或武断。基于科学的决策提供始终如一的、可预测的监管结果。遵守国际标准和指导准则是加强以科学为依据的监管决策的关键性促成因素。

上文列出的促成因素在单独存在时是无效的。相反，它们在监管质量管理规范的应用和实施中和谐地起作用。例如，充足、可持续的财力资源有助于招聘、发展和维持符合要求的人力资源。同样，财力资源也应按照良好的治理规范进行管理。

10. 实施监管质量管理规范

鼓励世卫组织会员国在适当考虑其法律和监管体系的现实情况下，在其监管体系中实施监管质量管理规范。应当使用透明的、可预测的过程来确保实现预期目标的高质量的监督检查，同时尽量减少负面影响和成本。与此同时，监管体系应有足够的灵活性，可以根据问题的范围、规模和复杂程度以相称的方式应用这些过程。在最高层面上的持续支持和充足的资源，是至关重要的。

将发布进一步的指导意见，协助会员国建立新的医疗产品监管体系和更新现有的监管体系。

参 考 文 献

［1］World Health Organization. WHO definitions：Emergencies（世界卫生组织定义：紧急事件）［EB/OL］.［2021－01－29］. https：//www. who. int/hac/about/definitions/en/.

［2］World Health Organization. Regulatory harmonization（监管协调）［EB/OL］.［2021－01－29］. http：//www. who. int/medicines/publications/druginformation/issues/Drug Information 2014_ Vol28-1/en/.

［3］Organization for Economic Co-operation and Development. International regulatory co-operation：Addressing global challenges（国际监管合作：应对全球挑战）［EB/OL］.［2021－01－29］. http：//dx. doi. org/10. 1787/9789264200463-en.

［4］Secretariat of the Finance Council of Canada. Guidelines on International regulatory obligations and cooperation（关于国际监管义务与合作的指导准则）.［EB/OL］.［2021－01－29］. http：//www. tbs-sct. gc. ca/hgw-cgf/priorities-priorites/rtrap-parfa/guides/Iroc-cori/iroc-corl-eng. pdf.

［5］Organization for Economic Co-operation and Development. International regulatory cooperation－better rules for globalization（国际监管合作-更好的全球化规则）［EB/OL］.［2021－01－29］. http：//www. oecd. org/gov/ regulatory-policy/irc. htm.

［6］Organization for Economic Co-operation and Development. Recommendation of the council on regulatory policy and governance（监管政策和治理理事会的建议）［EB／OL］.［2021－01－29］. http：//www. oecd. org/gov/regulatory-policy/2012-recommendation. htm.

［7］ U. S. Food and Drug Administration. Regulatory harmonization and convergence（监管协调与趋同）［EB／OL］.［2021－01－29］. http：//www. fda. gov/ BiologicsBloodVaccines/InternationalActivities/ucm271079. htm.

［8］ Australian Government. Best practice regulation handbook（最佳实践规范手册）［EB／OL］.［2021－01－29］. http：//regulationbodyofknowledge. org/wp-content/uploads/2013/03/Australian Government_ Best_ Practice_ Regulation. pdf.

［9］ World Bank. Evaluating the effectiveness of infrastructure regulatory systems（评估基础设施监管体系的有效性）［EB／OL］.［2021－01－29］. https：//ppp. worldbank. org/public-private-partnership/sites/ppp. worldband. org/files/documents/world _ bank-_ ppiaf-_ handbook_ for_ evaluating_ infrastructure_ regulatory_ systems_ 2006_ english. pdf.

［10］ Organization for Economic Co-operation and Development. APEC-OECD co-operative initiative on regulatory reform. Apec-OECD integrated checklist on regulatory reform（亚太经合组织-经合组织监管改革合作倡议。亚太经合组织-经合组织监管改革综合清单）［EB／OL］.［2021－01－29］. http：//www. oecd. org/regreform/34989455. pdf.

［11］ Organization for Economic Co-operation and Development. The OECD report on regulatory reform（经合组织关于监管改革的报告）［EB／OL］.［2021－01－29］. http：//www. oecd. org/gov/regulatory-policy/2391768. pdf.

［12］ Organization for Economic Co-operation and Development. OECD guiding principles for regulatory quality and performance（经合组织关于监管质量和绩效的指导原则）［EB／OL］.［2021－01－29］. http：//www. oecd. org/ fr/reformereg/34976533. pdf.

附录 2　WHO 医疗产品国家监管体系
评估全球基准工具（GBT）

附表　WHO 医疗产品国家监管体系评估全球基准工具（GBT）

指　标		亚　指　标	成熟度级别
01 国家监管体系（RS）	RS01：确定国家监管体系（RS）框架所需的法律条款、法规和指南 （法律条款、法规和指南）	RS01.01：规定应进行监管的医疗产品的法律法规	1
		RS01.02：规定监管体系所涉及机构及其职责、职能、角色、责任和执法权力的法律条款和法规	1
		RS01.03：当不止一家机构或当局参与监管监督时，法规应规定沟通协调的行政机制和渠道	2
		RS01.04：所有监管机构（中央和地方）遵循统一的法规、标准、指南和程序	3
		RS01.05：规定对伪劣医疗产品采取召回、暂停、撤回申请和（或）销毁等措施的法律条款和相关法规	1
		RS01.06：规定信息透明度和向公众和利益相关者传播信息要求的法律条款和法规	2
		RS01.06：规定信息透明度和向公众和利益相关者传播信息要求的法律条款和法规	1
		RS01.08：在制定或采用法规和指南时，NRA 应咨询社会的特定部门［例如，代表卫生专业技术人员、行业、消费者和患者的非政府组织（NGO）］，或使其参与其中	3
		RS01.09：公众可获得对监管决定投诉和申诉的指南	3
	RS02：有效组织和良好治理的安排 （组织和治理）	RS02.01：参与监管体系的所有机构之间和内部的权力结构和权限得到规定、记录和实施	3
		RS02.02：在组成 NRA 的组织、机构和部门之间已明确建立沟通和决策渠道	3

	指　标	亚　指　标	成熟度级别
01 国家监管体系 （RS）	RS02：有效组织和良好治理的安排 （组织和治理）	RS02.03：存在科学和咨询委员会就科学和监管关注的主题以及未来的目标和战略向 NRA 提供咨询服务	3
		RS02.04：NRA 独立于研究人员、生产企业、分销商和批发商，也独立于采购体系	2
	RS03：具有明确目标的战略计划 （政策和战略规划）	RS03.01：存在符合国家卫生政策的国家药物政策，并得到实施	4
		RS03.02：NRA 已经确立并宣布了其愿景、使命和战略优先事项	3
		RS03.03：实现战略目标的计划已得到制定、实施和定期更新	3
		RS03.04：已制定承认和依据其他（国家）NRA 决策（如适用）的文件政策、程序、机制，包括书面标准	2
		RS03.05：NRA 目前正在推广药品监管质量管理规范（GRPs）	4
	RS04：监管制度得到领导层和危机管理计划的支持 （领导力与危机管理）	RS04.01：领导层确保战略优先事项和目标众所周知，并在整个 NRA 中进行传达	4
		RS04.02：用于管理伪劣医疗产品造成的威胁，及从市场上召回此类产品的快速预警系统	2
		RS04.03：基于与适当级别分销渠道的书面沟通和反馈机制的快速预警和召回体系	3
		RS04.04：基于"已在必要时采取适当的、可追踪批次的措施和（或）销毁措施"的书面确认的召回体系	3
		RS04.05：涵盖与风险管理计划相关的危机和紧急情况发生时，可以不必遵循常规监管流程的情况的书面标准	3
	RS05：应用和实现包括风险管理原则在内的质量管理体系（QMS） （质量与风险管理体系）	RS05.01：高层管理人员展示了制定和实施质量管理体系（QMS）的承诺和领导力	3
		RS05.02：建立 QMS 所需的质量方针、目标、范围和行动计划均已到位，并传达给各级别人员	3

指　　标	亚　指　标	成熟度级别
01 国家监管体系（RS）	**RS05：应用和实现包括风险管理原则在内的质量管理体系（QMS）（质量与风险管理体系）** RS05.03：建立 QMS 所需的组织结构图及角色和责任得到确定并实施	3
	RS05.04：已分配能胜任工作的足够员工负责制定、实施和维护 QMS	3
	RS05.05：NRA 建立持续改进 QMS 的机制	4
	RS05.06：NRA 已确定其监管流程和它们之间的相互作用，并规定了控制这些流程所需的方法	4
	RS05.07：已建立文件管理及监管活动可追溯性的要求	2
	RS05.08：定期确认和评估包括相关潜在风险在内的内部/外部问题，以适当降低风险	4
	RS05.09：通过既定机制控制外部提供的、与监管活动相关的产品和服务	3
	RS05.10：已实施一套评估内部/外部客户以及其他相关方满意度的机制，以改进体系	4
	RS05.11：建立并按计划时间间隔进行 QMS 的内部/外部审计	3
	RS05.12：已实施并记录为降低风险和全面改进而采取的修正、纠正措施和其他措施，并确认了这些措施的有效性	4
	RS05.13：高层管理人员按计划的时间间隔审查和记录 NRA 的质量管理体系（管理评审）	4
	RS05.14：已建立评价并证明培训活动的有效性的机制	4
	RS06：执行监管措施的人力资源〔资源（人力资源、财政资源、基础设施和设备）〕 RS06.01：NRA 有权根据自己的书面标准（教育、培训、技能和经验）按照书面程序选择并招聘自己的员工	4
	RS06.02：已建立工作人员定期评估体系来审核绩效和能力，确定培训需求，以及商定绩效目标	4
	RS06.03：NRA 有针对招聘和任命外部专家的书面政策或程序	3
	RS06.04：处理所有监管职能的内部和外部专家及委员会成员潜在利益冲突、收集利益声明、并保证更新这些声明的文件化机制	3

指　标	亚　指　标	成熟度级别
RS07：执行监管措施的财政资源〔资源（人力资源、财政资源、基础设施和设备）〕	RS07.01：NRA 及其附属机构具有资金来源来履行所有监管职能	3
	RS07.02：为所提供的服务收取的费用、税收、关税或应付费用的金额已确定并公开	3
	RS07.03：有助于公共健康利益，在特定情况下减免应付费用、税收、关税或收费的规章	4
	RS07.04：NRA 有权管理（外部）拨付的和（或）内部产生的资金	4
	RS07.05：NRA 定期公布其预算	4
RS08：执行监管活动的基础设施和设备〔资源（人力资源、财政资源、基础设施和设备）〕	RS08.01：执行监管活动的工作空间和工作环境充足	2
	RS08.02：用于开展监管活动的工作空间和工作环境包含了基本要求	3
	RS08.03：为开展监管活动提供的设备很充足	4
RS09：存在促进透明度、问责制和沟通的机制（透明度、问责制和沟通）	RS09.01：NRA 参与区域和（或）全球网络，来促进趋同和协调工作，并扩大其在监管领域的合作	4
	RS09.02：关于法律、法规、准则和程序的信息已经公开，且保持及时更新	3
	RS09.03：公众可获得与监管活动相关的决策信息	4
	RS09.04：上市医疗产品、获得授权的公司和许可设施的信息已公开	3
	RS09.05：定期审查和维护所有公开可用信息	4
	RS09.06：存在管理保密信息的适当机制	3
	RS09.07：为内部专家和外部员工（包括咨询委员会成员）发布和实施包括利益冲突管理的行为准则	3
	RS09.08：NRA 使用计算机系统来处理信息、管理记录和分析数据	4
	RS09.09：NRA 拥有自己的网页，并及时更新，向公众提供有关法律条款、指南和决策信息	3

01 国家监管体系（RS）

续 表

	指 标	亚 指 标	成熟度级别
01 国家监管体系（RS）	RS10：建立监测监管绩效和输出的机制（监控流程及评估结果和影响）	RS10.01：通过使用关键绩效指标（KPI）来监测、监督和审查 NRA 和附属机构的绩效而制定的要求	4
		RS10.02：定期提供关于监管活动以及资源进展和状况的报告	4
02 注册和上市许可（MA）	MA01：确定注册和（或）上市许可监管框架所需的法律条款、法规和指南（法律条款、法规和指南）	MA01.01：存在要求产品上市前需获得注册或上市许可的法律条款	1
		MA01.02：存在要求 NRA 在产品存在质量、安全性或有效性问题的情况下扣留、中止、撤回申请或撤销上市许可的法律条款	1
		MA01.03：存在要求在注册或上市许可前证明产品质量、安全性和有效性的法律条款	1
		MA01.04：存在限制上市许可有效期并要求定期审查上市许可（续期）的法律条款或法规	2
		MA01.05：存在关于变更的定义、类型和范围以及此类变更所需文件的法规或指南	3
		MA01.06：存在涵盖可能不遵循常规上市许可流程情况的法律条款（例如，出于公共卫生利益）	1
		MA01.07：存在规定批准医疗产品捐赠监管要求的法律条款或法规	1
		MA01.08：允许 NRA 承认或依据来自其他区域和国际机构的上市许可相关决定、报告或信息的法律条款或法规	1
		MA01.09：建立并实施质量、非临床和临床方面的特定指南	3
		MA01.10：存在提交上市许可申请的格式和内容方面的指南，且其符合 WHO 或其他国际公认标准	3
		MA01.11：存在规定了变更类型和范围、用于记录变更所用格式和内容以及确定需要事先批准或通知的变更的上市许可持有人指南	3
		MA01.12：存在涵盖可能不遵循常规上市许可流程的情况的指南（例如，出于公共卫生利益）	3
		MA01.13：存在关于产品说明书、SPC 类信息以及产品包装和标签内容的指南	3

	指　　标	亚　　指　　标	成熟度级别
02 注册和 上市许可 （MA）	MA02：有效组织和良好治理的安排（组织和治理）	MA02.01：存在责任明确的组织结构，以进行注册和上市许可活动	2
		MA02.02：存在已记录和已实施的程序，确保所有相关监管部门在必要时参与和沟通	3
	MA03：执行注册和上市许可活动的人力资源〔资源（人力资源、财政资源、基础设施和设备）〕	MA03.01：任命足够称职的（学历、培训、技能和经验）工作人员执行上市许可或注册活动	3
		MA03.02：负责上市许可或注册活动的工作人员的职务、职能和责任在各自的职务说明中得到确立和更新	3
		MA03.03：每年至少为负责上市许可或注册活动的工作人员制定、实施和更新一次培训计划	3
		MA03.04：NRA 生成并维护工作人员培训活动和培训有效性验证的记录	3
	MA04：为执行注册和（或）上市许可活动而建立和实施的程序（监管流程）	MA04.01：为评估申请的不同环节（质量和有效性）和评估适用于特定类别的医疗产品的特定要求，实施了书面程序和工具	3
		MA04.02：已实施书面程序来续期和（或）定期审查已授予的上市许可	3
		MA04.03：已实施评估上市许可变更申请的书面程序	3
		MA04.04：同一标准适用于评估所有申请，与医疗产品的来源或目的地（例如，国内、国外、公共部门或私营部门等）无关	3
		MA04.05：包括外部专家在内的咨询或科学委员会（根据需要）参与了上市许可申请的审查	4
		MA04.06：评估申请的时间表已确定，且已建立内部跟踪体系来监测对目标时限的遵守情况	3
		MA04.07：存在用于处理特殊情况下的非常规注册或上市许可要求（例如，公共卫生利益）的文件化机制	3
		MA04.08：NRA 批准 SPC 类、标签和包装信息作为上市许可程序的一部分	3

	指 标	亚 指 标	成熟度级别
02 注册和上市许可 （MA）	MA04：为执行注册和（或）上市许可活动而建立和实施的程序（监管流程）	MA04.09：GMP 检查报告和（或）证书被视为上市许可流程的一部分	3
		MA04.10：制定、认可并实施药品评估质量管理规范（GRevP）的法规和指南	3
	MA05：存在促进透明度、问责制及沟通的机制（透明度、问责制和沟通）	MA05.01：网站或其他官方出版物中具有 SPC 类信息并定期更新	3
		MA05.02：定期发布并公开已获得上市许可的所有医疗产品的最新列表	3
		MA05.03：已发布并公开注册或上市许可申请（已批准）的简要技术评估报告	4
		MA05.04：被延迟或拒绝的注册或上市许可申请的简要技术评估报告已发布并公开	4
	MA06：具有监测监管绩效和输出的机制（流程监控及结果和影响评估）	MA06.01：存在一个涵盖所有已接受、批准、拒绝、暂停或撤回申请的产品申请及其支持性文件的数据库	3
		MA06.02：已制定并实施注册和上市许可活动的绩效指标	4
03 药物警戒 （VL）	VL01：确定药物警戒监管框架的法律条款、法规和指南（法律条款、法规和指南）	VL01.01：存在国家警戒系统的法律规定	1
		VL01.02：法律条款和法规要求生产企业和（或）MAH 建立医疗产品警戒系统，并定期向 NRA 报告药物警戒数据	1
		VL01.03：确保鼓励经销商、进口商、出口商、医疗机构、消费者和其他利益相关者向 MAH 和（或）NRA 报告药物不良反应（ADR）和不良事件（AE）的指南	1
		VL01.04：法律条款和法规允许 NRA 要求生产企业和（或）MAH 在特定条件下对安全性和有效性进行特定研究	2
		VL01.05：法律条款、法规和指南要求生产企业和（或）MAH 指定一名相关人员负责药物警戒系统	3

	指 标	亚 指 标	成熟度级别
03药物警戒（VL）	VL01：确定药物警戒监管框架的法律条款、法规和指南（法律条款、法规和指南）	VL01.06：计划、执行、监测和报告药物警戒活动的指南	3
		VL01.07：法律条款和法规允许确认和（或）依据来自其他国家或区域或国际机构的与药物警戒有关的决定、报告或信息	1
	VL02：有效组织和良好治理的安排（组织和治理）	VL02.01：存在责任明确的组织机构实施药物警戒活动	2
		VL02.02：执行了书面程序和机制，以确保所有与药物警戒活动相关的利益相关方的参与、协调和沟通	3
	VL03：开展警戒活动的人力资源〔资源（人力资源、财政资源、基础设施和设备）〕	VL03.01：任命足够称职的（学历、培训、技能和经验）工作人员执行药物警戒活动	3
		VL03.02：负责药物警戒活动的工作人员的职务、职能和责任在各自的职务说明中得到确立和更新	3
		VL03.03：每年至少为负责药物警戒活动的工作人员制定、实施和更新一次培训计划	3
		VL03.04：NRA 生成并维护工作人员培训活动和培训有效性验证的记录	3
	VL04：制定和实施开展药物警戒活动的程序（监管流程）	VL04.01：已制定并实施药物警戒程序和工具以收集和评估 ADR 和 AE	3
		VL04.02：用于调查、解释和应对 ADR 和 AE 的药物警戒程序和工具已到位	3
		VL04.03：用于执行国家药物警戒系统的标准程序已存在并得到实施	4
		VL04.04：在各类药物警戒活动中均考虑了风险方法，包括对检测到的风险或收益信号的及时应对	3
		VL04.05：确保员工能够获取与药物警戒流程相关的信息资源（例如，安全信息资源和参考材料）	1
		VL04.06：NRA 可在必要时与专家委员会接洽以审查严重的紧急安全问题	3
		VL04.07：针对药物警戒数据定期评估医疗产品的风险-收益平衡	4
		VL04.08：主动药物警戒活动及前瞻性监测方案（如有必要）已得到制定和实施	4

指　　标		亚　指　标	成熟度级别
03 药物警戒 （VL）	VL05：具有监测监管绩效和输出的机制（监控流程及评估结果和影响）	VL05.01：及时使用药物警戒信息修改现有监管决策或发布新的监管决策或措施	3
		VL05.02：已制定并实施药物警戒活动的绩效指标	4
	VL06：存在促进透明度、问责制及沟通的机制（透明度、问责制和沟通）	VL06.01：适当向公众传达药物警戒活动和相关反馈	2
		VL06.02：具备定期向所有利益相关者反馈药物警戒事件的机制，并辅以风险沟通计划	3
		VL06.03：与相关区域和国际合作伙伴共享药物警戒数据和调查结果	3
04 市场监管 （MC）	MC01：确定市场监管活动规章制度所需的法律条款、法规和指南（法律条款、法规和指南）	MC01.01：已具备有关进口活动（包括在医疗产品运输的指定出入境口岸的永久监管干预）的法律条款和法规	1
		MC01.02：法律法规授权市场监管活动，包括从供应链的不同环节进行产品抽样	1
		MC01.03：法律法规规定了 NRA 在处理伪劣医疗产品中所发挥的作用	1
		MC01.04：具备法律法规对医疗产品的促销、营销和广告进行监管，以避免传播虚假或误导性信息	2
		MC01.05：存在规定将产品的唯一识别号贴在其外包装上的法律条款和法规	4
		MC01.06：存在规定相关申请和程序的格式及内容以获得必要授权或许可的进口商指南	2
		MC01.07：存在关于伪劣医疗产品召回、储存和处理的指南	2
	MC02：有效组织和良好治理的安排（组织和治理）	MC02.01：具备责任明确的特定机构开展市场监管活动	2
		MC02.02：实施书面程序或机制，以确保市场监管活动所有利益相关方之间的参与和交流	3

	指　　标	亚　指　标	成熟度级别
04 市场监管 （MC）	MC03：执行市场监管活动的人力资源〔资源（人力资源、财政资源、基础设施和设备）〕	MC03.01：任命足够称职（学历、培训、技能和经验）的工作人员执行市场监管活动	3
		MC03.02：负责市场监管活动的工作人员的职务、职能和责任在各自职务说明中得到确立和更新	3
		MC03.03：每年至少为负责市场监管活动的工作人员制定、实施和更新一次培训计划	3
		MC03.04：NRA 生成并维护工作人员培训活动和培训有效性验证的记录	3
	MC04：为执行市场监管而制定并实施的程序（监管流程）	MC04.01：具备准予进口活动必要的授权或许可的书面的、已实施的程序	3
		MC04.02：具备对医疗产品促销和广告进行监管的书面的、已实施的程序	3
		MC04.03：具备主动监测医疗产品促销和广告的书面的、已实施的程序	4
		MC04.04：具备对来自供应链不同节点的医疗产品进行风险抽样的书面的、已实施的程序	3
		MC04.05：具备允许公众举报疑似伪劣医疗产品的书面的、已实施的程序	3
		MC04.06：NRA 内具备审查收到的任何投诉或市场报告的书面的、已实施的程序	3
		MC04.07：具备预防、检测和应对伪劣医疗产品的书面的、已实施的程序和机制	3
		MC04.08：具备书面的、已实施的程序，确保安全储存和处理检测到的伪劣医疗产品	3
	MC05：具备监管绩效和输出的机制（流程监控及结果和影响评估）	MC05.01：存在已批准和拒绝的促销和广告资料的数据库及其支持文件	4
		MC05.02：建立并定期审查受监管的产品批次的数据库，及其相关测试结果和监管措施	4
		MC05.03：已制定并实施市场监管活动的绩效指标	4

	指　标	亚　指　标	成熟度级别
04 市场监管 （MC）	MC06：具备促进透明度、问责制及沟通的机制（透明度、问责制和沟通）	MC06.01：市场监管活动在 NRA 内适当沟通	3
		MC06.02：市场监管活动的调查结果和监管决策正确传达给所有国家利益相关方，包括公众	3
		MC06.03：与其他国家、区域和国际组织适当沟通和分享共同关注的市场监管和控制活动的调查结果和监管决策	3
05 机构许可 （LI）	LI01：规定许可活动框架所需的法律条款和指南（法律条款和指南）	LI01.01：对整个供应链中的设施许可都设有法律条款，并基于 GxP 的遵从性	1
		LI01.02：有法律条款授权 NRA 签发、暂停或吊销机构的许可证	1
		LI01.03：有法律条款要求，许可证在发放后发生变更或做出变动时必须告知 NRA，以便获得通知或批准	3
		LI01.04：有关于申请许可证的程序以及许可证申请的内容和格式的指南	3
		LI01.05：有法律条款要求生产企业通知 NRA 关于委任的合格获授权人，以便确认或批准	3
	LI02：有效组织和良好治理的安排（组织和治理）	LI02.01：存在职责明确的组织机构来开展许可活动	2
		LI02.02：文件化程序和机制已得到实施，以确保与机构许可活动相关的所有利益相关方的参与和沟通	3
	LI03：执行许可活动的人力资源〔资源（人力资源、财政资源、基础设施和设备）〕	LI03.01：任命足够称职的（学历、培训、技能和经验）工作人员执行许可活动	3
		LI03.02：负责许可活动的工作人员的职务、职能和责任在各自的职务说明中得到确立和更新	3
		LI03.03：每年至少为负责许可活动的人员制定、实施和更新一次培训计划	3
		LI03.04：NRA 生成并维护工作人员培训活动和培训有效性验证的记录	3

指　　　标	亚　指　标	成熟度级别
LI04：为执行许可活动而制定并实施的程序（监管流程）	LI04.01：建立并记录评估许可活动申请的程序，包括许可证签发、续期、修改或吊销	3
	LI04.02：授予或重新授予许可证或批准实质性修改需要进行检查	3
	LI04.03：申请的评估有明确规定的时间期限	3
	LI04.04：无论所有权如何，对国内、公共和私人机构许可证的发放都遵循相同的标准	3
LI05：具有监测监管绩效和输出的机制（监控流程及评估结果和影响）	LI05.01：建立并定期更新数据库，包括接收、批准、拒绝、暂停或撤回的所有许可申请，以及每项申请的必要文件	4
	LI05.02：已制定并实施许可活动的绩效指标	4
LI06：存在促进透明度、问责制及沟通的机制（透明度、问责制和沟通）	LI06.01：定期发布和公开所有许可申请以及每项许可申请的监管决定的最新列表或数据库	3
	LI06.02：与许可活动有关的检查报告或摘要（或摘录）已公布出版，可被公众使用	4
RI01：确定检查和执法监管框架所需的法律条款、法规和指南（法律条款、法规和指南）	RI01.01：法律条款授权检查机构在整个供应链中检查和实施 GxP	1
	RI01.02：法律条款允许检查员在任何合理的时间和地点进入整个供应链场所	1
	RI01.03：法律条款允许检查员在 GxP 检查期间收集相关证据，包括样品	3
	RI01.04：最新的国家 GxP 法规、规范或指南具有强制性	3
	RI01.05：法律条款和法规允许根据明确的标准承认和（或）依据国外 NRA 的检查和执法措施	5
RI02：有效组织和良好治理的安排（组织和良好治理）	RI02.01：存在一个责任明确的组织结构，以开展监督检查活动	2
	RI02.02：书面程序和机制得到了实施，以确保与监督检查活动相关的所有利益相关方的参与和沟通	3

（第一列左侧合并单元格）：
- 05 机构许可（LI）
- 06 监督检查（RI）

	指　　标	亚　　指　　标	成熟度级别
06 监督检查 （RI）	RI03：执行监督检查活动的人力资源〔资源（人力资源、财政资源、基础设施和设备）〕	RI03.01：任命足够称职的人员（学历、培训、技能、经验）开展监督检查活动	3
		RI03.02：负责监督检查活动的工作人员的职务、职能和责任在各自的职务说明中得到确立和更新	3
		RI03.03：每年至少为负责监督检查活动的人员制定、实施和更新一次培训计划	3
		RI03.04：NRA 生成并维护工作人员培训活动和培训有效性确证的记录	3
	RI04：为进行检查和执法而建立和实施的程序（监管流程）	RI04.01：GxP 检查记录了不同的检查活动，包括检查的准备、实施和报告	3
		RI04.02：监督检查的跟进、决策（包括认证）和执法活动都有记录	3
		RI04.03：检查计划基于质量风险管理（QRM）	3
		RI04.04：多学科小组被用来确保对特定医疗产品进行检查的适当专业知识	3
		RI04.05：根据 QRM 对检查结果和缺陷项进行分类	3
		RI04.06：不论所有权归属，对国内、国外、公共和私人设施的检查都使用相同的标准	3
	RI05：监控监管绩效和输出的机制（过程监控及结果和影响评估）	RI05.01：建立一个数据库，定期更新所有可能接受检查的机构及其相关监管决定〔认证和（或）执法活动〕	4
		RI05.02：检查报告存档良好，易于检索	3
		RI05.03：检查报告由指定检查组以外的专家定期进行严格审查	4
		RI05.04：系统地评估或解释检查数据和结果	4
		RI05.05：已制定并实施监督检查活动的绩效指标	4
	RI06：存在促进透明度、问责制及沟通的机制（透明度、问责制和沟通）	RI06.01：检查员名单是公开的，每次指定检查组的身份也告知了受检查的相关机构	4
		RI06.02：定期发布并公开所有受检机构及其监管决定、措施和执法活动的更新列表或数据库	4

	指　标	亚　指　标	成熟度级别
06 监督检查 （RI）	RI06：存在促进透明度、问责制及沟通的机制 （透明度、问责制和沟通）	RI06.03：定期发布并公开检查指标	4
		RI06.04：根据国家保密要求定期发布和公开检查信息	4
07 实验室检验 （LT）	LT01：规定实验室检验活动监管架构所需的法律条款和指南 （法律条款和指南）	LT01.01：法律条款设立国家药品检定机构（NCL）来进行质量控制（QC）检验和（或）授权国家监管机构（NRA）分包必要的检验服务	1
		LT01.02：法律条款和法规允许NRA认可并使用来自其他NRA或区域和国际机构的与实验室检验相关的决策、报告或信息	1
	LT02：有效组织和良好治理的安排 （组织和治理）	LT02.01：具有一个明确的、权责清晰的组织机构来开展实验室检验活动	2
		LT02.02：实施确保NCL的参与和贡献的文件化程序，以支持监管	3
	LT03：按照质量管理体系（QMS）的既定计划和政策实施实验室活动 （政策和战略规划）	LT03.01：已记录和实施基于产品风险的检验政策	3
		LT03.02：存在关于分析程序的验证、确证和转移的文件及实施政策	3
		LT03.03：制定一项政策来建立或确认实验室检验活动中使用的所有标准品	3
		LT03.04：存在处理非典型或不合格（OOS）结果的记录和实施程序，包括复检政策	2
	LT04：执行实验室检验活动的人力资源 ［资源（人力资源、财政资源、基础设施和设备）］	LT04.01：任命足够称职的（学历、培训、技能和经验）工作人员执行实验室检验活动	3
		LT04.02：负责实验室检验活动的工作人员的职务、职能和责任在各自的职务说明中得到确立和更新	3
		LT04.03：每年至少为负责实验室检验活动的工作人员制定、实施和更新一次培训计划	3
		LT04.04：NRA生成并维护工作人员培训活动和培训有效性确证的记录	3

	指　标	亚　指　标	成熟度级别
07 实验室检验 （LT）	LT05：用于实验室活动的基础设施维护良好、种类齐全 ［资源（人力资源、财政资源、基础设施和设备）］	LT05.01：实验室设施足以进行质量检验活动	3
		LT05.02：设备校准、确认和维护计划已经制定并实施，记录已保存	3
	LT06：为了执行实验室检验，根据质量管理体系而建立和实施的程序 （监管流程）	LT06.01：有接收、处理、储存和留样的程序	3
		LT06.02：有根据上市许可文件执行检验的书面程序	3
		LT06.03：实施文件化程序来通知检验结果，并确保检验结果按照标准格式发布	3
		LT06.04：有适当的程序来获取和处理检验所需的所有材料	3
		LT06.05：工作人员可以查阅相关文件，包括药典、教科书和操作手册	3
	LT07：存在促进透明度、问责制及沟通的机制 （透明度、问责制和沟通）	LT07.01：实验室检验活动应适当地传达给公众	4
	LT08：存在监控监管绩效和输出的机制 （流程监控及结果和影响评估）	LT08.01：存在一个最新数据库，包含所有通过质量检验的医疗产品批次	4
		LT08.02：对标准品和医疗产品的实验室检验结果数据进行监测和趋势分析	3
	LT09：职业健康和安全措施 （政策和战略规划）	LT08.03：定期参加能力（提升）计划、协作研究和实验室内部比较活动	4
		LT08.04：已制定并实施实验室检验活动的绩效指标	4
	LT10：对外包实验室活动的良好管理措施 （监管流程）	LT09.01：存在实验室危险物质清单，且已实施与这些物质的储存、处理和处置相关的书面记录	3
		LT09.02：有实验室安全程序，并由指定人员负责管理	4
		LT09.03：确定、实施和监测了员工免疫要求	4

续　表

	指　　标	亚　指　标	成熟度级别
07 实验室检验（LT）	LT10：对外包实验室活动的良好管理措施（监管流程）	LT10.01：已实施管理外包质量控制活动的书面程序	3
08 临床试验监管（CT）	CT01：规定临床试验监管框架所需的法律条款、法规和指南（法律条款、法规和指南）	CT01.01：存在临床试验监管的法律条款和法规	1
		CT01.02：规定起源协议或临床试验相关文件中的任何变更或变动（修正）都需要通知国家监管机构并获得其授权的法律条款和法规	2
		CT01.03：要求临床试验研究中心、研究人员、申报企业、临床研究组织（CRO）和所有临床试验相关机构遵守GCP的法律条款和法规	2
		CT01.04：要求临床试验用药品（IMP）符合药品生产质量管理规范（GMP）的法律条款、法规和指南	3
		CT01.05：存在涵盖可能不遵循常规临床试验评估程序情况的法律条款（例如，出于公共卫生利益）	2
		CT01.06：具有检查、暂停或停止临床试验的法律条款、法规或指南可供NRA遵循	3
		CT01.07：有法律条款或法规要求建立独立伦理委员会（IEC）	2
		CT01.08：进口或销毁IMP需要经过授权的法律条款、法规和指南	2
		CT01.09：在临床试验实施过程中，需要监控和报告不良事件和反应	2
		CT01.10：具备有关于临床试验申请的格式和内容的指南	2
		CT01.11：法律条款和法规允许NRA承认并使用来自其他NRA或区域和国际机构相关临床试验的决定、报告或信息	1
	CT02：有效组织和良好治理的安排（组织和治理）	CT02.01：具有一个明确的、责任清晰的机构来开展临床试验监管活动	2
		CT02.02：执行文件化程序，以确保与临床试验监管活动的所有利益相关方都参与其中并沟通顺畅	3

续　表

	指　标	亚　指　标	成熟度级别
08 临床试验监管 （CT）	CT03：执行临床试验监管活动的人力资源〔资源（人力资源、财政资源、基础设施和设备）〕	CT03.01：任命足够称职的（学历、培训、技能和经验）工作人员执行临床试验监管活动	3
		CT03.02：负责临床试验监管活动的工作人员的职务、职能和责任在各自的职务说明中得到确立和更新	3
		CT03.03：每年至少为负责临床试验监管活动工作人员制定、实施和更新一次培训计划	3
		CT03.04：NRA 生成并维护工作人员培训活动和培训有效性验证的记录	3
	CT04：为执行临床试验监管而建立和实施的程序（监管流程）	CT04.01：NRA 可以就审查临床试验申请以及批准后的安全和合规问题联系咨询委员会	4
		CT04.02：存在具有明确组成的伦理委员会（EC）	3
		CT04.03：审查临床试验申请时考虑到了非临床数据	3
		CT04.04：明确规定了各级 EC（例如国家、次国家或机构）的作用	3
		CT04.05：具备已记录和实施的程序，以便审查临床试验申请	3
		CT04.06：具备规定了 EC 在临床试验完成前，负责批准和跟进的程序	3
		CT04.07：无论申请人是谁（例如国内、国外、公共部门或私人部门），都应使用同一政策评估临床试验申请	3
	CT05：存在促进透明度、问责制及沟通的机制（透明度、问责制和沟通）	CT05.01：EC 及其成员已向外公布其资金状况	3
		CT05.02：获批或被拒的临床试验申请列表（包括由 NRA 总结的评估报告）公开可用或记录在国内或国际数据库中	4
	CT06：具备监控监管绩效和输出的机制（流程监控及结果和影响评估）	CT06.01：具有一个包含所有批准和拒绝的临床试验的内部列表或数据库，且 NRA 保存着各获批和被拒的临床试验的记录	3
		CT06.02：已建立和实施临床试验监管活动的绩效指标	4

	指　标	亚　指　标	成熟度级别
08 临床试验监管（CT）	CT06：具备监控监管绩效和输出的机制（流程监控及结果和影响评估）	CT06.03：在临床试验期间和之后申办机构或 CRO 提交给 NRA 和 EC 的进度报告，并由其共享	3
		CT06.04：具备临床试验申请的评审时间表，以及遵循目标时间范围的内部追踪系统	3
09 批签发（LR）	LR01：NRA 规定独立批签发监管框架的法律条款、法规和指南（法律条款、法规和指南）	LR01.01：具备对所有疫苗实施并强制执行批签发的法律条款和法规	1
		LR01.02：接受另一 NRA 实施批签发的政策和标准已被记录	2
	LR02：有效组织和良好治理的安排（组织和治理）	LR02.01：有一个确定的组织机构，对独立批签发活动负有明确责任	2
		LR02.02：实施书面程序，以确保参与独立批签发的所有监管部门之间的协调和沟通	3
	LR03：执行 NRA 批签发的人力资源［资源（人力资源、财政资源、基础设施和设备）］	LR03.01：任命足够称职的（学历、培训、技能和经验）工作人员执行 NRA 批签发活动	3
		LR03.02：负责 NRA 批签发活动的工作人员的职务、职能和责任在各自的职务说明中得到确立和更新	3
		LR03.03：每年至少为负责 NRA 批签发活动的工作人员制定、实施和更新一次培训计划	3
		LR03.04：NRA 生成并维护工作人员培训活动和培训有效性验证的记录	3
	LR04：为执行 NRA 批签发而制定和实施的程序（监管流程）	LR04.01：独立批签发应至少基于批次协议摘要的审查，并且存在适当的文件	2
		LR04.02：参与批签发的 NRA 或 NCL 工作人员可以访问上市许可相关文件和更新信息	3
		LR04.03：进行批次间一致性分析	3
	LR05：存在促进透明度和问责制的信息共享机制（透明度、问责制和沟通）	LR05.01：批签发流程的结果可公开获取	4
		LR05.02：如果数据质量有问题，应与相关方（包括生产企业）进行跟进和沟通	3

指　标		亚　指　标	成熟度级别
09 批签发 （LR）	LR06：具有监测监管绩效和输出的机制（流程监控及结果和影响评估）	LR06.01：批签发记录、报告和证书可获取	3
		LR06.02：由实验室错误导致差异而采取的纠正措施	3
		LR06.03：对不合规产品采取的监管措施	3
		LR06.04：已制定并实施国家批签发活动的绩效指标	4

注：成熟度级别（maturity level，ML）是评估监管系统整体"成熟度"的概念，借鉴 ISO 9004 标准，评估监管体系的性能水平和持续改进能力。ML1 表示监管体系存在一些基本元素；ML2 表示监管体系的各个要素已较为全面，并且能较为一致地实施；ML3 表示监管体系在多方面表现良好，并且能够持续进行改进；ML4 表示监管体系在高水平的性能上运行并持续改进，是成熟度级别中的最高等级。

后　记

　　本书的主要内容涵盖药品监督管理工作相关业务，以及监管创新举措和数字化监管场景等监管科学前沿问题，得到了中国药品监督管理研究会，上海药品监督管理局相关处室、稽查局、各研究院、各中心领导的支持，特别是得到了广告监管、药品稽查、药品注册、药品不良反应监测等部门或单位的实践指导，突出体现在药品监管质量管理规范（GRP）、药品医疗器械广告市场监管、药品网络销售监管、药品进口管理、药品智慧监管、药品追溯管理等方面。

　　本书在编写过程中得到了上海市药品和医疗器械不良反应监测中心药品监测、监管科学研究、舆情监测等部门的支持和帮助，也得到了南京警察学院刘昌景博士团队在药品行政执法和行刑衔接等方面的支持和指导，以及广东省药品监督管理局梁云博士的支持。本书中部分内容来自"药品监管质量管理规范（GRP）""药品广告新应用场景""药品进口管理制度""药品安全智慧监管""药品上市许可持有人（MAH）制度""药品网络经营监管模式"等各类资金资助项目的研究成果，以及与药品事中事后监管、互联网医院药物警戒体系、药物警戒全生命周期管理、药品监管协调关系网络、省市两级药品不良反应监测评价技术体系、药物警戒数据交换等内容有关的公开发表的科研论文。药品安全监管理论与实践，是一个不断创新和发展的监管科学理论体系，需要谙熟药品监管工作和管理科学知识的研究工作者长期跟踪并深入思考，进而推动药品安全监管理论与实践持续深化与提升。